Connaître son DIABÈTE pour mieux vivre

© Centre hospitalier de l'Université de Montréal (CHUM) 2013

Éditrice : Caroline Bélisle
Chargée de projet : Chantal Benhamron
Conception et réalisation graphique : Marie-Josée Forest
Collaboration à la mise en pages : Jocelyne Demers, Dino Peressini
Gestionnaire des affaires : Geneviève Cimon
Gestionnaire, division livres : Louis Audet

© 2013 Les Éditions Rogers limitée

Les Éditions Rogers limitée, Groupe santé
1200, avenue McGill College, bureau 800
Montréal (Québec) H3B 4G7
514 845-5141

Connaître son diabète pour mieux vivre
ISBN 978-2-922260-29-8
Dépôt Légal : 3e trimestre 2013
Bibliothèque et Archives nationales du Québec 2013
Bibliothèque et Archives Canada 2013

La publication de cet ouvrage a été rendue possible grâce à
une subvention inconditionnelle à visée éducative de Sanofi

SANOFI

Diffusion : Messagerie de Presse Benjamin inc.
Impression : Imprimerie Transcontinental Interglobe, Beauceville, Canada

UNITÉ DE MÉDECINE DE JOUR MÉTABOLIQUE DE L'HÔTEL-DIEU DU CHUM

Connaître son
DIABÈTE
pour mieux vivre

RECOMMANDÉ PAR

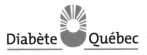

NOUVELLE ÉDITION REVUE ET AUGMENTÉE

Préface

Le diabète est un étranger sournois qui s'infiltre dans notre vie quotidienne sans y avoir été invité. Et ce sans gêne vient dérégler de nombreuses réalités tant physiques que psychologiques. Chaque facette de notre réalité de vie et de travail a désormais un lien avec cet inconnu qui a emménagé ses quartiers généraux dans notre corps.

Pour certaines personnes, un tel envahissement semble anodin et banal. Et pour cause, car pourquoi prendre au sérieux une réalité sans symptômes, sans douleur, sans saignement, sans signes physiques apparents ? Quand il n'y a rien, on fait rien dira-t-on! Voilà bien le diabète à l'œuvre : il dissimule ses intentions dans un but malveillant. Il s'active sous un masque anodin et innocent. Mais la situation n'est pas désespérée, bien au contraire. Il est possible de réagir et de contrecarrer ses desseins maléfiques.

Ce livre est un merveilleux instrument pour y parvenir. Il nous aide à mieux comprendre cet adversaire afin de parvenir à le contrôler avec succès. Cette nouvelle manière de vivre implique des changements souvent mineurs, mais d'autant plus importants qu'ils constituent la clé de la réussite pour toute personne qui vit avec le diabète.

Cette réalité comporte aussi son lot de mots nouveaux et pas toujours faciles à comprendre. Glycémie, hypoglycémie et hyperglycémie, glucides, insuline, la liste est longue et il n'est pas aisé de s'y reconnaître. Les croyances populaires erronées sont nombreuses et ce n'est pas sur Internet que l'on retrouve toujours les meilleurs renseignements à cet égard. Il faut trouver des sources fiables, car les mythes sont durables et souvent plus attirants et intéressants que la réalité. Il importe donc de se fier à des références sûres pour réussir son parcours vers la qualité de vie.

Cet ouvrage est votre source assurée de référence sur la réalité du diabète et sa gestion au quotidien. Il deviendra pour vous un véritable GPS de vie auquel on se fie lorsque l'on est moins certain de notre parcours et que la route devient plus sinueuse et semée d'embûches. Par sa lecture et sa consultation épisodique, vous pourrez mieux comprendre votre diabète et surtout, mieux le gérer !

Serge Langlois
Président-girecteur général
Diabète Québec

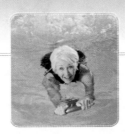
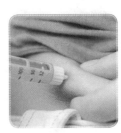
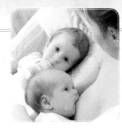

Avant-propos

Nous voilà à une nouvelle édition du livre *Connaître son diabète pour mieux vivre !*

Le diabète a une longue histoire puisque ce sont les grecs qui ont choisi le terme *dia-baïno*, qui signifie «passer au travers», pour décrire les personnes qui urinaient aussitôt qu'ils buvaient. Nos connaissances sur le diabète, ses causes, son diagnostic, ses complications, son traitement et sa prévention ne cessent d'évoluer. Il est maintenant possible de prévenir ou de retarder le diabète de type 2 par des saines habitudes de vie et l'ajout de certains médicaments.

Il est important que les personnes diabétiques ou à risque de le devenir soient informées des découvertes et des approches pouvant aider à modifier les habitudes de vie et à faciliter une prise en charge d'une maladie chronique dont la prévalence augmente à une vitesse vertigineuse.

Nous espérons que cet ouvrage sera une source d'information pour la population en général et saura motiver les personnes souffrant de diabète à mieux se connaître et à mieux se traiter afin de profiter pleinement de la vie.

L'équipe de l'Unité de médecine de jour métabolique de l'Hôtel-Dieu du CHUM
Montréal

Liste des auteurs

Cet ouvrage a été réédité par les membres de l'équipe pluridisciplinaire de l'Unité de médecine de jour métabolique de l'Hôtel-Dieu du Centre hospitalier de l'Université de Montréal :

- Sophie Bernard, endocrinologue
- Chantal Cormier, infirmière
- Françoise Desrochers, infirmière clinicienne
- Lyne Gauthier, pharmacienne
- Michelle Messier, nutritionniste
- Catherine Noulard, nutritionniste
- Thérèse Surprenant, nutritionniste
- Cynthia Turcotte, psychologue
- Lucretia Virlan, infirmière

Nous tenons également à souligner tous les auteurs qui ont apporté leur contribution aux éditions précédentes, soit :

- Nathalie Beaulieu, nutritionniste
- Jean-Louis Chiasson, endocrinologue
- Julie Demers, pharmacienne
- Micheline Fecteau-Côté, nutritionniste
- Sylvie Fournier, pharmacienne
- Christiane Gobeil, nutritionniste
- Nicole Hamel, pharmacienne
- Lise Lussier, psychologue
- Hortensia Mircescu, endocrinologue
- Caroline Rivest, pharmacienne
- Charles Tourigny, psychologue
- Danièle Tremblay, psychologue
- Francis Viguié, psychologue

Remerciements

Nous remercions les membres du service d'endocrinologie-métabolisme et nutrition de l'Hôtel-Dieu du CHUM pour leur contribution, en particulier les docteurs Ariane Godbout, Jean-Marie Ékoé et Rémi Rabasa-Lhoret. Nous remercions également madame Susanne Bordeleau pour le travail de coordination.

Nous tenons également à remercier les professionnels de la santé qui ont apporté leur contribution tant pour la révision que pour leurs commentaires et suggestions, soit :

- Marc Aras, directeur des communications, Diabète Québec
- Andrée Gagné, nutritionniste, Diabète Québec
- Julie St-Jean, nutritionniste, Diabète Québec
- Louise Tremblay, infirmière et M.Ed., Diabète Québec

Objectifs de ce livre

Les objectifs visés par ce livre sont les suivants:

Objectif général
Permettre à la personne diabétique d'acquérir une maîtrise optimale de sa santé afin de d'améliorer son mieux-être et de réduire les risques de complications reliées au diabète.

Objectifs spécifiques
Fournir des outils à la personne diabétique pour améliorer ses habitudes de vie, maintenir une glycémie normale et lui permettre de:

- acquérir des connaissances générales sur le diabète;
- adapter son alimentation en fonction de son diabète et de ses diverses activités;
- tenir compte de l'influence du stress et de l'exercice physique sur le contrôle de sa maladie;
- reconnaître les complications découlant d'un mauvais contrôle des glycémies;
- intervenir efficacement lors de la manifestation des complications;

- savoir reconnaître les situations nécessitant une intervention urgente;
- comprendre les traitements, tels que les médicaments et l'insuline, utilisés pour le traitement du diabète et de ses complications;
- comprendre les ajustements à faire lors des situations particulières comme l'activité physique et les voyages;
- comprendre l'importance de bien soigner ses pieds et d'adopter des mesures d'hygiène générale;
- manipuler adéquatement les appareils pour mesurer la glycémie et les aides techniques pour l'administration d'insuline;
- recourir aux ressources communautaires selon ses besoins;
- développer une attitude positive et des stratégies de gestion pour une meilleure prise en charge de son état.

Table des matières

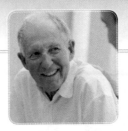

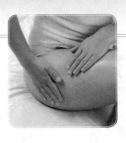

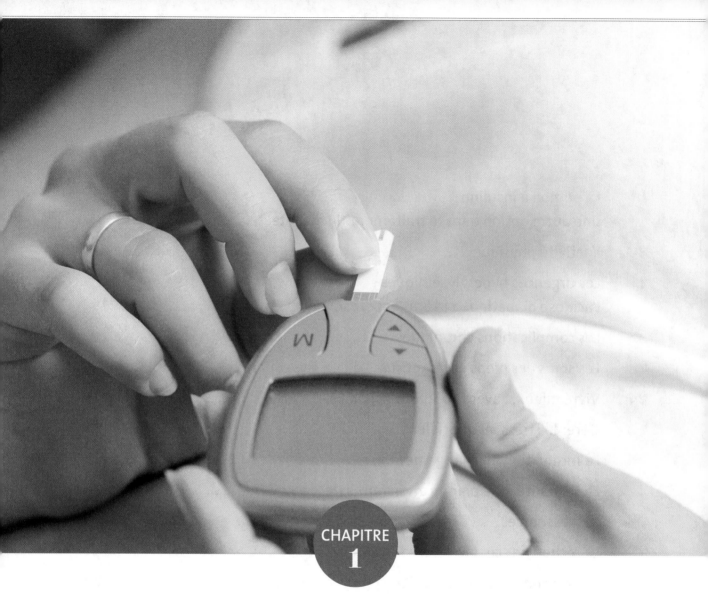

Généralités sur le diabète

Qu'est-ce que le diabète ?

Le diabète est une maladie caractérisée par une **élévation de la glycémie** (taux de sucre dans le sang) au-dessus de la normale qui résulte d'un manque d'insuline et/ou d'une diminution de son efficacité.

Combien y a-t-il de personnes diabétiques au Canada ?

Au Canada, il y avait environ 2,4 millions de personnes diabétiques (6,8 % de la population) en 2009. On prévoit que le nombre de cas sera de 3,7 millions d'ici 2019, faisant du diabète **la maladie du 21e siècle**. Entraînant des coûts de plus en plus importants, le diabète est un problème de société qui va grandissant et qu'il est impératif de combattre sur tous les fronts.

Quels sont les critères diagnostics du diabète ?

Le diagnostic du diabète est basé sur les résultats des épreuves de laboratoire suivantes effectuées sur du sang veineux :

- **glycémie à jeun** égale ou supérieure à 7,0 mmol/L ;
- **glycémie au hasard** égale ou supérieure à 11,1 mmol/L ;
- **hyperglycémie orale** provoquée avec glycémie égale ou supérieure à 11,1 mmol/L deux heures après la consommation de 75 g de glucose.
- **hémoglobine glyquée** (A1C) égale ou supérieure à 6,5 %.

Toutefois, pour que le médecin pose un diagnostic de diabète, une valeur anormale à l'une de ces épreuves en l'absence de symptômes francs doit être confirmée une deuxième fois, un autre jour, par l'une ou l'autre des épreuves énumérées ci-dessus.

Qu'est-ce qu'une glycémie normale ?

La glycémie est considérée comme normale lorsqu'elle est **inférieure à 6,1 mmol/L avant les repas, et inférieure à 7,8 mmol/L, deux heures après la prise d'une boisson contenant 75 g de glucose.**

Quelles sont les glycémies visées dans le traitement du diabète ?

Pour la majorité des personnes diabétiques, il est recommandé de viser des **valeurs cibles de glycémie**, c'est-à-dire entre 4 mmol/L et 7 mmol/L avant les repas et entre 5 mmol/L et 10 mmol/L deux heures après les repas. Les valeurs cibles de glycémie après le repas doivent être individualisées. Si le contrôle du diabète n'est pas optimal (A1C supérieure à 7 %), des valeurs après les repas entre 5 mmol/L et 8 mmol/L devraient être visées.

Pourquoi est-il important d'obtenir une glycémie cible ou normale ?

Plus la glycémie sera proche de la normale, plus la personne diabétique :

- se sentira **en forme** ; et
- diminuera les risques de complications liées au diabète.

Pourquoi la glycémie augmente-t-elle chez la personne diabétique ?

La glycémie augmente chez la personne diabétique à cause d'un **manque d'insuline**. Ce manque d'insuline peut être dû à une diminution de la sécrétion d'insuline, à une baisse de l'action de l'insuline ou à une combinaison de ces facteurs. Il n'y a donc **pas suffisamment d'insuline** ou son activité est trop faible pour permettre au glucose d'entrer dans les cellules. Par conséquent, la glycémie augmente et on parle alors d'**hyperglycémie**.

Qu'est-ce que l'insuline ?

L'insuline est une hormone fabriquée par le **pancréas**, un organe situé dans l'abdomen, derrière l'estomac. On peut dire que l'insuline est la **clé qui ouvre la porte et permet au glucose d'entrer dans les cellules** afin de maintenir la glycémie dans les limites de la normale.

À quoi sert le glucose dans l'organisme ?

Le glucose est une importante **source d'énergie** pour les cellules de l'organisme, de la même façon que l'essence est la source d'énergie qui fait fonctionner une automobile.

D'où vient le glucose présent en excès dans le sang de la personne diabétique ?

Le glucose en excès dans le sang provient de deux sources :

- des **aliments contenant des glucides ingérés au moment des repas et des collations** ;
- du **foie**, qui ne réussit pas à freiner adéquatement sa production de glucose.

Quelles sont les caractéristiques du diabète de type 1 ?

Le diabète de type 1 se caractérise en général par les facteurs suivants :

- **absence totale d'insuline** ;
- apparition de la maladie **vers la puberté** ou chez les jeunes adultes (habituellement **avant l'âge de 40 ans**) ;
- perte de poids ;
- traitement par injections d'insuline.

Quelles sont les caractéristiques du diabète de type 2 ?

Le diabète de type 2 se caractérise en général par les facteurs suivants :

- **résistance à l'insuline**, c'est-à-dire que l'insuline produite agit moins efficacement ;
- **production insuffisante d'insuline** ;
- apparition de la maladie **après l'âge de 40 ans** (on le retrouve de plus en plus chez des jeunes dans certaines populations à risque) ;
- **excès de poids** ;
- **cas de diabète dans la famille** ;
- traitement par des modifications du mode de vie (programme alimentaire et augmentation de l'activité physique) **seules** ou en association avec des **médicaments antidiabétiques. Dans certains cas, des injections d'insuline sont nécessaires.**

Y a-t-il des gens qui sont prédisposés au diabète ?

Oui. La susceptibilité au diabète est transmise génétiquement.

Y a-t-il des facteurs qui peuvent déclencher le diabète chez des sujets qui sont prédisposés à la maladie ?

Oui, plusieurs facteurs peuvent contribuer à déclencher le diabète chez les sujets prédisposés. Dans le diabète de type 1, certains facteurs, tels qu'une infection virale, peuvent déclencher la maladie chez une personne prédisposée. Dans le diabète de type 2, deux facteurs surtout peuvent favoriser le développement de la maladie : l'excès de poids et l'inactivité physique. Le stress physique ou physiologique peut également déclencher le diabète, surtout de type 2 ; cela inclut, entre autres, une crise cardiaque, un accident vasculaire cérébral ou une infection. Il est également possible qu'un stress psychologique, tel que la perte d'un être cher, agisse comme facteur déclenchant. Certains médicaments, comme la cortisone à fortes doses ou les médicaments antipsychotiques, par exemple, peuvent aussi déclencher le diabète.

Y a-t-il des maladies qui peuvent causer le diabète ?

Oui, certaines maladies peuvent entraîner l'apparition du diabète. La fibrose kystique et la pancréatite (inflammation du pancréas) peuvent, en détruisant le pancréas, causer le diabète. D'autres maladies, telles que le diabète de grossesse, le syndrome des ovaires polykystiques, la schizophrénie et certaines dystrophies musculaires, peuvent augmenter le risque de développer le diabète de type 2.

Y a-t-il des tests qui permettent de déceler les personnes qui sont prédisposées à développer le diabète de type 2 ?

On peut effectivement faire des tests pour déceler les personnes qui présentent un risque plus élevé de développer la maladie. Une glycémie à jeun supérieure à 6 mmol/L mais inférieure à 7 mmol/L est considérée comme une **anomalie de la glycémie à jeun**, appelée **glycémie à jeun marginale**. Également, une glycémie comprise entre 7,8 mmol/L et 11,0 mmol/L, deux heures après la prise d'une boisson contenant 75 g de glucose, peut indiquer une **intolérance au glucose**. Enfin, une **A1C** comprise entre 6,0 % et 6,4 % est considérée comme anormale.

Ces trois états – la glycémie à jeun marginale, l'intolérance au glucose et l'élévation de l'A1C entre 6,0 % et 6,4 % – sont considérés comme des états prédiabétiques et constituent un risque élevé de développer la maladie.

L'hypoglycémie réactionnelle (diminution de la glycémie sous la normale qui survient habituellement trois à quatre heures après un repas contenant des glucides) est parfois la première manifestation du diabète de type 2.

Les sujets ayant une glycémie à jeun comprise entre 5,6 mmol/L et 6,0 mmol/L et/ou une A1C entre 5,5 % et 5,9 % sont à risque de prédiabète et le dépistage doit être plus fréquent que chez les sujets ayant une glycémie à jeun inférieure à 5,6 mmol/L et une A1C inférieure à 5,5 %.

Peut-on prévenir ou du moins retarder le développement du diabète chez des personnes prédiabétiques ?

Oui. Il a été démontré que, chez les personnes présentant une intolérance au glucose, la perte de poids et l'activité physique peuvent diminuer de plus de 50 % le risque de développer le diabète de type 2. Certains médicaments (metformine, acarbose) se sont également avérés efficaces, au point de réduire de plus de 30 % le risque de développer le diabète chez les personnes intolérantes au glucose.

Comment la personne diabétique peut-elle retrouver et maintenir une glycémie cible ou normale ?

Pour contrôler son diabète, la personne diabétique doit se responsabiliser vis-à-vis de son traitement. Les recommandations suivantes contribuent à une meilleure prise en charge du traitement :

- **accepter** progressivement sa maladie ;
- **manger** sainement ;
- viser une **perte de poids**, au besoin ;
- faire régulièrement de l'**activité physique** ;
- mesurer régulièrement sa **glycémie** ;
- prendre ses **médicaments** antidiabétiques et/ou son insuline tels que prescrits ;
- apprendre à **gérer** le stress ;
- bien **s'informer** sur le diabète.

Vous êtes la personne la plus apte, en collaboration
avec l'équipe de professionnels de la santé, à
contrôler votre diabète.

—————

Le diabète est une maladie chronique :
il ne se guérit pas, mais il se contrôle.

—————

Vous n'avez rien fait pour avoir le diabète ; vous n'avez
pas à vous sentir coupable.

—————

Plus vous maintenez votre glycémie près de la
normale, plus vous augmentez vos chances de
préserver un état de santé optimal.

—————

Vous informer sur le diabète vous permet
de mieux vous responsabiliser.

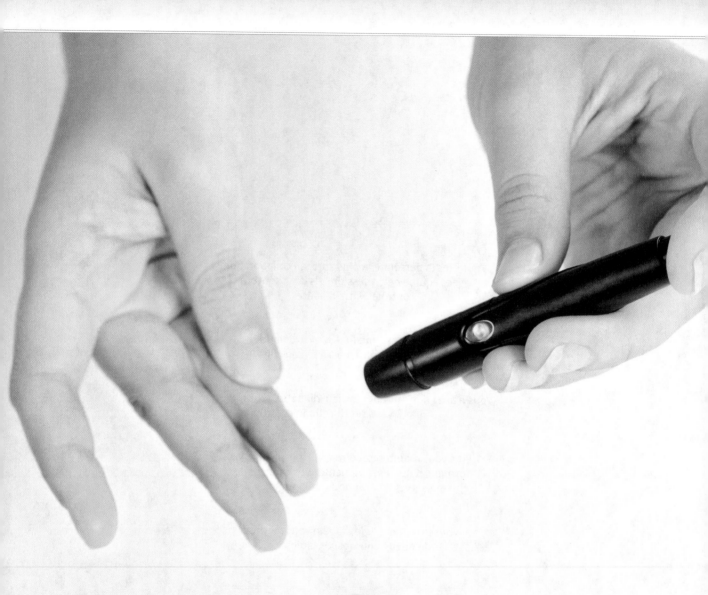

CHAPITRE
2

L'hyperglycémie

Qu'est-ce que l'hyperglycémie ?

On parle d'hyperglycémie lorsque la **glycémie s'élève au-dessus des glycémies cibles**, c'est-à-dire qu'elle est supérieure à 7 mmol/L avant les repas et à 10 mmol/L deux heures après le début du repas.

Pourquoi la personne diabétique peut-elle se trouver en hyperglycémie ?

La personne diabétique peut se trouver en hyperglycémie lorsque **la quantité d'insuline dans le sang est insuffisante par rapport à la quantité de glucose qui entre dans la circulation.**

Comment se manifeste l'hyperglycémie ?

Lorsque la glycémie s'élève au-delà d'un certain seuil, les symptômes suivants peuvent se manifester :

- **bouche** sèche ;
- **soif** intense ;
- **augmentation de la quantité et de la fréquence des urines** ;
- **faim** exagérée ;
- **amaigrissement** involontaire.

L'hyperglycémie peut également provoquer les manifestations suivantes :

- **vision embrouillée** ;
- **infections**, surtout des organes génitaux et de la vessie ;
- **plaies** qui prennent du temps à guérir ;
- **fatigue** ;
- **somnolence** ;
- **irritabilité**.

Quelles sont les principales causes de l'hyperglycémie ?

Les principales causes de l'hyperglycémie sont les suivantes :

- consommation excessive d'**aliments** contenant des glucides ;
- **diminution de l'activité physique** ;
- **insuffisance d'insuline ou de médicaments** (p. ex. : erreur dans les doses de médicaments antidiabétiques et/ou d'insuline) ;
- **infection** ;
- **stress** mal géré ;
- prise de certains **médicaments** tels que la cortisone ;
- **hypoglycémie nocturne** non corrigée suivie d'une hyperglycémie matinale de rebond.

Que doit faire la personne diabétique lorsqu'elle pense être en hyperglycémie ?

Lorsqu'on pense être en présence d'une hyperglycémie, il est important de mesurer sa glycémie.

Si l'hyperglycémie est confirmée, il faut :

1 pour la personne diabétique de type 1, vérifier la présence de corps cétoniques si la glycémie est supérieure à 14 mmol/L. On mesure la présence de corps cétoniques dans les urines à l'aide de bandelettes réactives (Chemstrip^MD uG/K, Keto-Diastix^MD, Ketostix^MD) ou dans du sang prélevé sur le bout du doigt à l'aide d'un lecteur tel que Nova Max^MD Plus^MC ou Precision Xtra^MC ;

2 boire beaucoup d'eau pour éviter la déshydratation (250 mL d'eau par heure, s'il n'y a pas de contre-indication) ;

3 déceler la cause de cette hyperglycémie ;

4 corriger la cause si possible ;

5 continuer de s'alimenter (glucides inclus) et de suivre le traitement prescrit (médicaments antidiabétiques oraux ou insuline) ;

6 appeler son médecin si la situation ne se corrige pas ;

7 appeler également le médecin ou se rendre à l'urgence si :

la glycémie :

- chez la personne diabétique de type 1, la glycémie s'élève au-dessus de 20 mmol/L avec présence de moyenne à forte de corps cétoniques, accompagnée ou non de nausées et vomissements ;

- chez la personne diabétique de type 2, la glycémie s'élève au-dessus de 30 mmol/L ; ou il est impossible de garder les liquides pris par la bouche en raison de nausées et vomissements ;

les corps cétoniques :

il existe différentes méthodes pour mesurer les corps cétoniques dans les urines ou dans le sang :

- le résultat dans les urines avec l'utilisation des bandelettes Ketostix^MD est de moyen (4 mmol/L) à élevé (16 mmol/L) ;

- se référer à la méthode de lecture des résultats pour chacun des différents produits (Chemstrip^MD uG/K et Keto-Diastix^MD) ainsi que pour la conservation des bandelettes ;

- le résultat dans le sang prélevé sur le bout du doigt avec l'utilisation du lecteur Precision Xtra^MC s'élève au-dessus de 3 mmol/L ; se référer à la marche à suivre par le fabricant pour l'utilisation du lecteur Nova Max^MD Plus^MC.

Quelles sont les complications à long terme de l'hyperglycémie ?

À long terme, l'hyperglycémie peut entraîner des complications touchant les yeux, les reins, les nerfs, le cœur et les vaisseaux sanguins.[1]

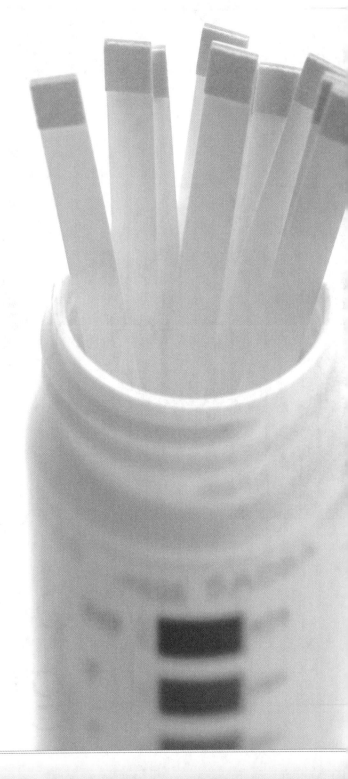

---

1 Canadian Diabetes Association Clinical Practice Guidelines Expert Committee. Canadian Diabetes Association 2013 Clinical Practice Guidelines for the Prevention and Management of Diabetes in Canada. *Can. J. Diabetes* 2013; 37 (suppl 1):S1-S212.

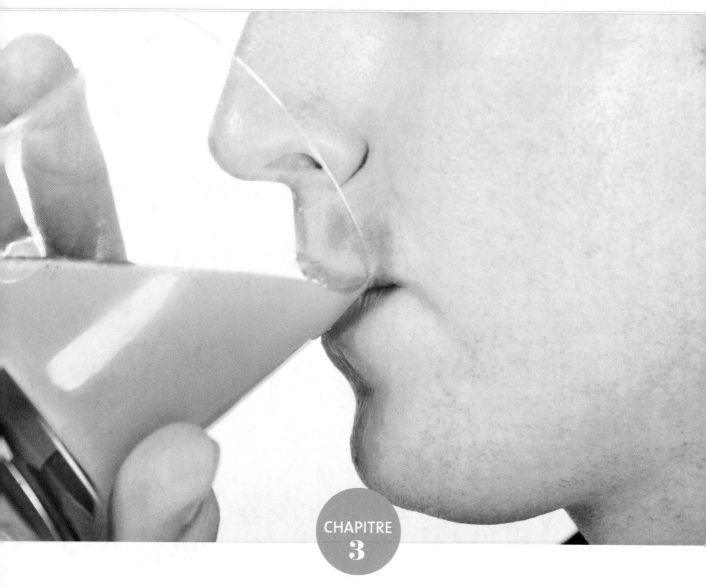

L'hypoglycémie
et le glucagon

Qu'est-ce que l'hypoglycémie ?

On parle d'hypoglycémie lorsque la glycémie baisse en dessous de la normale, c'est-à-dire qu'elle est inférieure à 4 mmol/L.

Pourquoi la personne diabétique peut-elle se trouver en hypoglycémie ?

La personne diabétique peut se trouver en hypoglycémie lorsqu'il y a trop d'insuline dans son sang par rapport à la quantité de glucose qui entre dans la circulation sanguine.

Quelles sont les personnes susceptibles de se trouver en hypoglycémie ?

Les personnes qui s'injectent de l'insuline ou qui prennent des médicaments qui stimulent le pancréas à produire plus d'insuline, comme le chlorpropamide (Apo^MD-Chlorpropamide), le tolbutamide(Apo^MD-Tolbutamide), le glyburide (Diaßeta^MD, Euglucon^MD), le gliclazide (Diamicron^MD et Diamicron^MD MR), le glimépiride (Amaryl^MD), le repaglinide (GlucoNorm^MD) et le natéglinide (Starlix^MD), peuvent faire de l'hypoglycémie.

Quelles sont les manifestations de l'hypoglycémie ?

Notre organisme possède deux sortes de systèmes d'alarme. Le premier système est une réponse d'alerte où les symptômes ressentis surviennent rapidement. Ces symptômes sont dus à la sécrétion d'adrénaline.

Lorsque l'hypoglycémie survient rapidement, elle peut se manifester par les malaises suivants :
- tremblements ;
- palpitations ;
- sueurs ou transpiration ;
- anxiété ;
- faim urgente ;
- pâleur ;
- nausées ;
- cauchemars et sommeil agité si l'hypoglycémie survient pendant le sommeil ;
- maux de tête au réveil et hyperglycémie matinale à la suite d'une hypoglycémie nocturne non corrigée.

Le deuxième système est aussi une réponse d'alerte, mais les symptômes sont généralement moins perceptibles et surviennent lentement. Ces symptômes sont dus à un manque d'apport de glucose au cerveau.

Lorsque l'hypoglycémie survient lentement, les manifestations sont plus discrètes :

- engourdissement ou picotements autour de la bouche ;
- bâillements ;
- fatigue ou faiblesse ;
- envie de dormir ;
- changement d'humeur ;
- difficulté de concentration ;
- étourdissements ;
- vision embrouillée ;
- démarche chancelante ;
- difficulté à prononcer les mots ;
- confusion ;
- agressivité.

Est-ce que l'hypoglycémie entraîne nécessairement tous ces symptômes ?

Non. Les symptômes de l'hypoglycémie sont différents d'une personne à l'autre et peuvent varier dans le temps. Parfois, la personne diabétique peut présenter une hypoglycémie sans avoir de symptômes, surtout si la glycémie diminue lentement ou si le diabète dure depuis plusieurs années. Plus il y a d'hypoglycémies, plus il y a de risques que les symptômes d'alarme apparaissent tardivement, retardant ainsi la correction du problème.

Quelles sont les causes de l'hypoglycémie ?

Les causes les plus fréquentes de l'hypoglycémie se regroupent en trois catégories, soit :

alimentation

- omission d'une collation ou d'un repas ;
- retard dans la prise d'un repas ;
- consommation inférieure à la quantité prévue d'aliments contenant des glucides ;
- erreur dans l'évaluation de la teneur en glucides des aliments ;
- incapacité de garder les aliments ingérés (vomissements, diarrhées) ;
- consommation d'alcool (peut entraîner une hypoglycémie jusqu'à 24 heures après l'ingestion) ;
- période de jeûne lors de la prise de médicaments antidiabétiques ;
- gastroparésie (ralentissement de la vidange de l'estomac).

activité physique

- activité physique sans ajustement de l'alimentation ou de la médication.

médication antidiabétique

- erreur de dose (surplus) d'un médicament antidiabétique oral ou d'insuline ;
- injection d'un surplus d'insuline pour corriger une glycémie élevée ;
- médication non réajustée à la baisse malgré des glycémies fréquemment inférieures à 4 mmol/L ;
- prise de médicaments antidiabétiques à un moment inopportun.

Quels sont les degrés de sévérité de l'hypoglycémie ?

légère

- symptômes physiques présents (tremblements, palpitations, sueurs, faim, nausées)
- la personne diabétique est capable de traiter elle-même l'hypoglycémie

modérée

- symptômes physiques et neurologiques présents (maux de tête, modifications de la vision, étourdissements, irritabilité)
- la personne diabétique est capable de traiter elle-même l'hypoglycémie

sévère

- la personne diabétique a besoin de l'aide d'une tierce personne
- possibilité de perte de connaissance

Que doit faire la personne diabétique lorsqu'elle pense être en hypoglycémie légère ou modérée ?

Lorsque la personne diabétique pense être en hypoglycémie, elle **ne doit surtout pas aller se coucher** sans traiter l'hypoglycémie en supposant que la glycémie se corrigera d'elle-même.

Elle doit :

- mesurer sa glycémie ;
- manger un aliment fournissant 15 g de glucides à absorption rapide, de préférence du glucose ou du sucrose (sucre), en comprimés ou sous forme liquide ;
- attendre 15 minutes ;

- mesurer la glycémie de nouveau et, si l'hypoglycémie persiste, reprendre 15 g de glucides.

Exemples d'aliments fournissant environ 15 g de glucides :

Choisir de préférence des aliments à absorption rapide

- 4 comprimés de Dex4^{MC} (1 comprimé = 4 g de glucides)
- 59 mL de Dex4^{MC} liquide (1 bouteille = 16 g de glucides)
- 5 comprimés de Dextro^{MC} (1 comprimé = 3 g de glucides)
- 7 comprimés de Glucosol^{MC} (1 comprimé = 2,25 g de glucides)
- 15 mL (3 c. à thé, 3 sachets ou 3 carrés) de sucre dissous dans l'eau
- 15 mL (3 c. à thé) de sirop d'érable ou de maïs

D'autres choix d'aliments contenant environ 15 g de glucides

- 125 à 175 mL (½ à ¾ tasse) de boisson gazeuse régulière ou de boisson aux fruits
- 125 à 175 mL (½ à ¾ tasse) de jus de fruits sans sucre ajouté
- 1 barre de fruits séchés (p. ex., « Fruit to go »)
- 1 petite pomme, ou ½ banane, ou 2 kiwis, ou 2 dattes, etc.
- 1 tube Dex4^{MC} en gel (1 tube = 17 g de glucides)

Après la correction de l'hypoglycémie, si on doit attendre plus d'une heure jusqu'au prochain repas, il est recommandé d'ajouter une collation contenant 15 g de glucides et une source de protéines (p. ex., 300 mL de lait ou un fruit avec du fromage).

N.B. : Il faut éviter de surtraiter une hypoglycémie pour ne pas induire une hyperglycémie de rebond et un gain de poids.

Que doit faire la personne diabétique lorsqu'elle pense être en hypoglycémie sévère ?

Si la personne diabétique a de la difficulté à traiter elle-même son hypoglycémie (besoin de l'aide d'une tierce personne).

- Mesurer sa glycémie, si possible.
- Lui donner un aliment contenant 20 g de glucides à absorption rapide.
- Répéter au besoin après 15 minutes avec un aliment contenant 15 g de glucides si la personne est incapable de le faire ou si la glycémie reste inférieure à 4 mmol/L.

Exemples d'aliments fournissant 20 g de glucides à absorption rapide :

Choisir de préférence des aliments à absorption rapide

- 5 comprimés de Dex4^{MC}
  (1 comprimé = 4 g de glucides)
- 7 comprimés de Dextro^{MC}
  (1 comprimé = 3 g de glucides)
- 9 comprimés de Glucosol^{MC}
  (1 comprimé = 2,25 g de glucides)

- 20 mL (4 c. à thé, 4 sachets ou 4 carrés) de sucre dissous dans l'eau

D'autres choix d'aliments contenant environ 20 g de glucides

- 175 à 250 mL (¾ à 1 tasse) de boisson gazeuse régulière ou de boisson aux fruits
- Tube d'Insta-Glucose^{MC} (1 tube = 24 g de glucides)

Pourquoi est-il important de traiter immédiatement toute hypoglycémie ?

Il est très important de traiter immédiatement toute hypoglycémie parce qu'une hypoglycémie non corrigée peut entraîner une perte de conscience, un coma et parfois même des convulsions. Il n'y a pas de « petites hypoglycémies ».

Est-ce que l'hypoglycémie non corrigée entraîne nécessairement le coma ?

Non, l'hypoglycémie non corrigée n'entraîne pas nécessairement le coma. Lors d'une hypoglycémie, l'organisme va tenter de se défendre en sécrétant des hormones telles que le glucagon et l'adrénaline. Ces hormones peuvent augmenter la glycémie et corriger l'hypoglycémie. Toutefois, si l'insuline est en trop grande quantité dans le sang, même ces efforts de l'organisme peuvent être insuffisants pour corriger l'hypoglycémie et éviter le coma.

Comment faire pour éviter l'hypoglycémie ?

L'hypoglycémie peut généralement être évitée si on prend les précautions suivantes :

- Mesurer régulièrement sa glycémie.
- Prendre à heures régulières des repas contenant des glucides.
- Vérifier sa glycémie avant d'entreprendre une activité physique et prendre des glucides au besoin (*voir le chapitre 20, page 184, sur l'activité physique*).
- Éviter de consommer de l'alcool à jeun.
- Vérifier sa glycémie vers deux heures du matin, au besoin, si on suspecte des hypoglycémies nocturnes.
- Prendre ses médicaments antidiabétiques tels que prescrits, en respectant la dose et l'horaire prévus.

N.B. : Bien que la mesure régulière de la glycémie capillaire ne soit pas recommandée chez toutes les personnes diabétiques de type 2, elle est essentielle chez les personnes traitées avec de l'insuline ou des antidiabétiques pouvant causer de l'hypoglycémie.

Pour la personne diabétique de type 1, il est conseillé de vérifier périodiquement la glycémie vers deux heures du matin et de prendre une collation d'au moins 15 g de glucides au coucher ainsi qu'une source de protéines si, à ce moment-là, la glycémie est inférieure à 7 mmol/L.

Quelles sont les mesures de sécurité que devrait prendre la personne diabétique à risque d'hypoglycémie ?

La personne diabétique à risque d'hypoglycémie devrait :

- avoir au moins deux réserves de 15 g de glucides sur soi en tout temps.
- porter un bracelet ou un pendentif l'identifiant comme diabétique.
- prévenir sa famille, ses amis et ses collègues de travail qu'elle est atteinte de diabète. Les informer sur les symptômes de l'hypoglycémie et les moyens d'y remédier.
- avoir toujours du glucagon sous la main à la maison, au travail ou en voyage si elle est traitée par l'insuline. Un proche doit apprendre à injecter le glucagon au cas où la personne diabétique ferait un coma hypoglycémique.

Que doit-on faire si la personne diabétique est dans un coma hypoglycémique ?

Si la personne diabétique est inconsciente ou dans un coma hypoglycémique, il faut :

- lui injecter du glucagon, si ce produit est disponible ; sinon,
- composer le 911 pour demander une ambulance.

Ne jamais tenter de faire manger des aliments sucrés à une personne inconsciente. Il y a un risque d'aspiration des aliments dans les bronches.

À quoi sert le glucagon ?

Le glucagon est une hormone produite par le pancréas qui fait augmenter la glycémie. Lors d'un coma hypoglycémique, le glucagon doit être injecté par une tierce personne pour corriger l'hypoglycémie.

Il existe deux trousses de soins d'urgence : Glucagon pour injection et GlucaGen^{MD} Hypokit. Elles peuvent être conservées à la température de la pièce. La date de péremption (date limite d'utilisation) doit être vérifiée périodiquement.

Voici les étapes à suivre en cas de coma hypoglycémique :

- Coucher la personne diabétique inconsciente sur le côté parce que le glucagon peut causer des nausées et des vomissements.
- Enlever le capuchon en plastique de la bouteille de glucagon.
- Enlever la gaine de l'aiguille et injecter tout le contenu de la seringue dans la bouteille de glucagon. Ne pas enlever la bague d'arrêt en plastique de la seringue. Retirer la seringue de la bouteille.
- Agiter doucement la bouteille jusqu'à ce que le glucagon en poudre soit complètement dissous dans le solvant.
- Aspirer toute la solution de la fiole à l'aide de la même seringue.
- Injecter le contenu de la seringue (1 mg) par voie sous-cutanée (sous la peau) ou intramusculaire. La personne revient générale-

ment à elle dans les 15 minutes. Il n'y a aucun risque de surdosage. Le médecin peut recommander une demi-dose pour les enfants pesant moins de 20 kg (44 lb).

- Faire manger la personne diabétique aussitôt qu'elle se réveille et qu'elle peut avaler. Lui donner le repas ou la collation normale selon l'horaire habituel pour prévenir l'hypoglycémie.
- Si le repas est prévu dans plus d'une heure, lui donner une collation de 45 g de glucides contenant des protéines (p. ex., 300 mL de lait ou un fruit avec du fromage).
- Aviser le médecin traitant de l'incident afin qu'il évalue avec la personne diabétique le réajustement possible du traitement. Une visite à l'urgence pourrait toujours être nécessaire pour poursuivre la correction de l'hypoglycémie.

Si la personne diabétique ne revient pas à elle dans les 15 à 20 minutes suivant l'administration du glucagon, elle doit être conduite à l'urgence sans délai.

Quels sont les conseils à donner à une personne diabétique vivant seule et à risque d'hypoglycémie nocturne ?

Une personne diabétique vivant seule peut craindre de faire des hypoglycémies nocturnes. Il est toutefois rare qu'une hypoglycémie persiste pendant de longues heures. En situation de crise, l'organisme réagit en augmentant la glycémie. C'est le sucre emmagasiné dans le foie qui est alors utilisé. Mais cette situation est stressante. Il est donc souhaitable que la personne diabétique dispose d'un réseau d'aide pour assurer sa sécurité en cas d'hypoglycémie prolongée, en plus d'adopter des mesures préventives pour éviter toute situation de crise. Voici quelques suggestions pour la personne diabétique :

- Demander à un proche de lui téléphoner tous les matins.
- Demander au facteur de lui remettre le courrier en main propre.
- S'entendre avec un voisin sur un code (p. ex., un rideau de fenêtre ouvert ou fermé au réveil).
- Utiliser un service de télésurveillance avec appareil bidirectionnel vocal tel que Philips Lifeline – 514 735-7102 ou 1 877 423-9700.

Il est prudent de confier une clé de la maison à un proche qui pourra, au besoin, porter secours à la personne diabétique.

Peut-on avoir des symptômes d'hypoglycémie malgré une glycémie normale ?

Oui. La personne diabétique peut avoir des symptômes d'hypoglycémie malgré une glycémie normale dans deux situations :

- Lorsque l'hyperglycémie existe depuis quelque temps, la normalisation de la glycémie à l'aide de médicaments antidiabétiques peut entraîner des symptômes d'hypoglycémie pendant quelques jours. Parfois, pour éviter cette sensation désagréable, on devra ralentir l'intensité de l'intervention et viser une

baisse plus graduelle de la glycémie. Quoi qu'il en soit, l'objectif ultime demeure l'obtention d'une glycémie normale.
- Lorsque la glycémie est très élevée et revient rapidement à la normale, la personne peut ressentir des symptômes d'hypoglycémie, qui s'estompent toutefois rapidement. Il est donc important de toujours mesurer sa glycémie lorsqu'on soupçonne une hypoglycémie pour ne pas traiter une fausse hypoglycémie et provoquer une hyperglycémie.

Est-ce que l'hypoglycémie dite réactionnelle est une manifestation du diabète ?

L'hypoglycémie réactionnelle peut parfois être la première manifestation du diabète de type 2. Cette baisse tardive de la glycémie est liée à une sécrétion excessive et retardée d'insuline, favorisée par un repas riche en glucides. Ce genre d'hypoglycémie survient habituellement 3 à 4 heures après un repas riche en glucides, d'où son appellation d'hypoglycémie réactionnelle. De façon générale, l'hypoglycémie réactionnelle se corrige spontanément, même sans apport de glucides. L'hypoglycémie réactionnelle peut être évitée en prenant des repas équilibrés. Limiter la consommation d'aliments riches en sucres concentrés, surtout au déjeuner et pour les collations.

Les symptômes ou les manifestations de l'hypoglycémie n'apparaissent pas tous en même temps.

Les symptômes de l'hypoglycémie sont différents d'une personne à une autre.

Les malaises peuvent varier dans le temps. Lorsque la personne est diabétique depuis 10 à 20 ans, elle peut ne plus ressentir les symptômes de l'hypoglycémie (neuropathie).

Les symptômes de l'hypoglycémie peuvent être masqués par la prise de certains médicaments comme les bêta-bloquants.

Les symptômes de l'hypoglycémie peuvent être absents lors d'épisodes à répétition.

Certains symptômes de l'hypoglycémie sont difficiles à évaluer. Il est préférable de valider sa perception à l'aide d'un lecteur de glycémie afin d'éviter de corriger inutilement.

Pour protéger le cerveau et le cœur, il est recommandé de corriger immédiatement toute hypoglycémie en suivant la démarche recommandée. Il n'y a pas de « petites hypoglycémies ».

Quelles sont les précautions à prendre par la personne diabétique à risque d'hypoglycémie qui conduit un véhicule ?

Vérifier la glycémie avant de conduire son véhicule.

- Si la glycémie est plus grande ou égale à 5,0 mmol/L : la conduite est sécuritaire, aucune précaution à prendre.
- Si la glycémie se situe entre 4,0 et 5,0 mmol/L avant la conduite, il faut prendre 15 g de glucides et vérifier la glycémie après 15 minutes.
- Si la glycémie est plus petite que 4 mmol/L : il faut éviter de conduire et traiter l'hypoglycémie tel que recommandé. Lorsque la glycémie est plus grande que 5,0 mmol/L et se maintient pendant au moins 45 minutes, on peut prendre le volant.
- Vérifier sa glycémie toutes les 4 heures de conduite continue, et garder à portée de main des collations à base de glucides.

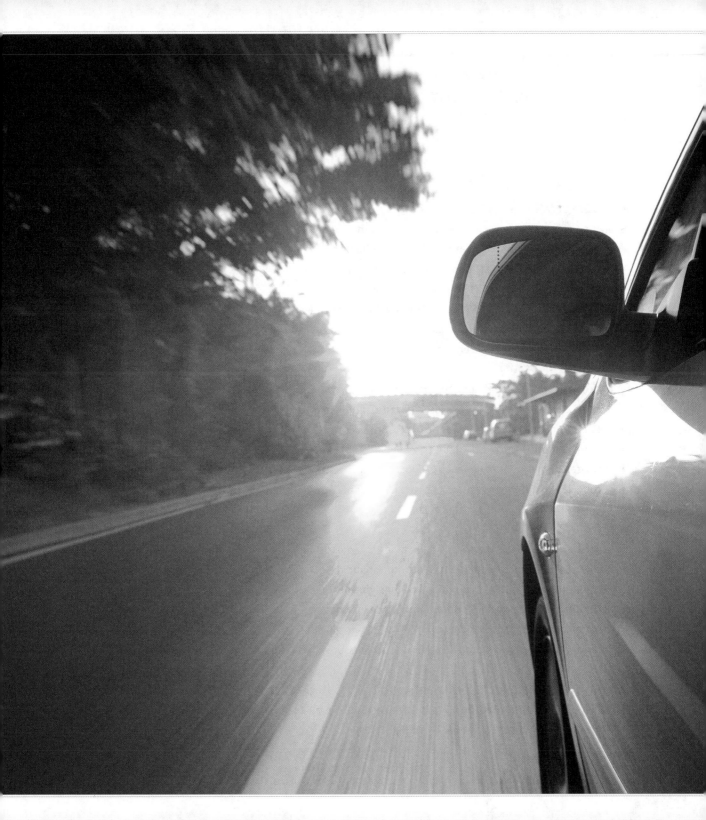

RECOMMANDATIONS POUR LE TRAITEMENT DE L'HYPOGLYCÉMIE CHEZ LA PERSONNE DIABÉTIQUE[1]

Mesurer la glycémie immédiatement

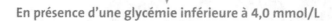

En présence d'une glycémie inférieure à 4,0 mmol/L

HYPOGLYCÉMIE LÉGÈRE OU MODÉRÉE

Si aucune aide n'est requise pour le traitement, prendre environ 15 g de glucides, sous la forme appropriée :

- 4 comprimés de Dex4^MC (1 comprimé = 4 g de glucides)
- 59 mL de Dex4^MC liquide (1 bouteille = 16 g de glucides)
- 5 comprimés de Dextro^MC (1 comprimé = 3 g de glucides)
- 7 comprimés de Glucosol^MC (1 comprimé = 2,25 g de glucides)
- 15 mL (3 c. à thé, 3 sachets ou 3 carrés) de sucre dissous dans l'eau
- 15 mL (3 c. à thé) de sirop d'érable ou de maïs

D'autres choix d'aliments contenant environ 15 g de glucides

- 125 à 175 mL (½ à ¾ tasse) de boisson gazeuse régulière ou de boisson aux fruits
- 125 à 175 mL (½ à ¾ tasse) de jus de fruits sans sucre ajouté
- 1 barre de fruits secs (p. ex., « Fruit to go »)
- 1 petite pomme, ou ½ banane, ou 2 kiwis, ou 2 dattes, etc.
- 1 tube de Dex4^MC en gel (1 tube = 17 g de glucides)

HYPOGLYCÉMIE SÉVÈRE

Si la personne est consciente, mais qu'une aide est requise pour le traitement, donner 20 g de glucides

- Choisir de préférence des aliments à absorption rapide
- 5 comprimés de Dex4^MC (1 comprimé = 4 g de glucides)
- 7 comprimés de Dextro^MC (1 comprimé = 3 g de glucides)
- 9 comprimés de Glucosol^MC (1 comprimé = 2,25 g de glucides)
- 20 mL (4 c. à thé, 4 sachets ou 4 carrés) de sucre dissous dans l'eau

D'autres choix d'aliments contenant environ 20 g de glucides

- 175 à 250 mL (¾ à 1 tasse) de boisson gazeuse régulière ou de boisson aux fruits
- Tube d'Insta-Glucose^MC (1 tube = 24 g de glucides)

1 Canadian Diabetes Association Clinical Practice Guidelines Expert Committee. Canadian Diabetes Association 2013 Clinical Practice Guidelines for the Prevention and Management of Diabetes in Canada. *Can. J. Diabetes* 2013;37(suppl 1):S1-S212

Attendre 15 minutes et mesurer de nouveau la glycémie

Si la glycémie est toujours inférieure à 4,0 mmol/L, prendre de nouveau 15 g de glucides

Attendre 15 minutes et répéter le traitement au besoin

Lorsque la glycémie atteint ou dépasse 4,0 mmol/L

Repas (ou collation) prévu dans une heure ou moins

OUI	NON
Prendre le repas ou la collation comme prévu	Dans ce cas, prendre une collation comportant 15 g de glucides et une source de protéines (p. ex., 200 mL de lait, plus 2 biscuits secs «thé social») en attendant le repas

Si la personne diabétique est inconsciente

- Injecter le Glucagon 1 mg par voie sous-cutanée (sous la peau) ou intramusculaire (dose pour l'adulte et l'enfant de plus de 20 kg ou 44 lb).
- Faire manger la personne diabétique aussitôt qu'elle se réveille et qu'elle peut avaler. Lui donner le repas ou la collation normale selon l'horaire habituel pour prévenir l'hyperglycémie. Lui donner une collation de 45 g de glucides avec une source de protéines si le prochain repas est prévu dans plus d'une heure.

MISE EN GARDE

1. Chez les personnes diabétiques qui prennent de l'acarbose (Glucobay^MD) en association avec d'autres médicaments pouvant causer de l'hypoglycémie, il est conseillé de corriger l'hypoglycémie de l'une des façons suivantes :
- 4 comprimés de Dex4^MC (1 comprimé = 4 g de glucides) ; ou
- 5 comprimés de Dextro^MC (1 comprimé = 3 g de glucides) ; ou
- 300 mL (1 ¼ tasse) de lait

2. Chez les personnes diabétiques souffrant d'une atteinte rénale, il est conseillé de corriger l'hypoglycémie de l'une des façons suivantes :
- 4 comprimés de Dex4^MC (1 comprimé = 4 g de glucides) ; ou
- 5 comprimés de Dextro^MC (1 comprimé = 3 g de glucides) ; ou
- 15 mL (3 c. à thé, 3 sachets ou 3 carrés) de sucre dissous dans un peu d'eau

3. Il est essentiel de prendre toute hypoglycémie au sérieux, de la traiter immédiatement et d'essayer de la prévenir en prenant les mesures appropriées.

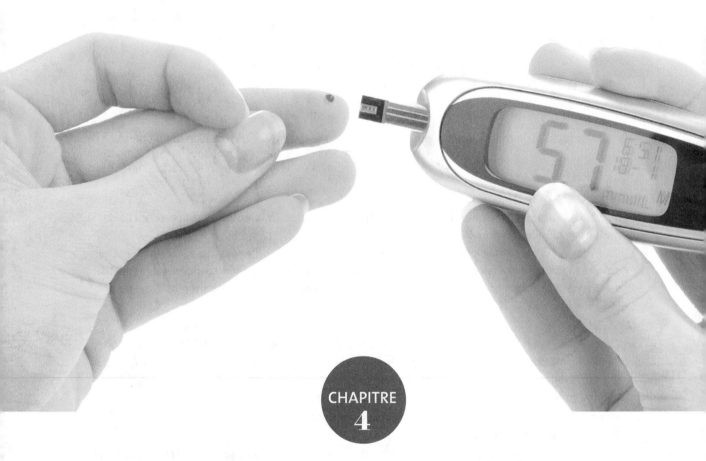

Autocontrôle :
glycémie et hémoglobine glyquée (A1C)

Qu'est-ce que l'autocontrôle ?

L'autocontrôle se définit comme l'approche selon laquelle la personne diabétique **mesure elle-même sa glycémie**. Par extension, cette approche comprend généralement l'ajustement du traitement en fonction des résultats pour ramener et maintenir la glycémie le plus près possible de la normale.

Pourquoi pratiquer l'autocontrôle ?

L'autocontrôle permet :

- de vérifier l'impact de l'**alimentation**, de l'**activité physique**, du **stress** et de la **médication antidiabétique** sur la glycémie ;
- de détecter les épisodes d'hypoglycémie et d'hyperglycémie, et d'intervenir rapidement ;
- de modifier, s'il y a lieu, les comportements en ce qui concerne l'alimentation, l'activité physique, la médication antidiabétique et le stress ;
- de vérifier l'effet de ces modifications de comportement sur la glycémie ;
- de se sentir en confiance, en sécurité et autonome face à la gestion de son diabète ; et surtout,
- de ramener et de maintenir la glycémie le plus près possible de la normale.

Pourquoi la personne diabétique devrait-elle tendre vers des valeurs de glycémie les plus proches possible de la normale ?

La personne diabétique devrait tendre vers des glycémies les plus proches possible de la normale pour prévenir les complications liées au diabète.

Deux études majeures, l'une américaine, portant sur des diabétiques de type 1, l'autre britannique, menée sur des diabétiques de type 2, ont montré que le maintien de la glycémie le plus près possible de la normale **réduit considérablement l'apparition et la progression des complications du diabète** :

- **Rétinopathie** : diminution de 21 % à 76 %
- **Néphropathie** : diminution de 34 % à 54 %
- **Neuropathie** : diminution de 40 % à 60 % ou amélioration de la neuropathie existante

Comment mesure-t-on sa glycémie au bout d'un doigt ?

La mesure de la glycémie au bout d'un doigt s'effectue en deux étapes à l'aide d'un lecteur de glycémie :

PRÉPARATION DU MATÉRIEL ET VÉRIFICATION DE LA BANDELETTE RÉACTIVE

- **Se laver les mains à l'eau savonneuse et bien les essuyer.** Cela diminue les risques d'infection et facilite le prélèvement. À la maison, l'utilisation d'un tampon d'alcool n'est pas souhaitable, car cela assèche la peau et favorise les fissures au bout des doigts.

- **Préparer le matériel** : lecteur, bandelette réactive, autopiqueur, lancette, mouchoir en papier.
- **Insérer la lancette dans l'autopiqueur** et l'armer. Les lancettes ne doivent être utilisées qu'une seule fois. Prévoir un contenant en plastique rigide pour jeter les lancettes. Ne pas les jeter directement à la poubelle. Des contenants pour déchets médicaux réglementés sont distribués gratuitement dans les pharmacies et les CLSC. Une fois ces contenants remplis, on peut les rapporter et ils seront éliminés de façon sécuritaire. Ne jamais utiliser une lancette ou un autopiqueur utilisé par une autre personne.
- Vérifier la date de péremption inscrite sur le contenant des bandelettes réactives par le fabricant.
- Inscrire sur le contenant, s'il y a lieu, la date à laquelle il a été ouvert pour la première fois afin de **respecter la durée de vie des bandelettes**.
- **Sortir une bandelette réactive.** Si la bandelette provient d'un flacon, le refermer immédiatement.

ANALYSE DE SANG ET INSCRIPTION DES DONNÉES

- Appuyer sur l'interrupteur du lecteur pour le mettre en marche, s'il y a lieu.
- Insérer la bandelette réactive dans le support de bandelettes du lecteur ou faire sortir la bandelette de l'appareil de façon automatique.
- Piquer le côté du bout d'un doigt (changer de côté et de doigt à chaque prise de glycémie).
- Faire apparaître **une goutte de sang bien formée** en exerçant une légère pression sur le doigt pointé vers le bas. Éviter toute pression excessive.
- Selon le lecteur utilisé, déposer **la première goutte de sang** sur la partie réactive de la bandelette ou mettre la partie réactive de la bandelette en contact avec le sang.
- Attendre l'affichage du résultat.
- **Inscrire le résultat** dans la colonne appropriée du carnet d'autocontrôle.

À part le bout des doigts, où peut-on piquer pour mesurer la glycémie ?

La glycémie peut se mesurer à partir de « sites alternatifs » tels que l'avant-bras, le bras, la paume de la main, l'abdomen ou la cuisse. Plusieurs lecteurs de glycémie offrent cette possibilité.

Cette façon de mesurer les glycémies a cependant des limites. En général, les résultats sont comparables à ceux obtenus en mesurant la glycémie au bout d'un doigt avant les repas. Néanmoins, il est souhaitable d'opter pour la glycémie au bout d'un doigt dans les situations où la glycémie fluctue rapidement :

- hypoglycémie ;
- activité physique ;
- mesure de la glycémie jusqu'à deux heures après le repas ;
- juste après une injection d'insuline ;
- maladie.

Quels sont les lecteurs de glycémie que l'on trouve sur le marché et quelles sont leurs caractéristiques ?

Le tableau des pages 48 à 53 présente une liste des lecteurs de glycémie de dernière génération que l'on peut trouver sur le marché, avec certaines de leurs caractéristiques (liste révisée en date du 1er mai 2013).

Les lecteurs de glycémie sont souvent offerts gratuitement et plusieurs fabricants remplacent les anciens lecteurs contre des nouveaux sans exiger de paiement. Quant aux lecteurs de glycémie en continu, ils peuvent coûter jusqu'à 2 000 $.

Les bandelettes coûtent entre 0,50 $ et 1,00 $ l'unité. Certaines bandelettes sont parfois en promotion. Les prix peuvent varier d'une pharmacie à une autre.

Quelles sont les principales causes d'erreurs relatives à la lecture de la glycémie ?

Les principales causes d'erreurs relatives à la lecture de la glycémie sont :
- un lecteur de glycémie sale ;
- un mauvais étalonnage du lecteur de glycémie ;
- l'oubli de faire l'étalonnage du lecteur en entrant le code du lot de bandelettes réactives utilisées ;

- des bandelettes périmées ;
- des bandelettes exposées à l'humidité ;
- des bandelettes exposées à des températures extrêmes ;
- une trop petite goutte de sang ;
- une mauvaise technique de la part de l'utilisateur (p. ex., temps de contact avec la bandelette trop court) ;
- un manque d'exactitude du lecteur de glycémie.

Comment vérifier l'exactitude des résultats du lecteur de glycémie ?

Il est recommandé de vérifier annuellement l'exactitude des résultats obtenus par le lecteur de glycémie. On recommande de comparer la valeur de la **glycémie à jeun** obtenue par une prise de sang en laboratoire à la valeur obtenue par la personne diabétique au moyen de son lecteur de glycémie. La glycémie effectuée par la personne diabétique doit être faite **dans les cinq minutes** qui suivent la prise de sang.

La nouvelle norme ISO 2013 pour les systèmes de surveillance de la glycémie stipule notamment que :
- 95 % des résultats de glycémie doivent se situer à plus ou moins 0,83 mmol/L du résultat de référence pour les glycémies inférieures à 5,55 mmol/L ;
- 95 % des résultats de glycémie doivent se situer à plus ou moins 15 % du résultat de référence pour les glycémies égales ou supérieures à 5,55 mmol/L.

COMMENT VÉRIFIER L'EXACTITUDE DU LECTEUR DE GLYCÉMIE ?

À jeun

- Faire prendre une prise de sang « glucose sanguin à jeun » par l'infirmière.
- Faire une mesure de la glycémie à jeun avec le lecteur de la façon habituelle dans les cinq minutes suivantes.
- Inscrire cette donnée dans le carnet et l'encercler.
- Demander les résultats de l'analyse de sang lors de la prochaine visite médicale.
- Calculer l'exactitude du lecteur

	Exemple	Vos résultats
Glucose sanguin à jeun (mesure faite en laboratoire par une prise de sang)	10 mmol/L	
Glycémie faite sur le côté du bout d'un doigt avec le lecteur (effectuée dans les cinq minutes suivantes)	9,2 mmol/L	
Exactitude du lecteur en pourcentage	8 %	

FORMULE POUR DÉTERMINER L'EXACTITUDE DU LECTEUR

Exemple :

9,2
Glycémie sur le bout
d'un doigt avec
le lecteur

Votre résultat

(**—**)

10,0
Glucose sanguin
à jeun par une prise
de sang

Votre résultat

(**÷**)

10,0
Glucose sanguin
à jeun par une prise
de sang

Votre résultat

(**x**) **100** (**=**) **%**

Un écart de 15 % ou moins est jugé acceptable.

Viser un écart plus faible pour les glycémies inférieures à 5,55 mmol/L.

La nouvelle norme ISO 2013.

À quelle fréquence doit-on faire des glycémies ?[1]

La fréquence d'autocontrôle de la glycémie doit être individualisée.

1 TYPE 1 OU TYPE 2

En général, il est conseillé à la personne diabétique traitée par **pompe à insuline** ainsi qu'à la personne atteinte de diabète de type 1 ou de type 2 traitée avec **4 injections quotidiennes** d'insuline **ou plus** de mesurer la glycémie au moins *4 fois par jour*.

Parfois, le médecin traitant pourra aussi demander de mesurer la glycémie deux heures après les repas (en principe, on commence à calculer le temps après la première bouchée) et même au cours de la nuit.

2 TYPE 2

En général, il est conseillé à la personne diabétique de type 2 :

- traitée avec **moins de 4 injections** quotidiennes d'insuline de mesurer la glycémie *au moins autant de fois que le nombre d'injections qu'elle s'administre* ;
- traitée avec des **sécrétagogues** (qui sont des médicaments connus pour causer une hypoglycémie en stimulant la sécrétion d'insuline) de mesurer la glycémie quand les *symptômes d'hypoglycémie* surviennent ou sont déjà survenus à des *moments spécifiques* avec ou sans symptômes ;

- traitée avec des médicaments antidiabétiques **sans risque d'hypoglycémie** ou traitée par des modifications du mode de vie (alimentation, activité physique, gestion du stress), de mesurer la glycémie *1 ou 2 fois par semaine* pour s'assurer d'atteindre les objectifs glycémiques.

3 GROSSESSE

En général, il est conseillé à la femme diabétique qui **désire une grossesse ou qui est enceinte** (qu'elle soit traitée ou non avec de l'insuline) d'individualiser l'autocontrôle. Elle peut avoir besoin de mesurer sa glycémie jusqu'à *4 fois par jour ou plus* ;

4 PERSONNES QUI ONT RÉCEMMENT REÇU UN DIAGNOSTIC DE DIABÈTE

En général, on recommande à la personne **dont le diagnostic de diabète est récent – moins de six mois –** de mesurer sa glycémie *1 fois par jour à différentes heures* (avant chaque repas et avant la collation du coucher) pour connaître les effets sur la glycémie des différents repas, de l'activité physique, du stress ou des médicaments.

En général, la personne diabétique qui a **atteint ses objectifs glycémiques** par des modifications du mode de vie **n'a pas besoin de mesurer quotidiennement sa glycémie.**

---

1 Adapté de : Canadian Diabetes Association Clinical Practice Guidelines Expert Committee. Canadian Diabetes Association 2013 Clinical Practice Guidelines for the Prevention and Management of Diabetes in *Can. J. Diabetes 2013*; 37(suppl 1):S1-S212.

5 PRÉDIABÉTIQUES

En général, la personne **prédiabétique** *n'a pas besoin de mesurer quotidiennement sa glycémie.*

6 SITUATIONS PARTICULIÈRES

Il existe des **situations particulières** où il est généralement conseillé à la personne diabétique de mesurer *plus souvent* sa glycémie à différents moments de la journée :

- pendant la **période d'ajustement** du traitement, mesurer la glycémie au moins 2 fois par jour jusqu'à ce que les objectifs glycémiques soient atteints ;
- à l'occasion de **tout malaise** pouvant faire penser à une hypoglycémie ou à une hyperglycémie ;
- lors de **tout changement**, que ce soit en matière d'alimentation, d'activité physique, de stress ou de médication ;
- au moment de **conduire un véhicule**, mesurer la glycémie avant de prendre le volant et toutes les 4 heures si vous faites de longs voyages afin de prévenir les hypoglycémies ;
- si vous pratiquez une **activité physique**, mesurer la glycémie avant, pendant et après l'activité afin de prévenir les hypoglycémies ;

- si vous prenez de **nouveaux médicaments** pouvant causer de l'hyperglycémie (p. ex., de la cortisone), il est conseillé d'individualiser l'autocontrôle de la glycémie. La personne diabétique peut avoir besoin de prendre 2 mesures de glycémie ou plus par jour ;
- si vous faites un **travail** où il faut absolument éviter l'hypoglycémie, mesurer la glycémie selon les exigences de l'emploi ;
- en cas de **maladie** connue pour causer de l'hyperglycémie (p. ex., une infection), il est conseillé d'individualiser l'autocontrôle de la glycémie. La personne diabétique peut avoir besoin de prendre 2 mesures de glycémie par jour ou plus ;
- lors d'une **hospitalisation** ou d'une maladie aiguë, il est conseillé d'individualiser l'autocontrôle de la glycémie. La personne diabétique peut avoir besoin de prendre 4 mesures de glycémie ou plus par jour.

Quels renseignements la personne diabétique doit-elle noter dans son carnet pour faciliter le contrôle de sa glycémie ?

Pour faciliter le contrôle de sa glycémie, la personne diabétique peut noter dans son carnet les renseignements suivants :

- le résultat et la date des mesures de **glycémie** effectuées (dans la colonne appropriée en fonction des repas : p. ex., « Avant le dîner ») ;
- des remarques pertinentes, telles que l'explication d'une **hypoglycémie**, un écart alimentaire, une activité physique, etc. ;
- le résultat de la mesure des **corps cétoniques** dans les urines ou dans le sang, avec la date et l'heure (dans la colonne « Remarques ») ;
- le nom, la dose et le moment de la prise de **chacun des médicaments antidiabétiques prescrits** ; inscrire dans la colonne « Remarques » tout changement et tout oubli dans la médication ;
- la quantité de glucides ingérés aux repas et collations ;
- la région de l'injection de l'insuline, le cas échéant, la technique d'injection utilisée, etc. (dans la colonne « Remarques »).

Comment la personne diabétique doit-elle noter ces renseignements dans le carnet afin qu'ils soient faciles à analyser ?

Ces renseignements doivent être notés dans le **carnet d'autocontrôle**. Chaque renseignement de même nature doit être inscrit dans une colonne bien identifiée :

- les résultats des glycémies mesurées **avant le repas du matin** au cours d'une même semaine sont inscrits dans une première colonne ;
- les résultats des glycémies mesurées **après le repas du matin** au cours d'une même semaine sont inscrits dans une deuxième colonne ;
- faire de même pour les **autres résultats** des glycémies mesurées avant et après les repas du midi et du soir, avant le coucher (avant la collation) et au cours de la nuit en les inscrivant dans les colonnes suivantes ;
- une **hypoglycémie** qui se produit en dehors des quatre périodes habituelles de mesure des glycémies doit être inscrite à la période suivante (p. ex., une hypoglycémie survenant dans l'après-midi doit être inscrite dans la colonne « avant le repas du souper ») ;
- une valeur de **2 mmol/L** est donnée à toute hypoglycémie non mesurée ;
- les **moyennes hebdomadaires** des résultats des glycémies doivent être inscrites au pied de chacune des colonnes (il ne faut pas tenir compte dans le calcul des moyennes des résultats de la correction d'une hypoglycémie) ;

voir l'exemple indiqué par deux astérisques (**) dans le tableau suivant;

- ne pas utiliser dans le calcul de la moyenne toute mesure associée à une situation ponctuelle, exceptionnelle et explicable; voir

l'exemple indiqué par un astérisque (*) dans le tableau suivant;

- les remarques pertinentes sont inscrites dans la colonne réservée à cet effet.

EXEMPLE DE CARNET D'AUTOCONTRÔLE

Semaine commençant le dimanche: 01 (jour) 05 (mois) 2013 (année)

Jour de la semaine	Résultats des glycémies (mmol/L)							Remarques
	Déjeuner		Dîner		Souper		Coucher	
	Avant	Après	Avant	Après	Avant	Après	Avant collation	
Dimanche	5,2		12,1					
Lundi	7,1				8,1			
Mardi	4,6						4,1	
Mercredi	9,3		10,4		12,3			
Jeudi	5,5				7,2		6,7	
Vendredi	6,8				3,5*		16,6**	* Exercice **Hypoglycémie corrigée
Samedi	3,9		11,3		18,1*			*Stress
Moyenne	6,1		11,3		7,7		5,4	

La moyenne se calcule en additionnant tous les chiffres d'une même colonne et en divisant le total par le nombre de chiffres de cette colonne:

Exemple: moyenne des glycémies avant le dîner:
(12,1 + 10,4 + 11,3) ÷ 3 = 33,8 ÷ 3 = 11,3

En plus des glycémies, y a-t-il d'autres analyses que le médecin pourrait prescrire pour vérifier le contrôle glycémique ?

En plus des glycémies, le médecin prescrit la mesure de l'**hémoglobine glyquée** ou **A1C** et parfois la mesure de la **fructosamine**. Ces deux analyses de laboratoire permettent d'évaluer le contrôle du diabète.

L'HÉMOGLOBINE GLYQUÉE OU A1C

La mesure de l'hémoglobine glyquée ou A1C reflète le contrôle glycémique des deux à trois derniers mois.

Ce type d'hémoglobine se forme lorsque le glucose (sucre) dans le sang se fixe sur l'hémoglobine présente dans les globules rouges. Plus la quantité de glucose dans le sang (glycémie) est élevée, plus les molécules de sucre s'accrochent à l'hémoglobine et augmentent le taux de l'A1C.

On obtient la valeur de l'A1C par une prise de sang. Il est recommandé de la mesurer deux à quatre fois par année selon le niveau de contrôle du diabète. L'A1C est une information essentielle à connaître. Elle donne une idée du contrôle global de la glycémie et permet d'ajuster le traitement.

L'A1C est complémentaire aux glycémies mesurées avec le lecteur de glycémie. Elle n'indique pas les variations de la glycémie, les hypoglycémies ou les hyperglycémies. En général, il est recommandé de cibler un taux d'A1C de 7 % ou moins. Chez certaines personnes avec un diabète de type 2, pour diminuer davantage le risque de dommage rénal, on peut viser une hémoglobine glyquée inférieure ou égale à 6,5 %. Ce contrôle plus intensif doit se faire avec prudence en tenant compte du risque d'hypoglycémie et du risque cardiovasculaire.

Pour certaines personnes diabétiques plus vulnérables (âge, diabète ancien, complications ou autres maladies), on peut viser une hémoglobine glyquée plus élevée jusqu'à 8,5 %.

LA FRUCTOSAMINE

La mesure de la fructosamine reflète le contrôle glycémique des deux à trois dernières semaines.

La valeur de la fructosamine comme marqueur de risque des complications du diabète est moins bien établie. Cependant, cette analyse, obtenue par une prise de sang, est utile dans certains cas, tels que :
- l'évaluation à court terme d'un changement dans le traitement ;
- l'évaluation du contrôle glycémique dans les cas où l'A1C est moins fiable (p. ex., maladies de l'hémoglobine, anémie importante) ;
- le suivi du contrôle glycémique lors d'une grossesse.

La valeur normale de la fructosamine est généralement comprise entre 200 et 270 µmol/L. Comme l'A1C, la fructosamine n'indique pas les variations des glycémies et elle est complémentaire aux glycémies mesurées régulièrement.

LISTE NON EXHAUSTIVE DES LECTEURS DE GLYCÉMIE (RÉVISÉE EN DATE DU 1ER MAI 2013)

LECTEUR DE GLYCÉMIE	FABRICANT	ÉCHELLE DE RÉSULTATS (MMOL/L)	PLAGE DE TEMPÉRATURE DES BANDELETTES (°C)	
FreeStyle InsuLinx	Abbott	1,1 à 27,8	4 °C à 40 °C	
FreeStyle Lite	Abbott	1,1 à 27,8	4 °C à 40 °C	
Precision Xtra Glycémie(G) Cétonémie(C)	Abbott	G : 1,1 à 27,8 C : 0 à 8,0	15 °C à 40 °C	
Contour Next EZ	Bayer	0,6 à 33,3	0 °C à 30 °C	
Contour Next USB	Bayer	1,1 à 33,3	0 °C à 30 °C	
OneTouch Verio IQ	LifeScan	1,1 à 33,3	6 °C à 44 °C	
OneTouch Ultra 2	LifeScan	1,1 à 33,3	6 °C à 44 °C	
OneTouch UltraMini	LifeScan	1,1 à 33,3	6 °C à 44 °C	
Medi+Sure	Medi+Sure Canada	1,1 à 41,7	10 °C à 40 °C	
Guardian REAL-Time	Medtronic MiniMed	2,2 à 22,2	s/o	
nova Max Plus Glycémie(G) Cétonémie(C)	Nova Biomedical	G : 1,1 à 33,3 C : 0,1 à 8,0	15 °C à 39 °C	
Accu-Check Aviva Nano	Roche Diagnostics	0,6 à 33,3	10 °C à 40 °C	
Accu-Check Compact Plus	Roche Diagnostics	0,6 à 33,3	10 °C à 40 °C	
Accu-Check Mobile	Roche Diagnostics	0,6 à 33,3	10 °C à 32 °C	
BGStar et iBGStar	Sanofi	1,1 à 33,3	8 °C à 30 °C	
Oracle	Tremblay Harrison	1,1 à 33,3	10 °C à 40 °C	

ÉTALONNAGE DES BANDELETTES RÉACTIVES	DURÉE DES BANDELETTES RÉACTIVES	BANDELETTES RÉACTIVES
Automatique	Date inscrite sur le flacon	En flacon (sensibles à l'humidité)
Automatique	Date inscrite sur le flacon	En flacon (sensibles à l'humidité)
Bandelette d'étalonnage dans chaque boîte	Date inscrite sur le sachet	Emballées individuellement
Automatique	Date inscrite sur le flacon	En flacon (sensibles à l'humidité)
Automatique	Date inscrite sur le flacon	En flacon (sensibles à l'humidité)
Automatique	6 mois (après ouverture)	En flacon (sensibles à l'humidité)
Régler au code 25	6 mois (après ouverture)	En flacon (sensibles à l'humidité)
Automatique	6 mois (après ouverture)	En flacon (sensibles à l'humidité)
Automatique	3 mois (après ouverture)	En flacon (sensibles à l'humidité)
s/o	Durée du capteur : 3 jours	s/o
Automatique	3 mois (après ouverture)	En flacon
Puce d'étalonnage dans chaque boîte	Date inscrite sur le flacon	En flacon (sensibles à l'humidité)
Automatique	3 mois (après ouverture)	Cartouche de 17 bandelettes
Automatique	3 mois (après ouverture)	Cassette de 50 tests
Automatique	Date inscrite sur le flacon	En flacon (sensibles à l'humidité)
Automatique	3 mois (après ouverture)	En flacon (sensibles à l'humidité)

LECTEUR DE GLYCÉMIE	LOGICIEL ET NOMBRE DE TESTS EN MÉMOIRE	AUTOPIQUEUR	LANCETTES	ASSISTANCE TÉLÉPHONIQUE	
FreeStyle InsuLinx	FreeStyle Auto-Assist 990	FreeStyle	FreeStyle Calibre 25	1 800 359-2606	
FreeStyle Lite	CoPilot 400	FreeStyle	FreeStyle Calibre 25	1 800 359-2606	
Precision Xtra Glycémie(G) Cétonémie(C)	Co-Pilot 450	Easy Touch Precision	Precision Calibre 28	1 800 359-2606	
Contour Next Ez	GLUCOFACTS DELUXE 480	Microlet 2	Microlet Calibre 28	1 800 268-7200	
Contour Next USB	GLUCOFACTS DELUXE 2000	Microlet 2	Microlet Calibre 28	1 800 268-7200	
OneTouch Verio IQ	OneTouch DMS 750 résultats 50 tendances	One Touch Delica	One Touch Delica Calibre 33	1 800 663-5521	
OneTouch Ultra2	OneTouch 500	One Touch Delica	One Touch Delica Calibre 33	1 800 663-5521	
OneTouch UltraMini	OneTouch 500	One Touch Delica	One Touch Delica Calibre 33	1 800 663-5521	
Medi+Sure	Medi+Sure 960	SteriLance	SteriLance Calibre 28 et 33	1 855 634-7873	
Guardian REAL-Time	CareLink 288 lectures/jour 21 jours d'information	s/o	s/o	1 866 444-4649	

SITE WEB	PARTICULARITÉS
www.abbottdiabetescare.ca	• Écran tactile avec rétroéclairage • Calculateur d'insuline à action rapide • Possibilité de marquage d'événements avant et après les repas • Envoi d'un message hebdomadaire des données du lecteur (option)
www.abbottdiabetescare.ca	• Possibilité d'ajouter du sang jusqu'à 60 secondes • Fonction lumineuse
www.abbottdiabetescare.ca	• Emballage individuel des bandelettes • Ne démarre pas si bandelettes expirées • Gamme d'hématocrite de 20 à 65-70% • Message d'alerte pour les cétones
www.bayerdiabetes.ca	• Caractéristiques simples • Marquage des résultats avant et après les repas • Écran large, facile à lire
www.bayerdiabetes.ca	• Valeurs de glucides et d'insuline peuvent être enregistrées • Marquage des résultats avant et après les repas • Connecteur USB
www.onetouch.ca	• Marquage d'événements avant et après les repas • Gestion des tendances des glycémies élevées ou basses
www.onetouch.ca	• Marquage d'événements avant et après les repas • Technologie DoubleSure (mesure chaque échantillon 2 fois plutôt qu'une) • Écran avec rétroéclairage
www.onetouch.ca	• Technologie DoubleSure (mesure chaque échantillon 2 fois plutôt qu'une) • Caractéristiques simples
www.medisure.ca	• Bandelettes 35 % moins chères
www.guardianrealtime.ca	• Moniteur en continu au coût de 2000 $, plus 5 capteurs au prix de 325 $ (durée du capteur de 3 jours) • Signal d'alarme en cas d'hypo ou d'hyperglycémie • Non résistant à l'eau

LECTEUR DE GLYCÉMIE	LOGICIEL ET NOMBRE DE TESTS EN MÉMOIRE	AUTOPIQUEUR	LANCETTES	ASSISTANCE TÉLÉPHONIQUE	
nova Max Plus Glycémie(G) Cétonémie(C)	CD Nova Max Connect 400	Nova	Nova automatique Calibre 33	1 800 260-1021	
Accu-Check Aviva Nano	Accu-Check 360 ou Smart Pix 500	Accu-Check Softclix	Lancettes Accu-Check Softclix Calibre 28	1 800 363-7949	
Accu-Check Compact Plus	Accu-Check 360 ou Smart Pix 500	Accu-Check Softclix	Lancettes individuelles Accu-Check Softclix Calibre 28	1 800 363-7949	
Accu-Check Mobile	Accu-Check 360 ou Smart Pix 500	Accu-Check Fastclix Mobile	Cartouche de 6 lancettes Accu-Check Fastclix Calibre 30	1 800 363-7949	
BGStar et iBGStar	iBGStar : application par iPhone ou iPod touch BGStar : 1865 iBGStar : 300 mais illimité lorsque connecté à un iPhone ou iPod touch	BGStar	BGStar Calibre 33	1 888 852-6887	
Oracle	Logiciel de gestion EZ Health Oracle 450	Oracle	Oracle Calibre 30	1 866 829-7926	

Les lecteurs de glycémie ont une durée d'analyse entre 4 et 6 secondes et la quantité de sang requis varie entre 0,3 et 1,5 mL. Vérifier auprès de votre compagnie si votre lecteur de glycémie respecte la nouvelle norme ISO 2013.

SITE WEB	PARTICULARITÉS
www.novacares.ca	• Lecture du taux de glucose et des corps cétoniques
www.accu-check.ca	• Bandelettes larges • Indicateur d'hypoglycémie • Rappels de tests après les repas • Programme Cercle des soins
www.accu-check.ca	• Écran avec rétroéclairage • Tout-en-un : lecteur, bandelettes et autopiqueur • Bip sonore pour non-voyants • Programme Cercle des soins
www.accu-check.ca	• Écran avec rétroéclairage • Tout-en-un : lecteur, bandelettes et autopiqueur • Programme Cercle des soins
www.starsystem.sanofi.ca	• Moyenne avant et après les repas • Écart-type • Graphiques sur écran du iBGStar • Alarme hypo et hyperglycémie et alarme de rappel • Programme STARsystem et « coaching » santé
www.oraclediabetes.com	• Synthèse vocale pour non-voyants (anglais et français)

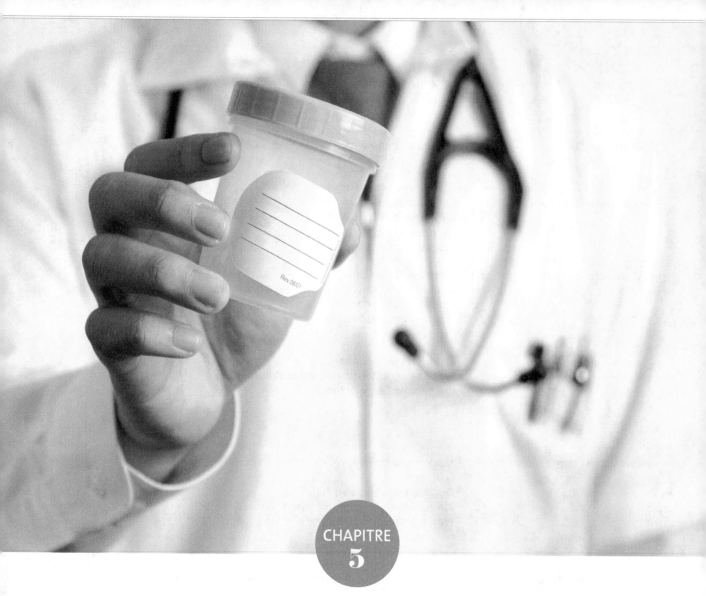

Mesure des corps cétoniques[1]

Que sont les corps cétoniques ?

Les corps cétoniques sont **le produit de la dégradation de la graisse corporelle**.

Que signifie l'augmentation des corps cétoniques dans le sang ?

L'augmentation des corps cétoniques dans le sang indique que, du fait d'un **manque d'insuline**, la personne diabétique utilise les réserves de **graisse** emmagasinées dans son corps au lieu du **glucose**.

En **l'absence d'insuline**, de nombreuses cellules de l'organisme ne peuvent plus utiliser le glucose présent dans le sang. Lorsque cette situation se présente, le corps va utiliser l'énergie emmagasinée sous forme de graisse. La dégradation des graisses entraîne la production de corps cétoniques. Les **corps cétoniques** sont des acides et peuvent conduire à l'**acidose diabétique**.

Les corps cétoniques en excès dans le sang seront éliminés dans les urines. On pourra donc mesurer les corps cétoniques en excès soit dans le sang, soit dans les urines.

Pourquoi la personne diabétique doit-elle vérifier l'excès de corps cétoniques dans le sang ou dans les urines ?

La personne diabétique, surtout de type 1, doit vérifier l'excès de corps cétoniques dans le sang ou dans les urines **parce qu'un tel excès indique** que le diabète est très mal contrôlé et qu'il y a danger d'acidose diabétique. L'acidose diabétique peut mener au **coma**. Les médecins recommandent parfois cette mesure de surveillance à certaines personnes atteintes du diabète de type 2.

Quand la personne diabétique doit-elle vérifier l'excès de corps cétoniques dans le sang ou dans les urines ?

La personne diabétique doit vérifier la présence de corps cétoniques dans le sang ou dans les urines **quand sa glycémie** est **supérieure à 14 mmol/L ou selon les recommandations du médecin**.

Elle doit continuer à faire cette analyse et mesurer sa glycémie quatre fois par jour ou plus souvent, au besoin, jusqu'à ce qu'il n'y ait plus d'excès de **corps cétoniques** dans son sang ou dans ses urines et que la **glycémie** soit revenue **à l'intérieur des valeurs cibles**.

Elle doit aussi faire cette analyse lorsqu'elle ressent les malaises suivants :
* soif intense ;
* douleurs abdominales ;
* grande fatigue ou somnolence ;
* nausées et vomissements.

1 Canadian Diabetes Association Clinical Practice Guidelines Expert Committee. Canadian Diabetes Association 2013 Clinical Practice Guidelines for the Prevention and Management of Diabetes in Canada. *Can. J. Diabetes 2013*; 37(suppl 1):S1-S212.

Que doit faire la personne diabétique lorsqu'elle constate un excès de corps cétoniques dans son sang ou dans ses urines ?

La personne diabétique qui constate un excès de corps cétoniques dans son sang ou dans ses urines doit :

1 **boire 250 mL d'eau** toutes les heures pour s'hydrater et ainsi aider à éliminer les corps cétoniques dans ses urines ;

2 **prendre des doses supplémentaires d'insuline Humalog**MD**, NovoRapid**MD**, Apidra**MD**, Humulin**MD **R ou Novolin**MD **ge Toronto** selon les recommandations du médecin traitant (*voir le chapitre 21, page 196, sur les urgences hyperglycémiques*) ;

3 communiquer **immédiatement** avec le médecin ou se rendre à l'urgence si l'excès de corps cétoniques dans le sang ou dans les urines persiste malgré le traitement et si les malaises suivants se manifestent :
- douleurs abdominales ;
- grande fatigue ou somnolence ;
- nausées et vomissements.

Comment mesure-t-on la présence de corps cétoniques dans les urines ?

Les corps cétoniques dans les urines peuvent être mesurés à l'aide d'une bandelette réactive **Ketostix**MD**. Il existe aussi des bandelettes réactives pour mesurer simultanément le glucose et les corps cétoniques dans les urines (p. ex., **Chemstrip**MD **uG/K, Keto-Diastix**MD**).

PRÉPARATION DU MATÉRIEL

Démarche avec les bandelettes KetostixMD **:**

1 Regrouper le matériel : bandelettes réactives **Ketostix**MD**, récipient sec et propre, chronomètre.

2 Vérifier la date de péremption indiquée sur le contenant des bandelettes réactives. Inscrire sur le contenant la date à laquelle il a été ouvert pour la première fois. Il doit être jeté **six mois** après avoir été entamé.
Les bandelettes réactives Ketostix**MD** doivent être conservées à la température de la pièce (entre 15 °C et 30 °C).

3 Recueillir un échantillon d'urine **fraîche** pour l'analyse :
- dans un premier temps, vider complètement la vessie et jeter l'urine ;
- boire un ou deux verres d'eau ;
- dans un deuxième temps, uriner dans un récipient sec et propre.

4 Prendre une bandelette réactive dans le contenant et refermer **immédiatement** le couvercle. Comparer la couleur de la bandelette réactive avec la couleur témoin sur le contenant pour s'assurer que les deux couleurs sont identiques et ainsi, éviter de faux résultats.

Application de l'échantillon d'urine sur la bandelette

1 Tremper la zone réactive de la bandelette dans l'urine fraîche et la retirer aussitôt.

2 Égoutter la bandelette réactive sur le bord du récipient et commencer le chronométrage.

N.B.: Se référer à la marche à suivre de chaque produit pour la lecture des résultats et la conservation des bandelettes.

Lecture du résultat et inscription des données

1 Après **15 secondes exactement**, placer la bandelette réactive près des rectangles de couleur figurant sur le contenant de bandelettes réactives et comparer le résultat sous un bon éclairage.

2 Inscrire le résultat de l'analyse dans le carnet d'autocontrôle de la glycémie.

Négatif	Traces	Faible	Moyen	Fort
0	0,5 mmol/L	1,5 mmol/L	4 mmol/L	De 8 mmol/L à 16 mmol/L

Comment mesure-t-on le taux de corps cétoniques dans le sang prélevé sur le bout du doigt?

Les corps cétoniques présents dans le sang peuvent être mesurés à l'aide de deux lecteurs de corps cétoniques: **nova Max**^{MD} **Plus**^{MC} et **Precision Xtra**^{MC}.

PRÉPARATION DU MATÉRIEL

1 Regrouper le matériel: lecteur (utilisé pour la mesure des glycémies et des corps cétoniques), bandelette réactive de mesure de la cétonémie (corps cétoniques), autopiqueur, lancette.

2 Vérifier la date de péremption sur l'enveloppe de la bandelette réactive.

3 **Precision Xtra**^{MC}: insérer le calibreur pour cétones dans le lecteur. L'écran affiche le code qui correspond à celui de la bandelette réactive. **nova Max**^{MD} **Plus**^{MC}: aucun calibrage nécessaire.

4 Insérer la bandelette de cétonémie dans le lecteur.

APPLICATION DE L'ÉCHANTILLON DE SANG SUR LA BANDELETTE RÉACTIVE

Démarche avec le lecteur Precision Xtra^{MC}**:**

1 Piquer le bout du doigt avec l'autopiqueur.

2 Appliquer une goutte de sang sur la zone cible.

Lecture du résultat et inscription des données

1 Attendre l'affichage du résultat sur l'écran (dans les 10 secondes).

2 Inscrire le résultat de la cétonémie dans le carnet d'autocontrôle.

N.B.: Se référer à la marche à suivre indiquée dans la brochure du produit pour l'utilisation du lecteur nova Max^{MD} Plus^{MC}.

Négatif	Traces	Faible	Moyen	Fort
0	Moins de 0,6 mmol/L	De 0,6 mmol/L à 1,5 mmol/L	De 1,5 mmol/L à 3 mmol/L	Plus de 3 mmol/L

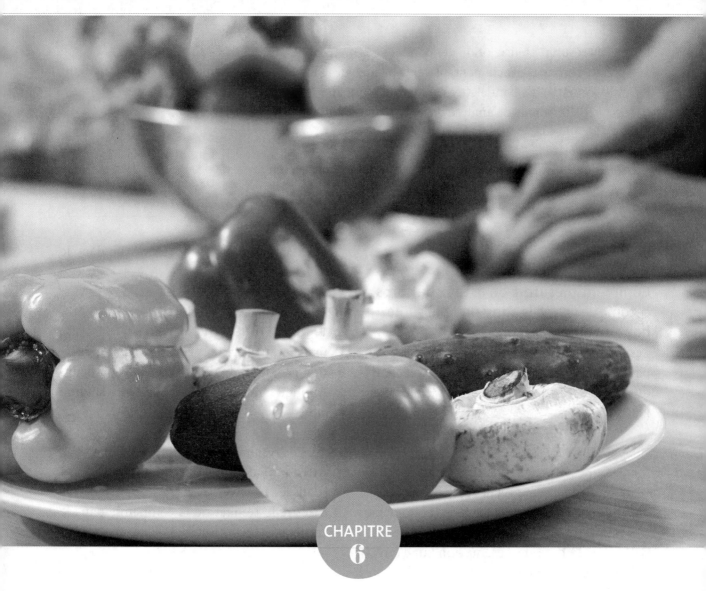

Choisir de bien manger

Pourquoi est-il important de bien manger pour la personne diabétique ?

Bien manger fait partie des saines habitudes de vie qui favorisent la santé et un meilleur contrôle de la maladie. Bien choisir ses aliments ainsi que les quantités à consommer permet de se rapprocher de ses besoins physiologiques réels.

Les principales caractéristiques de cette alimentation devraient être la variété et l'équilibre plutôt que la restriction trop importante ou l'interdiction.

Que l'alimentation soit associée ou non à des médicaments antidiabétiques oraux ou à de l'insuline, elle demeure la base du traitement.

Quels en sont les avantages ?

Une bonne alimentation :

1 favorise un meilleur contrôle :
   - de la glycémie ;
   - du poids ;
   - de la pression artérielle ;
   - des lipides dans le sang ;
2 permet de combler ses besoins en énergie (calories), en vitamines et en minéraux ;
3 favorise le bien-être.

Quels aliments privilégier ?

Les recommandations de *Bien manger avec le Guide alimentaire canadien* s'appliquent aux personnes diabétiques, c'est-à-dire :

- Manger au moins un légume vert foncé et un légume orangé chaque jour ; choisir des légumes et des fruits frais ou surgelés de préférence aux jus.
- Manger au moins la moitié des portions de produits céréaliers sous forme de grains entiers.
- Boire du lait à 2 % M.G. ou moins ou des boissons de soya enrichies chaque jour.
- Consommer plus souvent des substituts de la viande, comme les légumineuses et le tofu.
- Consommer au moins deux portions de poisson par semaine.
- Consommer chaque jour une petite quantité de bons gras de type insaturé comme l'huile d'olive ou de canola.
- Boire de l'eau pour étancher sa soif.

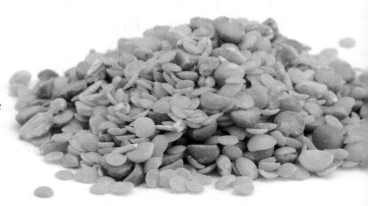

Quels facteurs de l'alimentation ont une influence sur le contrôle des glycémies ?

La personne diabétique aura plus de facilité à contrôler sa glycémie si :

- **ses repas** sont pris aux mêmes heures d'une journée à l'autre, en particulier les personnes traitées par des antidiabétiques oraux stimulant la sécrétion d'insuline (p. ex., Diaßeta^MD) et celles traitées par l'insuline. Les grandes variations de la glycémie, comme l'hyperglycémie ou l'hypoglycémie, peuvent ainsi être diminuées.
- **les calories de ses repas**, et en particulier les glucides, sont réparties sur au moins trois repas, espacés de quatre à six heures, et qu'aucun repas n'est sauté.
- **la quantité de glucides** aux repas et, au besoin, entre les repas est modérée et tient compte de ses besoins énergétiques. Manger des glucides est indispensable. En manger trop peut nuire au bon contrôle de la glycémie en favorisant l'hyperglycémie.
- **la quantité de glucides** à chaque repas est la même d'une journée à l'autre.

Certains autres constituants des aliments peuvent avoir une influence sur la glycémie. Ils seront discutés dans les prochains chapitres. Ce sont l'indice glycémique des aliments, les fibres alimentaires, le sucre ajouté, les protéines et les matières grasses.

Qu'en est-il de la perte de poids sur le contrôle de la glycémie ?

La perte de poids constitue un objectif de traitement pour l'amélioration du contrôle de la glycémie des personnes ayant un surplus de poids, soit avec un IMC (indice de masse corporelle) supérieur à 24,9[1]. Une perte de poids modeste de l'ordre de 5 à 10 % du poids initial peut améliorer à la fois la sensibilité à l'insuline, le contrôle glycémique, la tension artérielle et les lipides sanguins.

Quels sont les types de régimes à privilégier pour l'amélioration du contrôle de la glycémie ?

À l'approche traditionnelle, basée sur *Bien manger avec le Guide alimentaire canadien*, s'ajoutent certains régimes alimentaires maintenant reconnus comme ayant aussi un effet positif sur le poids, les lipides sanguins, la pression artérielle et l'amélioration du contrôle glycémique. Le choix d'une approche est d'abord une question de valeurs et de préférences.

Le régime méditerranéen : ce mode d'alimentation est basé principalement sur la consommation d'aliments d'origine végétale : fruits, légumes, légumineuses, noix, graines, céréales à grains entiers, ainsi qu'une consommation modérée d'huile d'olive comme source principale de matière grasse, une consommation faible à modérée de produits laitiers, poisson et volaille, une consommation faible de viande rouge et enfin une consommation faible à modérée de vin rouge aux repas ; ce mode d'alimentation s'est montré efficace pour améliorer le contrôle glycémique et les facteurs de risque des maladies cardiovasculaires, pour réduire la pression artérielle et les événements cardiovasculaires.

Le régime DASH (*Dietary Approaches to Stop Hypertension*) est une approche alimentaire qui privilégie les légumes, les fruits et les produits laitiers à faible teneur en gras, et inclut les grains entiers, la volaille, le poisson et les noix, une faible consommation de viande rouge, de charcuteries et d'aliments contenant du sucre ajouté. Ce mode d'alimentation s'est avéré efficace pour réduire le poids, pour améliorer le contrôle glycémique et la tension artérielle.

Le régime végétarien : qu'il soit faible en gras ou en calories, ce mode d'alimentation s'est montré efficace pour réduire l'A1C, le poids et le cholestérol ; le soutien d'un(e) nutritionniste dans le choix des aliments s'avère un atout pour la prévention de certaines déficiences, notamment la déficience en vitamine B12.

Pour les personnes ayant un surplus de poids, quel que soit le mode d'alimentation adopté, une légère restriction de calories est à envisager afin de permettre une perte de poids progressive et durable à long terme. Pour ce faire, un certain contrôle des quantités est nécessaire.

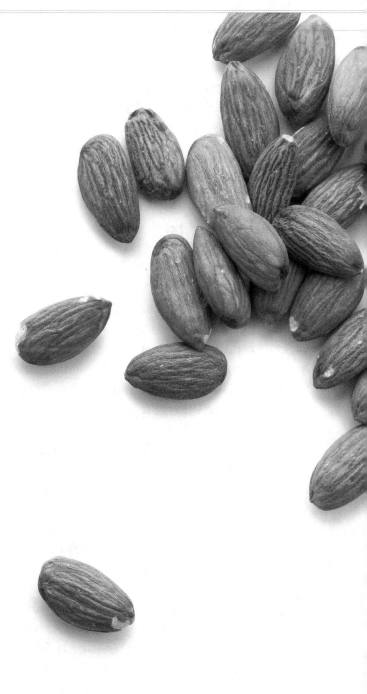

1 S'applique aux personnes de 65 ans et moins. Pour les personnes de 65 ans et plus, l'obésité se présente lorsque l'IMC est supérieur à 30.

Comment contrôler les quantités ?

Bien manger, c'est aussi décider des quantités dont on a besoin ce qui veut dire manger à sa faim… et pas plus[2]. Cette notion est intéressante et permet des changements durables.

Voici quelques suggestions[3] :

- **Reprendre conscience de ses sensations corporelles** pour arriver à faire la différence entre la faim physiologique et la faim psychologique.

La faim physiologique est un besoin de nourriture pour le corps (besoin d'énergie et de certains nutriments), alors que la faim psychologique est une envie de manger qui se manifeste comme un moyen de défense contre des émotions incontrôlables.

D'abord apprendre à faire la distinction entre les deux types de faim est nécessaire pour arriver à manger sans excès ni frustration.

Ensuite repérer quand on a assez mangé peut aider à savoir quand les besoins de l'organisme sont comblés.

C'est un travail qui demande des efforts constants, de la pratique et de la persévérance. Un petit truc pour ressentir la faim : essayer de ne rien manger pendant quatre heures, pour retrouver la sensation de la faim, savoir la distinguer et la reconnaître et ainsi rétablir petit à petit une relation saine avec la nourriture.

- **Instaurer une routine :** prendre un déjeuner similaire tous les matins et des repas à heures fixes, pour ressentir physiquement la faim juste avant l'heure de manger et la satiété.

- **Se concentrer sur le goût :** prêter une attention particulière aux aliments en mangeant de petites bouchées à la fois et en prenant soin de bien les mastiquer et se permettre de savourer les aliments.

- **Ralentir :** étirer les repas sur au moins 20 minutes, pour laisser le temps aux signaux de satiété de se rendre au cerveau ; déposer ses ustensiles sur la table entre chaque bouchée aide à ralentir le rythme du repas.

- **Faire une pause au milieu du repas :** cela permet d'évaluer sa faim, pour savoir si on a assez mangé ; si le plaisir commence à faiblir, c'est qu'on a assez mangé.

- **Chasser les distractions :** simplement manger. Ne pas lire le journal, ne pas regarder la télévision, ne pas se lancer dans une discussion passionnée ; faire régulièrement des pauses au cours du repas pour parler et écouter, pour aider à ne faire qu'une seule chose à la fois et rester centré.

- **Reconnaître ses envies :** se demander s'il s'agit d'une faim réelle. S'il s'agit d'une « rage », prendre le temps de déterminer la nature des émotions du moment et de les noter dans un journal.

- **Ne pas manger pour plus tard :** vouloir faire des provisions « au cas où » et avoir peur « d'en manquer » sont souvent des conséquences de régimes très restrictifs ;

revenir au moment présent pour évaluer le degré de sa faim.

- **Être seul juge de ses besoins :** rester branché sur ses besoins réels plutôt que de manger pour faire plaisir, ne pas vexer ou ne pas gaspiller, et ce, afin de faire soi-même le choix de la quantité à manger.

Est-ce que bien manger signifie ne plus manger d'aliments tels les charcuteries, les frites, les croustilles ou les pâtisseries ?

Ces aliments peuvent être intégrés à une alimentation équilibrée. Ils sont souvent gras et sucrés et contiennent beaucoup de calories. Les exclure définitivement de son alimentation, surtout quand on veut perdre du poids, est une erreur. Se priver complètement ou de façon exagérée d'un aliment augmente l'envie de le manger et conduit à en consommer des portions plus importantes. Donc, mieux vaut se permettre de savourer des chips à l'occasion que de se retrouver avec des rages incontrôlables et vider un gros sac. Ainsi, ces aliments peuvent avoir une petite place dans une alimentation équilibrée et être consommés à l'occasion pour le plaisir qu'ils procurent[4].

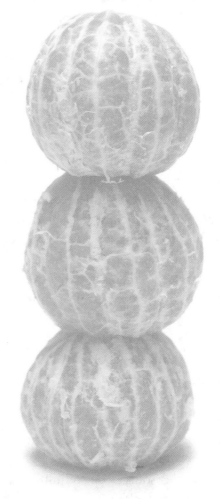

Les collations sont-elles obligatoires ?

Bon nombre de personnes s'imposent de manger des collations entre les repas pour mieux contrôler leur glycémie. Les collations ne sont pas obligatoires pour contrôler la glycémie. Elles peuvent être prévues dans un plan d'alimentation pour aider une personne à manger moins de glucides au repas et permettre de les étaler sur toute la journée dans le but de mieux contrôler la glycémie.

2 Apfeldorfer G. *Maigrir, c'est fou*. Éditions Odile Jacob, 2000; 301 pages.
3 Collectif 2007. *Retrouver le plaisir de manger*. Psychologies Hors-série, nº 9.
4 Groupe Équilibre : www.equilibre.ca

Comment bien manger peut-il aider à mieux contrôler la pression artérielle ?

Choisir une alimentation riche en :

- légumes et fruits frais ou surgelés (riches en potassium et magnésium) ;
- produits laitiers à faible teneur en matières grasses (riches en calcium) ;
- fibres alimentaires solubles, comme dans les légumineuses, le gruau et le son d'avoine ;
- produits céréaliers à grains entiers (riches en magnésium) ;
- noix et graines (riches en magnésium) ;
- protéines d'origine végétale, comme le tofu.

Choisir une alimentation pauvre en :

- graisses saturées et cholestérol ;
- sodium : un apport modéré d'environ 2 300 mg de sodium par jour ou soit l'équivalent de 1 c. à thé (5 ml) de sel est recommandé pour les personnes diabétiques.

Les principales sources de sodium de la diète sont les aliments transformés (77 %), le sodium naturellement présent dans les aliments (12 %), le sel ajouté à la table (6 %) et celui ajouté à la cuisson (5 %).

Choisir les aliments frais plutôt que transformés (comme les sauces et condiments, les soupes, les repas surgelés et prêt-à-servir) contribue grandement à réduire son apport de sodium.

- Acheter des aliments non salés ou faibles en sodium. Rechercher les mots « sans sodium », « faible en sodium » ou « sans sel ajouté » sur l'emballage.
- Rechercher des aliments dont la teneur en sodium d'une portion est inférieure à 360 mg.
- Vérifier le pourcentage de la valeur quotidienne (% VQ), inscrit sur l'étiquette, afin de comparer les produits entre eux et voir si un aliment contient un peu ou beaucoup de sodium.
- Choisir des produits dont la teneur en sodium représente moins de 15 % de la valeur quotidienne.

Utiliser l'outil « Dépisteur de sodium » dans la section « Effet d'un excès de sodium sur la santé » du site de Santé Canada pour découvrir combien de sodium se cache dans certains aliments consommés[5].

Pour contrôler la pression artérielle, il est aussi recommandé, si on décide de boire de l'alcool, de le consommer avec modération dans le respect des directives canadiennes de la *Stratégie nationale sur l'alcool : Réduire les méfaits liés à l'alcool au Canada* concernant une consommation d'alcool à faible risque. Les adultes en bonne santé devraient limiter l'alcool à :

- 0-10 verres standard par semaine pour les femmes – au plus 3 verres par jour, la plupart des jours de la semaine ;
- 0-15 verres standard par semaine pour les hommes – au plus 4 verres par jour, la plupart des jours de la semaine.

Voir le chapitre 11, pour plus de détails sur les équivalents de verres d'alcool.

Cependant, il est parfois conseillé à certaines personnes diabétiques, particulièrement à celles qui prennent des médicaments pour traiter le diabète les mettant à risque d'hypoglycémies (par exemple l'insuline ou le Diaßeta^{MD}) de prendre une collation contenant des glucides (environ 15 g) dans la soirée, le plus tard possible avant de se coucher. Il est préférable que cette collation contienne un aliment source de protéines comme le lait (p. ex.: 125 mL [½ tasse] de lait et 2 biscuits secs).

Comment conserver le plaisir de manger malgré le diabète?

Mettre à contribution tous ses sens, de la planification du repas jusqu'à la préparation et la dégustation des aliments, peut aider à conserver et optimiser le plaisir de manger.

Prendre le temps de consulter de beaux livres, de choisir les recettes et de planifier le menu en imagination peut être une façon de stimuler le plaisir.

Aller au marché permet de voir et de sentir une grande variété d'aliments colorés et parfumés, et parfois même de discuter de saveurs, d'odeurs et de recettes avec d'autres amateurs de cuisine.

La préparation d'un plat en solo ou en groupe peut rester simple tout en mettant en jeu une variété de nouvelles saveurs et sensations. Disposer les aliments de façon recherchée dans l'assiette et préparer une jolie table peut contribuer à tirer le maximum de plaisir d'un repas gastronomique et santé.

Comment faire des changements dans ses habitudes alimentaires?

Voici quelques suggestions:
- D'abord, se fixer des objectifs clairs, mesurables et réalistes.
- Y aller progressivement, en privilégiant un changement à la fois. Des changements simples peuvent donner des résultats significatifs.
- Consulter un(e) nutritionniste spécialisé dans le domaine du diabète.
- S'assurer d'être suffisamment satisfait de ses choix afin d'éviter les insatisfactions chroniques risquant d'entraîner des comportements de perte de contrôle.
- Se gâter avec autre chose que des aliments. L'achat d'un livre, une promenade dans la nature ou prendre un bon bain sont quelques-uns des moyens à utiliser pour se récompenser.

---

5 http://www.hc-sc.gc.ca/hl-vs/iyh-vsv/food-aliment/ sodium-fra.php#a3

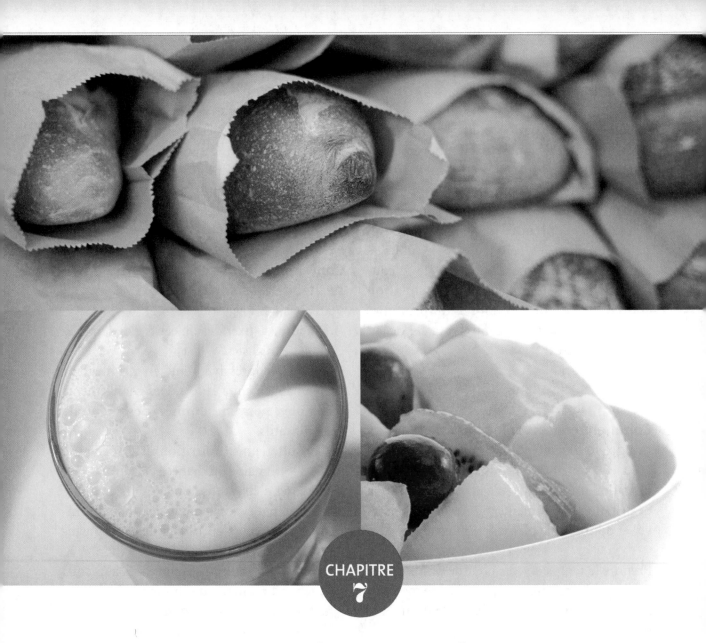

Les glucides :
savoir les reconnaître

Les glucides alimentaires, c'est quoi ?

Les glucides alimentaires portent aussi le nom d'hydrates de carbone. Une fois digérés et absorbés, ils sont emmagasinés dans le foie et les muscles et servent de carburant à l'organisme. À chaque repas, il est primordial de consommer des aliments contenant des glucides, même s'ils influent sur la glycémie.

PRINCIPAUX GLUCIDES ALIMENTAIRES	SOURCES
glucose (aussi appelé dextrose)	• tablettes de glucose (également utilisé par l'industrie alimentaire)
saccharose (sucrose)	• sucre de table
fructose	• fruits • miel • sirop d'agave
lactose	• produits laitiers
amidon	• céréales • légumineuses • tubercules • légumes racines • certains fruits
fibres alimentaires	• produits céréaliers à grains entiers • fruits • légumes • légumineuses • noix et graines • son de blé et d'avoine
polyols (ou sucres-alcool)	• utilisés comme succédanés du sucre

Quelles sont les approches les plus courantes pour intégrer des glucides à ses repas ?

LE SYSTÈME D'ÉCHANGES (OU ÉQUIVALENTS)

Dans ce système, les aliments sont regroupés selon leur teneur en nutriments (protéines, glucides et lipides) : les aliments d'un même groupe ont donc la même teneur en nutriments. Les portions d'aliments d'un même groupe correspondent à un échange ou à un équivalent.

Les aliments d'un même groupe peuvent être interchangés. Il suffit de respecter le nombre d'échanges prévu au repas. Il est aussi possible d'échanger entre eux des aliments du groupe des féculents, des fruits et du lait et substituts dans la mesure où l'alimentation habituelle est variée.

Dans ce système, il y a sept groupes alimentaires. Ce sont :
• les féculents,
• les fruits,
• les légumes,
• le lait et substituts,
• les autres aliments,
• les viandes et substituts,
• les matières grasses.

Un huitième groupe a été ajouté. Il s'agit du groupe «aliments à faible valeur énergétique». Les aliments de ce groupe peuvent être consommés sans restriction étant donné leur effet négligeable sur la glycémie et les lipides sanguins.

Chaque échange a une teneur moyenne de 15 g de glucides ou 3 c. à thé de sucre, sauf les légumes, la viande et les matières grasses. Un échange de légumes contient en moyenne 5 g de glucides ou l'équivalent de 1 c. à thé de sucre. La plupart des légumes crus et cuits contiennent peu de glucides et affectent donc peu la glycémie. Les légumes renfermant le plus de glucides ont été placés dans le groupe des féculents. Ce sont des aliments qui affectent la glycémie.

Le système d'échanges (ou équivalents) est surtout utilisé pour planifier les repas des personnes diabétiques traitées par le régime alimentaire, les médicaments antidiabétiques oraux ou l'insuline à doses fixes.

Ce système est utilisé par Diabète Québec (DQ) et présenté dans les brochures *Guide d'alimentation pour la personne diabétique*[1] et *Coup d'œil sur l'alimentation de la personne diabétique*[2]. Il est aussi utilisé par l'American Diabetes Association (ADA). Le système proposé par l'Association canadienne du diabète (ACD) a été révisé. Il est très semblable à celui de Diabète Québec et de l'ADA. On le retrouve dans un document simplifié intitulé *Principes de base - Une alimentation saine pour la prévention et le traitement du diabète*[3].

Le tableau ci-contre présente les différents systèmes d'échanges, leurs différences, ainsi que quelques exemples d'échanges.

Dans un repas, lorsqu'une portion d'aliment contient **moins de 3 g de glucides**, la quantité de glucides qu'elle fournit peut ne pas être comptabilisée dans le total des glucides de ce repas, pourvu qu'une seule portion à la fois soit consommée.

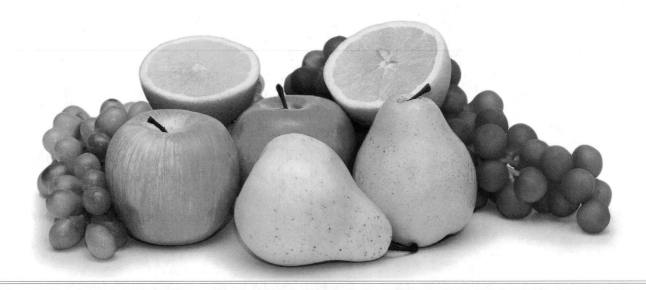

QUANTITÉ DE GLUCIDES POUR UN ÉCHANGE			EXEMPLES DE PORTIONS CORRESPONDANT À UN ÉCHANGE
Groupes alimentaires	Systèmes		
DQ/ACD	DQ et ADA	ACD	
Féculents/produits céréaliers et féculents	15 g	15 g	• 1 tranche de pain pesant 30 g • 75 mL (⅓ t) de pâtes • 125 mL (½ t) de lentilles • 250 mL (1 t) de pois verts
Fruits	15 g	15 g	• ½ banane • 2 petits kiwis • 125 mL (½ t) jus d'orange
Légumes	0 g à 5 g	–	• 125 mL (½ t) légumes frais, surgelés ou en conserve • 250 mL (1 t) de légumes feuillus crus
Lait et substituts/produits laitiers et substituts	12 g à 15 g	15 g	• 250 mL (1 t) de lait • 175 mL (¾ t) de yogourt nature
Autres aliments	15 g	15 g	• 125 mL (½ t) gélatine aromatisée (Jell-O^MD)
Viandes et substituts	0 g	0 g	• 30 g ou 1 once de poulet, viande ou poisson
Matières grasses	0 g	0 g	• 5 mL (1 c. à thé) huile, margarine ou beurre
Aliments à faible valeur énergétique/Extras	< 5 g	< 5 g	épices, boissons diète

LE NIVEAU DE BASE DU CALCUL DES GLUCIDES

Dans ce type d'approche, on prévoit des quantités fixes de glucides, exprimées en grammes, pour chacun des repas et collations. Le niveau de base du calcul des glucides peut convenir à toutes les personnes diabétiques, particulièrement à celles qui ont de la difficulté à suivre un plan d'alimentation basé sur le système d'échanges.

LE NIVEAU AVANCÉ DU CALCUL DES GLUCIDES

Le niveau avancé du calcul des glucides implique de calculer le plus précisément possible la quantité totale de glucides des repas. Cette méthode s'adresse aux personnes diabétiques s'injectant de l'insuline en fonction de quantités de glucides variables.

1 http://publications.msss.gouv.qc.ca/acrobat/f/documentation/2010/10-215-02FA.pdf ou par téléphone au 514-644-4545 ou sans frais au 1-877-644-4545
2 http://publications.msss.gouv.qc.ca/acrobat/f/documentation/2009/09-215-01F.pdf
3 http://www.diabetes.ca/documents/for-professionals/CDA_JustTheBasics_0909.pdf ou en téléphonant au 1-800-BANTING

À chaque repas, la quantité d'insuline est calculée selon un ratio insuline/glucides (soit n unités d'insuline pour chaque 10 g de glucides ou une unité d'insuline pour n grammes de glucides). La dose d'insuline sera donc proportionnelle à la quantité de glucides consommée. Le médecin détermine initialement les ratios insuline/glucides propres à la personne.

Ces ratios peuvent aussi être déterminés à partir d'un journal alimentaire qui renseigne, pour chaque repas, sur la quantité de glucides consommée, la quantité d'insuline injectée et les glycémies.

Les ratios peuvent différer d'un repas à l'autre dans une même journée. Le niveau avancé permet une certaine flexibilité; il ne nécessite pas que les quantités de glucides soient planifiées pour les repas et les collations.

Comment trouver la teneur en glucides des aliments?

Il y a plusieurs façons de connaître la teneur en glucides des aliments.

Les étiquettes des produits

Un tableau de valeur nutritive figure sur l'emballage des aliments préemballés. La quantité totale de glucides y est exprimée en grammes, et ce, pour la portion d'aliments mentionnée. Les sucres, les fibres alimentaires, l'amidon et les polyols (ou sucres-alcool) sont inclus dans la quantité totale de glucides.

- Les sucres désignent des glucides comme le glucose, le fructose, le saccharose (ou sucrose) et le lactose. Ils peuvent être présents de façon naturelle ou avoir été ajoutés dans les aliments.
- Les polyols (ou sucres-alcool) font référence à des glucides comme le maltitol, le mannitol et le sorbitol

Les tables de composition des aliments

L'une de ces tables est publiée par Santé Canada : *Valeur nutritive de quelques aliments usuels (2008)*[4].

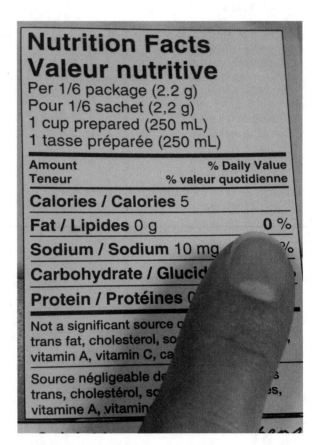

L'information nutritionnelle fournie par les restaurants

Certains restaurants fournissent l'analyse nutritionnelle des mets servis. Informez-vous.

Les livres de recettes

Certains livres de recettes donnent la valeur nutritive des recettes proposées.

Les listes d'échanges d'aliments

Votre diététiste-nutritionniste peut vous fournir des listes d'échanges d'aliments. Vous pouvez consulter celles qui sont publiées par le ministère de la Santé et des Services sociaux du Québec et Diabète Québec (*Guide d'alimentation pour la personne diabétique*) ainsi que par l'Association canadienne du diabète (*Principes de base - Une alimentation saine pour la prévention et le traitement du diabète*).

Les facteurs glucidiques

Le facteur glucidique est la quantité de glucides contenue dans 1 g d'un aliment donné. Par exemple :

- une poire de 100 g ayant un facteur glucidique de 0,12 contient une quantité totale de glucides de 12 g.
  Soit : 100 g x 0,12 = 12 g de glucides

On trouve une table de ces facteurs dans le livre *Le diabète de type 1 et ses défis alimentaires quotidiens*[5].

Quelle quantité de glucides peut-on consommer par jour ?

La quantité totale de glucides pouvant être consommée chaque jour par une personne est déterminée à partir de ses besoins en énergie (ou calories), évalués en fonction de sa taille, de son poids, de son sexe, de son âge et de ses activités physiques. Un minimum de 130 g de glucides doit être consommé chaque jour pour fournir au cerveau l'énergie dont il a besoin pour fonctionner.

Dans une alimentation équilibrée, les glucides fournissent en moyenne la moitié des besoins en calories. Le reste des besoins est comblé par les protéines et les matières grasses.

Pour un adulte, cela représente entre 200 g et 300 g de glucides par jour. Cette quantité correspond à :

- 45 à 60 g de glucides par repas, pour une femme
- 60 à 75 g de glucides par repas, pour un homme

4 http://www.hc-sc.gc.ca/fn-an/alt_formats/pdf/nutrition/fiche-nutri-data/nvscf-vnqau-fra.pdf (voir chapitre 28 pour la commande téléphonique du document)
5 Galibois Isabelle, Le diabète de type 1 et ses défis alimentaires quotidiens. *Comment faire des aliments nos alliés dans le contrôle de la glycémie.* Les Presses de l'Université Laval, 2005

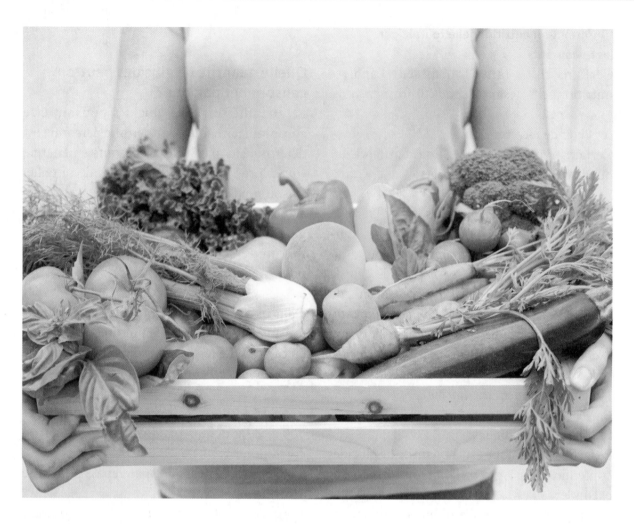

Quel est l'effet de certains glucides sur le diabète ?

Le sucre ajouté : L'American Heart Association ainsi que l'Organisation mondiale de la santé recommandaient récemment de limiter le sucre ajouté à un maximum de 5 à 9 c. à thé par jour, selon le nombre de calories ingérées, afin de prévenir le diabète et l'obésité. Plusieurs débats ont cours à ce sujet.

Il est suggéré d'en faire une consommation occasionnelle puisque les aliments riches en sucre ajouté procurent souvent beaucoup de calories et sont généralement peu nutritifs. Une chose demeure : le sucre ajouté n'est pas toxique et lorsqu'on en consomme (tel quel ou dans les aliments), il doit se substituer aux autres glucides du repas.

Les fibres : On recommande la consommation d'une variété d'aliments riches en fibres. Ce sont de bonnes sources de vitamines et de minéraux. Les fibres qu'ils contiennent n'augmentent pas la glycémie car elles résistent à la digestion par les enzymes humains du petit intestin et aboutissent intactes dans le gros intestin. L'introduction des fibres dans l'alimentation doit se faire graduellement afin d'éviter des effets désagréables comme les gaz et les ballonnements. Il est nécessaire de bien s'hydrater pour permettre aux fibres de jouer leur rôle efficacement.

Pour les personnes diabétiques, il est démontré que les fibres solubles, comme celles contenues dans l'aubergine, l'avoine, les légumineuses, l'okra, l'orge et le psyllium, ralentissent la digestion et retardent l'absorption du glucose dans l'intestin, améliorant ainsi la glycémie postprandiale. De plus, les diètes riches en fibres alimentaires provenant particulièrement des céréales, sont associées à une diminution du risque de maladies cardiovasculaires.

Pour toutes ces raisons, la quantité de fibres suggérée pour les personnes diabétiques se situe entre 25 et 50 g par jour, ce qui est supérieur à la recommandation faite à la population en général.

Les fibres exercent plusieurs autres actions bénéfiques :

- sur la constipation : les fibres améliorent le transit intestinal en augmentant le volume des selles; elles aident au bon fonctionnement du côlon (gros intestin);
- sur le cholestérol sanguin : les fibres, prises en grandes quantités, peuvent aider à faire baisser le taux de cholestérol sanguin;
- sur le contrôle du poids : les aliments riches en fibres procurent un effet de satiété et ont une plus faible valeur énergétique (calorique).

Le fructose : Certaines études démontrent que lorsque qu'on remplace les glucides d'un repas par une même quantité de fructose, la consommation de fructose ajouté n'entraînerait pas d'effet nuisible sur le poids, la pression artérielle des personnes diabétiques et pourrait même avoir un effet bénéfique sur la glycémie. Toutefois, une consommation au-delà de 60 g par jour peut augmenter légèrement les triglycérides sanguins (type de gras présents dans le sang) et pourrait contribuer au gain de poids.

Par ailleurs, la consommation de fructose provenant des fruits n'a pas non plus d'effet nuisible sur la santé des personnes diabétiques dans la mesure où les fruits sont consommés en petites quantités, soit celles suggérées par « *Bien manger avec le Guide alimentaire canadien* » : de 7 à 10 portions de légumes et fruits. Choisir des fruits à indice glycémique faible peut apporter un bénéfice supplémentaire sur la glycémie.

Doit-on manger chaque jour la même quantité de glucides ?

Cela dépend du traitement de la personne.

- **Pour les personnes diabétiques traitées par le régime alimentaire seul ou combiné à un traitement médical fixe,** soit par des médicaments antidiabétiques oraux, soit par l'insuline, il est préférable de consommer tous les jours la même quantité de glucides à un repas donné et d'avoir un horaire régulier de repas.

Pour ces personnes, répartir la quantité de glucides au cours de la journée permet de réduire l'augmentation trop importante de la glycémie après les repas.

- **Pour les personnes qui calculent les glucides et qui s'injectent de l'insuline en fonction de la quantité de glucides ingérée,** la consommation de glucides peut varier d'un jour à l'autre.

Quel que soit le type de diabète et de traitement, l'équilibre des repas demeure une priorité. Il est essentiel à une bonne santé. Un excès ou un déséquilibre alimentaire peut entraîner un gain de poids et le développement de problèmes de santé comme l'hypertension artérielle et une hausse du cholestérol.

Qu'est-ce que l'indice glycémique ?

Selon la définition de l'ACD, l'indice glycémique est une échelle qui classifie les aliments glucidiques selon leur capacité à faire augmenter la glycémie après leur consommation par rapport à un aliment de référence, soit le glucose ou le pain blanc. Les aliments à indice glycémique bas comme les légumineuses provoquent une hausse de la glycémie plus graduelle que les aliments à indice glycémique élevé tels que le pain blanc et les pommes de terre purée.

Quelques aliments à indice glycémique bas :
- grains entiers broyés à la meule ou moulus sur pierre
- gruau
- légumineuses
- patates douces
- pâtes
- orge

Il est maintenant reconnu que la prise en compte de l'indice glycémique des aliments dans la planification des repas peut apporter un bénéfice additionnel au calcul des glucides. En effet, on prétend que les aliments à indice glycémique bas peuvent aider à contrôler la glycémie après les repas. Toutefois, les études sur ce sujet sont contradictoires. Il semble néanmoins que les fibres contenues dans ces aliments influent de façon positive sur la sensibilité à l'insuline et même sur la capacité du pancréas à sécréter de l'insuline[6].

---

6 http://www.diabetes.ca/Files/glycemicindex_fr.pdf

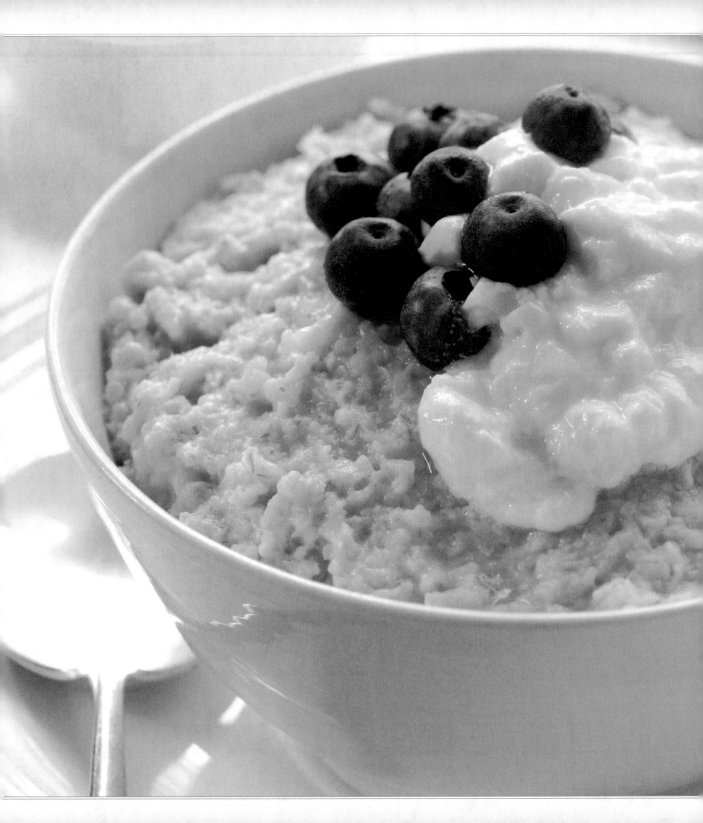

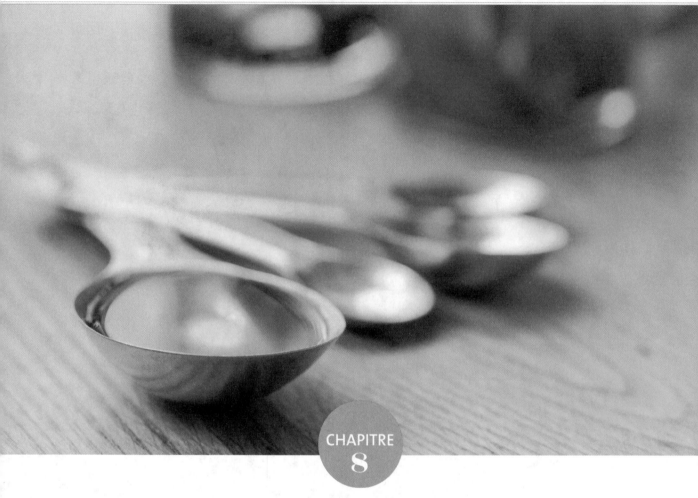

Les matières grasses :
faire les bons choix

Quels sont les types de gras que l'on trouve naturellement dans les aliments ?

- Les gras saturés, surtout d'origine animale.
- Le cholestérol, toujours d'origine animale.
- Les gras insaturés, qui sont surtout d'origine végétale : monoinsaturés et polyinsaturés.
- Les gras trans, en petites quantités, présents naturellement dans les viandes et les produits laitiers.

Les gras visibles	Les gras invisibles
• Huile • Beurre • Margarine • Saindoux • Lard • Suif • Graisse végétale • Viandes	• Viandes et charcuteries • Poissons gras (comme le maquereau et le hareng) • Sauces (entre autres, mayonnaise, sauce béarnaise, blanche ou au fromage) • Certains plats cuisinés • Biscuits et pâtisseries, croissants et brioches • Avocat • Olives • Fritures et croustilles • Yogourt 8-10 % M.G. • Fromages • Crème • Noix et graines

On classe les aliments selon la source du gras qui y prédomine. Aucun aliment ne renferme qu'un seul type de gras.

Par exemple :

L'huile de tournesol, très riche en gras polyinsaturés, contient aussi des petites quantités de gras saturés et monoinsaturés. Elle est classée comme une source de gras polyinsaturés.

Dans quels aliments les retrouve-t-on ?

Les aliments suivants contiennent des gras qui peuvent être visibles ou invisibles :

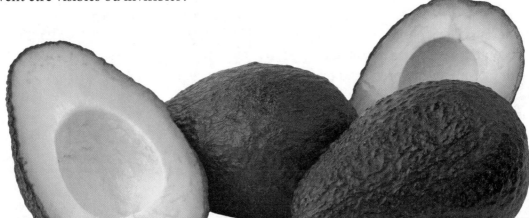

Pourquoi doit-on bien choisir les gras que l'on mange?

Lorsqu'on est diabétique, le risque d'être atteint d'une maladie cardiovasculaire est élevé. Si des quantités trop importantes de triglycérides et de mauvais cholestérol se retrouvent dans le sang, ce risque est encore plus élevé.

Pour prévenir les maladies cardiovasculaires, il est important de choisir les matières grasses et de limiter les quantités. De plus, limiter les quantités permet de prévenir un gain de poids ou l'obésité.

Chez les personnes à risque de maladies cardio-vasculaires, les différents types de gras et les aliments qui en contiennent auront des effets négatifs ou positifs sur les gras du sang que sont:

- les triglycérides
- le cholestérol total
- le cholestérol HDL (bon cholestérol)
- le cholestérol LDL (mauvais cholestérol)

À cause de leurs effets positifs sur la santé, les aliments contenant des gras **monoinsaturés et polyinsaturés** doivent être privilégiés par rapport aux aliments contenant des gras saturés, des gras trans ou hydrogénés et du cholestérol. Ce sont les huiles, les margarines non hydrogénées, les poissons gras, les noix et les graines, l'avocat, les olives et tout aliment confectionné avec ces sources de gras.

Les tableaux suivants énumèrent les principaux aliments reconnus comme des sources de gras mono- et polyinsaturés:

SOURCES DE GRAS INSATURÉS	
monoinsaturés	polyinsaturés
• Amandes	• Graines de citrouille
• Arachides	• Graines de lin
• Avocat	• Graines de tournesol
• Graines de sésame	• Huile de bourrache
• Huile d'arachide	• Huile de carthame
• Huile de canola	• Huile de citrouille
• Huile de noisettes	• Huile de lin
• Huile de sésame	• Huile de maïs
• Huile d'olive	• Huile de noix
• Noisettes	• Huile de pépins de raisin
• Noix de cajou	• Huile de soya
• Noix du Brésil	• Huile de tournesol
• Olives	• Huile d'onagre
• Pacanes	• Noix de Grenoble
• Pistaches	• Noix de pin
	• Poissons gras (saumon, maquereau, etc.)

SOURCES DE GRAS INSATURÉS
monoinsaturés et polyinsaturés
Margarines molles non hydrogénées (p. ex., Becel[MD], Crystal[MD], Lactantia[MD], Nuvel[MD], Olivina[MD], etc.)

Pourquoi faut-il consommer des matières grasses même si elles peuvent avoir des effets négatifs ?

Les matières grasses font partie d'une alimentation équilibrée au même titre que les glucides et les protéines. Elles sont une excellente source d'énergie. Elles contiennent des acides gras essentiels qui entrent dans la composition de certaines vitamines ou de certaines hormones et jouent un rôle vital dans l'organisme.

Quels sont les aliments reconnus comme des sources de gras saturés et trans ?

SOURCES DE GRAS TRANS OU HYDROGÉNÉS

origine végétale

- Huile végétale partiellement hydrogénée
- Margarine molle partiellement hydrogénée
- Margarine dure
- Shortening d'huile végétale
- Certains produits de boulangerie
- Repas-minute (fast-food)
- Grignotines
- Substitut de crème à café (p.ex. : Coffee Mate^{MD})

SOURCES DE GRAS SATURÉS

origine animale*

- Beurre
- Crème, crème glacée
- Fromages
- Lait entier (3,25 % M. G.)
- Lard
- Œufs
- Suif
- Viandes
- Volaille et peau de la volaille
- Yogourt 8 % M. G.

origine végétale

- Huile de noix de coco ou de coprah
- Huile de palme
- Huile de palmiste
- Noix de coco

* Ces aliments contiennent aussi du cholestérol.

Qu'en est-il des gras trans ou hydrogénés?

De petites quantités de gras trans sont présentes à l'état naturel dans certains aliments, comme les produits laitiers, le bœuf et l'agneau. Ils peuvent également se former lorsque l'industrie alimentaire transforme des huiles dans le but de les faire passer de l'état liquide à l'état solide. Les margarines partiellement hydrogénées, les graisses végétales et les graisses utilisées pour confectionner certains produits de boulangerie en sont des exemples.

La consommation régulière de gras trans ou hydrogénés augmente le risque de maladies cardiovasculaires au même titre que les gras saturés. Pour cette raison, leur consommation devrait être limitée. En consultant le tableau de la valeur nutritive sur les emballages alimentaires, il est possible de choisir les aliments qui renferment peu ou pas de gras trans.

En juin 2007, Santé Canada a adopté les recommandations d'un groupe de travail visant la réduction des gras trans dans les aliments. L'industrie alimentaire a eu deux ans pour limiter la teneur en gras trans à:

- 2 % de la quantité totale de gras pour les huiles et les margarines molles;
- 5 % pour les autres aliments, y compris les ingrédients vendus dans les restaurants ou faits sur place.

Le Programme de surveillance des gras trans a analysé un vaste éventail d'aliments et fournit des données sur les établissements de restauration, restaurants minute, et les établissements de cuisines ethniques, ainsi que sur l'information nutritionnelle. Le programme de surveillance a pris fin en 2009 et pourra se poursuivre pour certains groupes d'aliments.

Pourquoi les matières grasses peuvent-elles faire prendre du poids?

Si un gramme de glucides ou de protéines apporte quatre calories, un gramme de gras en apporte à lui seul plus du double, soit neuf calories.

- 5 mL ou 1 c. à thé de sucre (5 g de glucides) apportent 20 calories, alors que
- 5 mL ou 1 c. à thé d'huile (5 g de gras) apportent environ 45 calories.

Une personne diabétique doit-elle calculer les gras qu'elle consomme?

Pas nécessairement. Généralement, différentes stratégies, comme manger de plus petites portions de viande ou choisir des fromages plus maigres, peuvent suffire à réduire la quantité de gras que l'on consomme. Spontanément, nous mangeons trop gras. Les matières grasses donnent du goût aux aliments et, pour cette raison, les aliments plus gras sont très attrayants.

Comment manger moins gras et diminuer sa consommation de gras saturés et de gras trans ou hydrogénés ?

Pour manger moins gras, il est utile de savoir que :

- Tous les gras sont comparables du point de vue énergétique : 5 mL ou 1 c. à thé d'huile, de beurre ou de margarine apportent de 40 à 45 calories ;
- Il n'y a pas d'huile moins grasse, même si elle est « légère », allégation qui fait référence au goût.

Pour manger moins gras, on peut :

- Mesurer les matières grasses à l'aide d'une cuillère à thé ou à soupe[1] ; un bout de pouce équivaut à 5 mL (1 c. à thé) alors qu'un pouce équivaut à 15 mL (1 c. à table).
- Choisir des coupes de viande maigres (10 % et moins de matières grasses), de la volaille, du poisson, des mollusques et des crustacés à l'occasion ; enlever le gras visible et la peau avant la cuisson.
- Consommer des portions raisonnables de viande ou de substituts de la viande, de la taille de la paume de la main ; une paume de main équivaut à 90 g (3 oz) de viande.
- Manger plus souvent du poisson, au moins deux à trois fois par semaine.
- Introduire des plats à base de légumineuses dans son menu.
- Diminuer sa consommation de fromage ou consommer plus souvent des fromages plus maigres, comme les fromages frais (p. ex., cottage, quark, de chèvre et bocconcini). Le fromage à plus de 20 % de matières grasses est deux à trois fois plus gras que la viande.
- Choisir le lait partiellement écrémé (1 % ou 2 % de M.G.) ou écrémé, plutôt que le lait entier (3,25 % de M.G.) et les yogourts maigres (2 % ou moins de M.G.).
- De façon quotidienne, réduire au minimum la consommation d'aliments plus gras : sauces au beurre et à la crème, pâtisseries, gros muffins du commerce, croissants, brioches et biscuits commerciaux, etc. ; garder ces aliments pour les occasions spéciales. Les remplacer par des yogourts, mousses, desserts au lait écrémé ou partiellement écrémé, puddings ou mousses à base de soya, biscuits secs, muffins et pains-desserts maison, etc.

---

1 1 c. à soupe équivaut à 1 c. à table ou à 3 c. à thé.

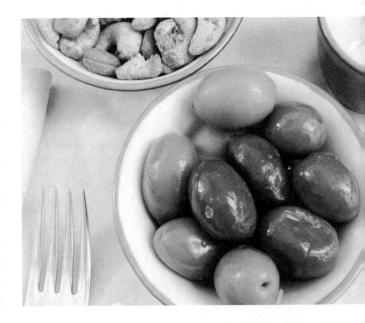

Quelles sont les façons de cuisiner pour diminuer les matières grasses ?

Lorsque vous cuisinez, utilisez des méthodes de cuisson qui nécessitent le moins de gras possible. Le tableau qui suit donne des exemples de méthodes de cuisson et d'aliments auxquels ils conviennent.

Méthode de cuisson	Aliments
À l'eau	Pot-au-feu, poule au pot
À la vapeur	Légumes, poisson, riz à l'autocuiseur ou à la marguerite
Au four classique ou au micro-ondes	Volaille, rôti (rosbif, poulet, veau), poisson, fruits, gratins faits avec une béchamel légère
Au bain-marie	Œufs brouillés
À l'étouffée	Plat composé cuit à la cocotte d'argile ou à l'autocuiseur
Au gril	Gril en fonte, au four ou sur le BBQ : viandes, volaille, légumes, poissons gras comme le saumon
À la poêle	Poêle antiadhésive pour les œufs, les omelettes et les viandes en tranches
En papillote	Poisson, viandes maigres, pommes de terre, fruits, légumes
Mijotés ou braisés	Viandes à braiser
Au gros sel*	Poisson, poulet

* Faire chauffer le gros sel dans le four entre deux assiettes en aluminium pendant environ 30 minutes à 500 °F (260 °C). Sortir du four et y déposer le poulet ou le poisson. Le laisser cuire 30 minutes à 350 °F (175 °C).

Y a-t-il des aliments ou des stratégies qui diminuent les lipides sanguins ?

Les stérols végétaux (phytostérols), les protéines de soya (avec isoflavones), les fibres solubles et les noix sont susceptibles d'abaisser le cholestérol. Certaines diètes peuvent agir dans le même sens.

Quant aux acides gras oméga-3 d'origine marine, ils contribuent à diminuer les triglycérides.

Le tableau qui suit présente les effets bénéfiques attendus de certains changements de comportement alimentaires et d'habitudes de vie et les doses minimales liées à l'intervention.

Changements alimentaires	Effet bénéfique
Réduction du cholestérol (moins de 300 mg par jour)	▼ LDL
Réduction des graisses saturées (moins de 7% des calories totales)	▼ LDL ▼ mortalité cardiovasculaire
Ajout de 1 à 2 g par jour de phytostérols	▼ LDL
Ajout de 25 g par jour de protéines de soja (avec isoflavones)	▼ LDL
Ajout de 10 g par jour de fibres solubles	▼ LDL
Ajout de 30 g par jour de noix	▼ LDL et ▼ TG
Ajout de 2 à 4 g par jour d'oméga-3	▼ TG
Perte de poids de 5 à 10 % et réduction du tour de taille	▼ LDL ▲ HDL ▼ TG
Régime méditerranéen	▼ LDL ▲ HDL ▼ TG ▼ mortalité cardiovasculaire
Régime végétarien	▼ LDL et ▲ HDL
Régime Dash	▼ LDL et ▲ HDL
Régime riche en légumineuses	▼ LDL
Changements d'habitudes de vie	Effet bénéfique
Pratique régulière de 30 à 60 minutes d'activité physique d'intensité modérée à élevée par jour	▲ HDL ▼ événements cardiovasculaires
1 à 2 consommations par jour (modérée) d'alcool	▲ HDL
Arrêt du tabac	▲ HDL ▼ événements cardiovasculaires

Tiré et adapté de : Anderson et coll. Can. J Cardiol. 2012; 29 :151-167 et CDA Clinical Practice Guidelines 2013, Chapter 11: *Nutrition Therapy*

▼ diminuer ▲ augmenter

Les **stérols végétaux (phytostérols)** ont un effet bénéfique sur le LDL-cholestérol (mauvais cholestérol). Ils bloquent partiellement l'absorption du cholestérol au niveau de l'intestin. En conséquence, ils réduiraient la quantité de mauvais cholestérol dans le sang. Pour profiter de cet effet, on suggère de consommer environ deux grammes de stérols végétaux par jour. On les trouve naturellement en très petites quantités dans les huiles végétales, les noix et les graines ainsi que dans les grains entiers. Étant donné qu'il faudrait consommer d'énormes quantités de ces aliments pour obtenir des doses susceptibles d'avoir des effets, les stérols ont été commercialisés sous forme de suppléments (comprimés) ou ajoutés à certains aliments comme dans les margarines (p. ex. : Becel[MD] pro.activ[MD]) et le jus d'orange Oasis Pause Santé CholestPrevent[MD].

Les **fibres solubles** ont également un effet bénéfique sur le mauvais cholestérol, surtout chez les personnes dont le taux de cholestérol est élevé. La consommation suggérée est de 10 g par jour. Si on répartit la consommation sur les trois repas, on maximise également l'effet sur la glycémie postprandiale.

Les aliments suivants fournissent environ 3 g de fibres solubles par portion :

Aliments	Portion
Céréales All-Bran Buds[MD]	75 mL (⅓ tasse)
Cœurs d'artichauts en conserve	2
Graines de lin moulues	60 mL (¼ tasse)
Graines de soya rôties	60 mL (¼ tasse)
Gruau, non cuit	175 mL (¾ tasse)
Haricots rouges, cuits	125 mL (½ tasse)
Métamucil[MD]	15 mL (1 c. à soupe)
Poire fraîche	1 grosse
Poudre ou flocons de psyllium	10 mL (2 c. à thé)
Son d'avoine, non cuit	100 mL (7 c. à soupe)

Tiré de Blais Chantal et coll. Chapitre-Dyslipidémie Dans : Chagnon Decelles D, Daignault Gélinas M, Lavallée Côté L et coll. *Manuel de nutrition clinique en ligne*, Montréal, Ordre professionnel des diététistes du Québec, 2006.

Les **acides gras oméga-3** d'origine marine ont des effets documentés sur les triglycérides. Il est suggéré à la population en général et aux personnes diabétiques de consommer du poisson deux à trois fois par semaine. Il est préférable de consommer du poisson plutôt que de prendre des suppléments d'oméga-3.

Le tableau suivant présente quelques exemples des meilleures sources alimentaires d'acides gras oméga-3 d'origine marine :

Aliments : portion de 75 g (2 ½ oz)	Quantité totale d'oméga-3 (g)
Hareng de l'Atlantique, fumé et salé	1,72
Saumon de l'Atlantique cuit	1,7
Hareng de l'Atlantique cuit au four/grillé	1,61
Saumon, en conserve, rouge (sockeye), égoutté chair avec arêtes, salé	1,46
Thon rouge frais cuit au four/grillé	1,13
Sardines de l'Atlantique dans l'huile, égouttées avec arêtes	1,11
Maquereau bleu cuit au four/grillé	0,99
Saumon, en conserve, keta, égoutté chair avec arêtes, salé	0,93
Truite arc-en-ciel sauvage ou d'élevage cuite	0,93
Saumon en conserve rose, égoutté chair avec arêtes, salé	0,84
Thon à chair blanche en conserve dans l'eau	0,70

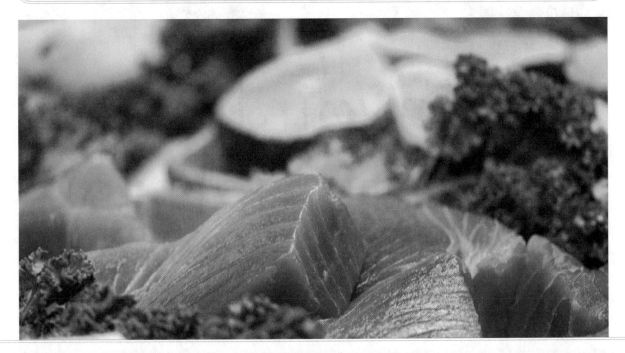

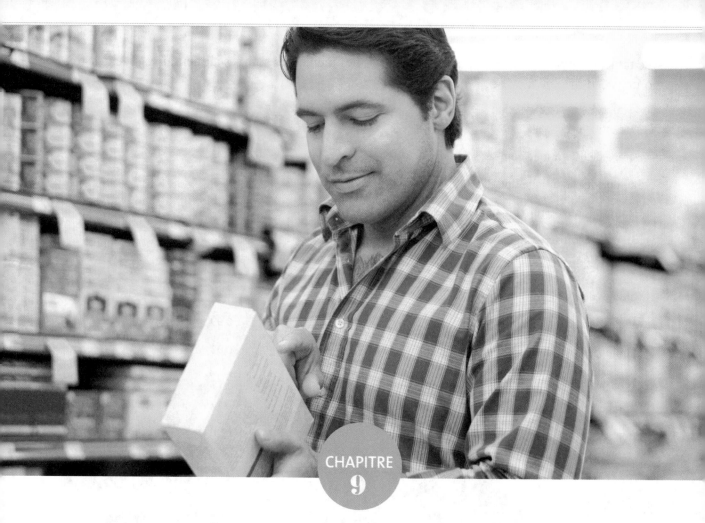

Savoir lire les étiquettes alimentaires

Quelles informations nutritionnelles trouve-t-on sur les étiquettes d'aliments préemballés ?

On y retrouve les informations nutritionnelles suivantes :

- le tableau de la valeur nutritive ;
- la liste des ingrédients ;
- les allégations relatives à la teneur en nutriments et à la santé.

Santé Canada réglemente l'étiquetage des produits alimentaires au Canada avec la *Loi sur les aliments et drogues*. Le règlement sur l'étiquetage a été mis à jour et sa dernière version a été publiée le 1er janvier 2003. Depuis décembre 2007, l'étiquetage nutritionnel est obligatoire sur tous les aliments préemballés. L'Agence canadienne d'inspection des aliments (ACIA) est responsable de protéger le public contre la fraude ou la fausse représentation[1].

Quels renseignements sont fournis par le tableau de la valeur nutritive ?

Le tableau de la valeur nutritive qui se trouve sur un aliment préemballé fournit l'information nutritionnelle pour une quantité donnée de l'aliment :

- la valeur calorique pour la portion déclarée de l'aliment ;
- la teneur en 13 nutriments déterminée pour la portion déclarée de l'aliment ;
- le pourcentage de la valeur quotidienne (% VQ) recommandé.

VALEUR NUTRITIVE par portion de 125 mL (87 g)	
Teneur	% valeur quotidienne
Calories 80	
Lipides 0,5 g	1 %
Saturés 0 g	
+ trans	
Cholestérol 0 mg	
Sodium 0 mg	0 %
Glucides 18 g	6 %
Fibres 2 g	8 %
Sucres 2 g	
Protéines 3 g	
Vitamine A 2 %	Vitamine C 10 %
Calcium 0 %	Fer 2 %

Dans le tableau de la valeur nutritive, le pourcentage de la valeur quotidienne (% VQ) peut vous aider à choisir de façon éclairée et comparer deux produits alimentaires semblables entre eux. Retenez les valeurs suivantes :

- 5% VQ ou moins, c'est peu
- 15% VQ ou plus, c'est beaucoup

Le % VQ peut s'utiliser pour choisir autant des produits alimentaires contenant plus de nutriments que ceux contenant moins de nutriments. Par exemple :

« Je veux diminuer ma consommation de sodium » : je choisirai des aliments dont le pourcentage de VQ est plus faible.

« Je veux augmenter ma consommation de fibres » : je choisirai des aliments dont le pourcentage de VQ est plus élevé.

---

1 Sites Web sur l'étiquetage nutritionnel au Canada : http://www.hc-sc.gc.ca/fn-an/label-etiquet/nutrition/index_f.html ; http://www.hc-sc.gc.ca/fn-an/label-etiquet/index_f.html

Quels renseignements sont fournis par la liste des ingrédients ?

Cette liste contient tous les ingrédients qui entrent dans la composition de l'aliment, présentés par ordre décroissant de poids, c'est-à-dire que les ingrédients présents en plus grande quantité sont les premiers sur la liste.

Quels sont les renseignements utiles à connaître sur les allégations nutritionnelles ?

Le règlement sur l'étiquetage nutritionnel permet deux types d'allégations nutritionnelles :

- **les allégations relatives à la teneur en nutriments** : ce sont des mentions ou des expressions qui décrivent la teneur en éléments nutritifs d'un aliment ;
- **les allégations relatives à la santé** : elles incluent toute représentation qui affirme, suggère ou implique l'existence d'une relation entre un aliment ou un constituant de l'aliment et un effet sur la santé.

Les allégations sur les nutriments et sur la santé sont utiles aux personnes diabétiques, car elles peuvent les aider à faire des choix éclairés en ce qui concerne leur alimentation.

Quels types d'allégations nutritionnelles relatives à la teneur en nutriments trouve-t-on sur une étiquette ?

Le tableau de la page suivante présente quelques exemples d'allégations concernant la valeur nutritive d'un aliment que l'on peut trouver sur les étiquettes de produits alimentaires ainsi que leur signification.

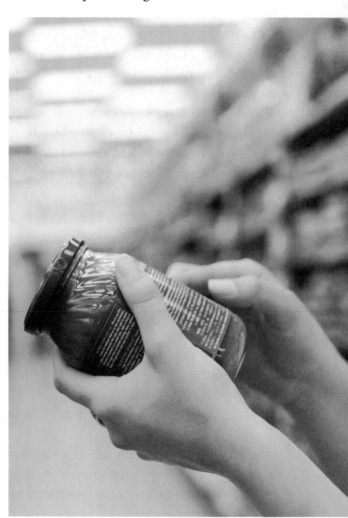

ALLÉGATIONS	SIGNIFICATION PAR QUANTITÉ DE RÉFÉRENCE OU PORTION DÉTERMINÉE
Énergie*	
« Énergie réduite »	Au moins 25 % moins de calories que l'aliment similaire auquel il est comparé
« Pauvre en énergie »	Pas plus de 40 calories
« Sans énergie »	Moins de 5 calories
Lipides**	
« Sans gras »	Moins de 0,5 g de matières grasses
« Faible teneur en gras »	Pas plus de 3 g de matières grasses
« Faible teneur en gras saturés »	Pas plus de 2 g de gras saturés et de gras trans au total, et pas plus de 15 % des calories provenant des gras saturés et des gras trans au total
« Sans acides gras trans »	Moins de 0,2 g d'acides gras trans et « faible teneur en gras saturés »
Cholestérol	
« Sans cholestérol »	Moins de 2 mg de cholestérol et faible teneur en gras saturés
Glucides et sucre	
« Sans sucre »	Moins de 0,5 g de sucre
« Teneur réduite en sucre »	Au moins 25 % moins de sucre que l'aliment similaire auquel il est comparé
« Sans sucre ajouté »	Aucun sucre ajouté tel que saccharose, fructose, glucose, mélasse, jus de fruits, miel, sirop, etc.
Fibres	
« Source de fibres »	2 g ou plus de fibres
« Source élevée de fibres »	4 g ou plus de fibres
« Source très élevée de fibres »	6 g ou plus de fibres
Calcium	
« Bonne source de calcium »	Au moins 165 mg de calcium

*« Énergie » peut être remplacé par « Calories »   **« Lipides » peut être remplacé par « Matières grasses »

Quand le terme « léger » est affiché sur un produit, le fabricant doit indiquer sur l'étiquette ce qui rend l'aliment « léger ». Lorsque le terme « léger » est lié à la valeur nutritive, il est uniquement autorisé dans le cas des aliments ayant une teneur réduite en énergie (calories) ou en lipides (matières grasses).

Quelles sont les allégations nutritionnelles relatives à la santé autorisées sur une étiquette ?

Un fabricant peut inscrire une allégation relative au régime alimentaire sur un aliment. Les allégations autorisées portent sur des liens démontrés scientifiquement entre l'alimentation et la réduction des risques de maladies chroniques. En voici quelques-unes :

- une alimentation à faible teneur en sodium et à forte teneur en potassium peut réduire les risques d'hypertension artérielle ;
- une alimentation qui apporte une quantité suffisante de calcium et de vitamine D peut réduire l'ostéoporose ;
- une alimentation à faible teneur en gras saturés et trans peut réduire les risques de maladies cardiovasculaires ;
- une alimentation riche en fruits et légumes peut réduire les risques de certains types de cancer.

Un exemple :

« Une saine alimentation, comportant une grande variété de légumes et de fruits, peut aider à réduire le risque de certains types de cancer. »

Comment contrôle-t-on l'application de cette loi ?

L'Agence canadienne d'inspection des aliments[2] (ACIA) met en œuvre des outils d'inspection pour évaluer si l'information nutritionnelle est conforme aux dispositions adoptées en 2003 par le gouvernement.

Qu'est-ce qu'un succédané de sucre (substitut du sucre) ?

Un succédané de sucre est une substance qui remplace le sucre de table (saccharose ou sucrose) et qui donne un goût sucré aux aliments. Certains de ces succédanés apportent des calories provenant des glucides, alors que d'autres n'en apportent pas. Pour cette raison, les succédanés de sucre sont dits nutritifs ou non nutritifs. Les calories fournies par les succédanés nutritifs doivent être incluses dans le calcul des glucides ou le plan d'alimentation car elles peuvent affecter la glycémie à divers degrés. Quant aux succédanés non nutritifs qui ne fournissent pas d'énergie, ils affectent peu la glycémie.

Quels sont les succédanés de sucre dits « nutritifs » que l'on trouve dans les aliments préemballés ?

Le tableau suivant présente les différents succédanés de sucre nutritifs qui font augmenter la glycémie et quelques-unes de leurs caractéristiques.

Dans ce tableau, les succédanés dont le nom se termine en [ol] ainsi que l'hydrolysat d'amidon modifié sont aussi appelés «sucres-alcool» (ou « polyalcools » ou « polyols »). Ils proviennent de certaines plantes, comme les fruits et les baies, tout comme ils peuvent être produits de façon synthétique.

Les sucres-alcool apportent moins de calories et contribuent plus faiblement à augmenter la glycémie que le sucre de table (ou sucrose), car ils sont digérés plus lentement ou absorbés en partie seulement dans l'intestin. Les aliments qui contiennent des succédanés de sucre dits nutritifs sont, entre autres, la gomme à mâcher, les bonbons, le chocolat, les confitures, la crème glacée, les sirops, les barres nutritives et les pastilles contre la toux.

Succédanés nutritifs	Quelques caractéristiques
Fructose	• Effet possible sur la glycémie, les triglycérides, le cholestérol et le poids • Consommation de plus de 60 g par jour non recommandée aux personnes diabétiques • Risques de malaises gastro-intestinaux
Sorbitol Mannitol Xylitol Isomalt Maltitol Hydrolysat d'amidon hydrogéné	• Apport calorique moindre que les sucres, car ils ne sont qu'en partie absorbés • Réponse glycémique plus faible que les sucres • Ne causent pas de caries • Risque de malaises gastro-intestinaux car ils ont un effet laxatif à divers degrés
Lactitol	• Non absorbé ; fournit des calories • Pas d'effet sur la glycémie • Risque de malaises gastro-intestinaux, car il a un effet laxatif à divers degrés

2 http://www.inspection.gc.ca

Quels sont les succédanés de sucre dits « non nutritifs » autorisés au Canada que l'on retrouve dans certains aliments préemballés ?

Le tableau suivant présente les différents succédanés de sucre non nutritifs qui ne font pas augmenter la glycémie ainsi que leurs propriétés.

La dose journalière admissible présentée dans ce tableau est une dose estimée sécuritaire si le succédané était consommé chaque jour, pendant toute la vie.

D'autres succédanés approuvés par Santé Canada peuvent se retrouver sur la liste des ingrédients des aliments préemballés. Il s'agit du néotame, de la thaumatine, de l'érythritol et du D-tagatose.

Succédanés non nutritifs	Nom commercial	Sources	DJA* mg/kg/jour	Consommation maximale quotidienne ** (mg)
Acésulfame de potassium	Ne peut être acheté	• Aliments ou boissons préemballés	15	750
Aspartame	• Égal^{MD} • NutraSuc^{MD} • Sweet'N Low^{MD} • Marques privées	• Sachets, comprimés ou poudre • Aliments préemballés ou boissons	40	2000
Cyclamate	• Sucaryl^{MD} • Sugar Twin^{MD} • Sweet'N Low^{MD} • Marques privées	• Sachets, comprimés, poudre ou liquide • Ajout non autorisé dans aliments préemballés ou boissons	11***	550
Saccharine	Hermesetas^{MD}	• Sachets, comprimés • Ajout non autorisé dans aliments préemballés ou boissons	5***	250
Sucralose	Splenda^{MD}	• Sachets ou poudre • Aliments préemballés ou boissons	9	450
Glycosides de stéviol	Stévia	• Aliments préemballés ou boissons	4	200

* DJA : Dose journalière admissible
** Pour un adulte de 50 kg (110 lb)
*** Non recommandé pendant la grossesse et l'allaitement

En 2012, Santé Canada a approuvé l'utilisation des extraits de stevia purifiés (ou glycosides de stéviol) en tant qu'additif alimentaire, à titre d'édulcorants de table et d'édulcorants dans certaines catégories d'aliments.

La feuille de stevia et ses extraits bruts sont considérés à titre d'ingrédients alimentaires plutôt que comme additifs alimentaires et ont reçu l'approbation de Santé Canada pour leur utilisation comme ingrédients non-médicinaux dans certains produits naturels de santé.

Où les sucres-alcool sont-ils inscrits dans le tableau de la valeur nutritive des aliments préemballés ?

Ils se retrouvent sous les glucides totaux et ils sont souvent mentionnés par leurs noms spécifiques ou par les appellations « sucres-alcool », « polyalcools » ou « polyols ».

Comment évalue-t-on la quantité de glucides pouvant affecter la glycémie dans un produit contenant des sucres-alcool ?

Voici une partie du tableau de la valeur nutritive d'un aliment où l'on donne l'information suivante sur les glucides :

Glucides	19 g
Sucres	3 g
Sorbitol	16 g

De façon pratique, malgré des différences entre les divers sucres-alcool, une seule règle s'applique à presque tous. Puisque seulement la moitié des sucres-alcools est digérée ou absorbée, la quantité de glucides qu'ils fournissent doit être divisée par 2 et soustraite du total des glucides.

Dans cet exemple, 8 g de sorbitol ne seront pas absorbés. Par conséquent, sur la quantité totale de glucides (19 g), il ne reste que 11 g de glucides pouvant affecter la glycémie :

- 16 g de sorbitol ÷ 2 = 8 g de glucides non absorbés
- 19 g de glucides totaux − 8 g de sorbitol non absorbés = 11 g de glucides

Il n'est toutefois pas recommandé d'inclure les sucres-alcool dans le calcul de glucides pour les personnes traitées avec le régime d'insuline basal-prandial à glucides variables.

Du fait de leurs propriétés physiologiques, le lactitol et le polydextrose ne seront pas absorbés et la quantité de glucides qu'ils fournissent peut être soustraite en totalité de la teneur en glucides de l'aliment.

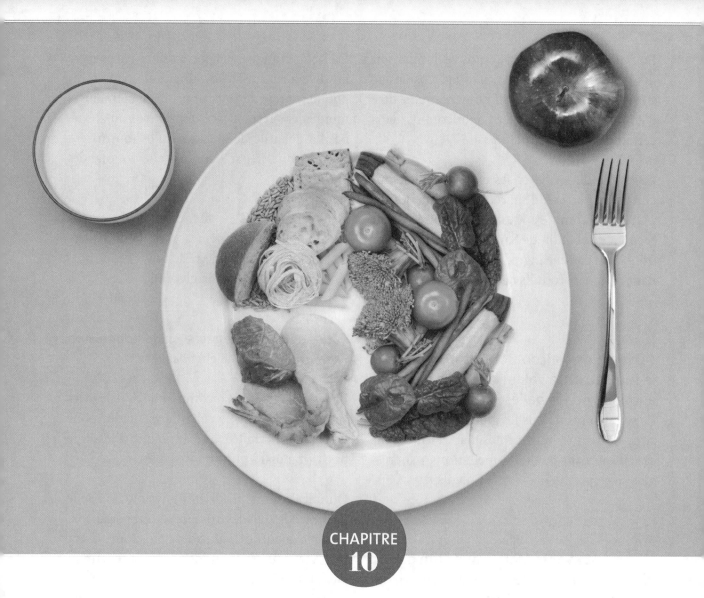

Planifier
son menu

Quels sont les avantages de planifier son menu pour la personne diabétique?

La personne diabétique peut en tirer plusieurs avantages, notamment le contrôle du poids, l'amélioration des glycémies, de la pression artérielle et du taux de cholestérol.

Comment planifier son menu?

Avoir le diabète ne signifie pas avoir une alimentation monotone, qui se répète chaque jour. En choisissant un outil de planification approprié, la personne diabétique pourra introduire dans ses menus de nouveaux aliments ainsi que ses aliments préférés. Deux outils existent pour planifier son menu. Ils sont basés sur le système d'échanges (*voir le chapitre 7*). Il s'agit :

* du plan d'alimentation ;
* de l'assiette-santé.

Qu'est-ce que le plan d'alimentation?

Un plan d'alimentation propose des quantités d'aliments en accord avec les besoins énergétiques de la personne diabétique et il est compatible avec ses goûts, ses habitudes alimentaires, son horaire de vie, sa médication et ses autres maladies associées au diabète (hypertension artérielle, dyslipidémie et problèmes cardiaques). Un(e) nutritionniste peut vous aider à créer ce plan personnalisé.

Le plan d'alimentation indique une quantité de glucides à consommer pour chacun des repas et des collations ainsi qu'un nombre de portions d'aliments du groupe des viandes et substituts et du groupe des matières grasses.

Le plan peut servir de modèle pour les repas de tous les jours. Il aide à consommer la même quantité de glucides d'une journée à l'autre pour mieux contrôler la glycémie tout en permettant de varier son alimentation.

Voici un exemple de plan d'alimentation pour un repas choisi :

MENU-TYPE	
Souper	
Féculents	3 portions (45 g de glucides)
Fruits	1 portion (15 g de glucides)
Légumes	2 portions
Lait	1 portion (15 g de glucides)
Viandes et substituts	3 portions
Matières grasses	1 portion

Qu'est-ce que l'assiette-santé?

L'assiette-santé est un outil simple à utiliser. Si vous n'avez pas de plan d'alimentation, l'assiette-santé permet de se composer un repas équilibré qui contient des aliments de tous les groupes alimentaires.

Voici 5 étapes pour créer votre assiette-santé :
Imaginez votre assiette subdivisée en trois sections.

1 Remplir la moitié de l'assiette avec des légumes variés comme les épinards, les carottes, l'aubergine, le chou-fleur, les tomates.

2 Dans une des petites sections, ajouter des féculents comme le pain à grains entiers, le riz brun, les pâtes alimentaires, les pommes de terre, les légumineuses et le maïs.

3 Dans l'autre petite section, y mettre la viande ou le substitut de la viande choisi comme le poulet sans la peau, le poisson, les fruits de mer, le bœuf maigre, le tofu.

4 Ajouter une portion de produit laitier faible en matières grasses comme le lait, le yogourt.

5 Compléter avec une portion de fruit.

Voici une illustration de l'assiette-santé :

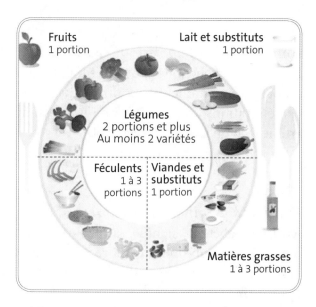

Tiré du *Guide d'alimentation pour la personne diabétique*, ministère de la Santé et des Services sociaux.

Cet outil contribue à diminuer surtout la taille des portions de viande et substituts et de féculents tout en favorisant la consommation de légumes.

Ce repas contient entre **45 g et 75 g de glucides.**

La **main** est aussi utilisée pour aider à évaluer la taille des portions, comme illustré ci-dessous :

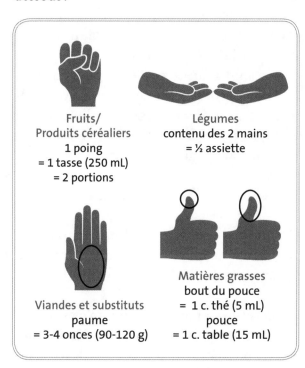

Fruits/
Produits céréaliers
1 poing
= 1 tasse (250 mL)
= 2 portions

Légumes
contenu des 2 mains
= ½ assiette

Viandes et substituts
paume
= 3-4 onces (90-120 g)

Matières grasses
bout du pouce
= 1 c. thé (5 mL)
pouce
= 1 c. table (15 mL)

Comment réduire les glucides, les matières grasses et le sodium dans une recette ?

Il est possible de modifier quelques ingrédients et la façon de préparer une recette afin d'améliorer sa valeur nutritive. Ainsi, on peut diminuer la quantité de certains ingrédients et en substituer d'autres afin de réduire la consommation de glucides, de gras ou de sodium. Dans une recette, il faut analyser la liste d'ingrédients afin de déterminer ceux qui peuvent être modifiés pour la rendre plus saine.

Pour réduire les glucides :
- diminuer la quantité de sucre, de miel, de sirop, de fruits séchés ;
- utiliser des substituts de sucre comme le Splenda^{MD} (adapté pour la cuisson) ;
- augmenter le nombre de portions pour une même recette ;
- remplacer les glaçages, fondants ou autres garnitures par des coulis de fruits, du yogourt grec ou garnir de fruits frais.

Pour réduire les matières grasses :
- retirer la graisse à la surface des sauces et bouillons refroidis ;
- remplacer une partie des matières grasses dans un gâteau ou dans un muffin par une purée de fruits ou du yogourt ;
- remplacer la crème par du lait condensé non sucré ;
- remplacer la crème sur les fruits frais par du vinaigre balsamique ou un soupçon de porto.

Pour les modes de cuisson, voir le chapitre 8.

Pour réduire le sodium :
- utiliser des fines herbes fraîches ou séchées, des épices ou des condiments comme l'ail, le gingembre frais, les piments forts, etc. ;
- remplacer les assaisonnements à base de sel comme le sel d'oignon ou d'ail par un substitut de sel fait maison (voir recette) ;
- goûter avant de rajouter du sel ;
- choisir les versions réduites en sodium, si disponibles (p. ex. : bouillon) ;
- privilégier les légumes et fruits frais ou surgelés et les mets préparés à la maison avec

des aliments de base peu transformés plutôt que les aliments en conserve ou préparés du commerce.

Recette de substitut de sel fait maison :
- 15 mL (1 c. à soupe) de moutarde sèche
- 15 mL (1 c. à soupe) de poudre d'oignon
- 15 mL (1 c. à soupe) de poudre d'ail
- 15 mL (1 c. à soupe) de paprika
- 3 mL (¾ c. à thé) de poivre noir moulu
- 5 mL (1 c. à thé) de basilic moulu
- 5 mL (1 c. à thé) de thym moulu

Quelques conseils pratiques :
- Utiliser de préférence les mélanges d'assaisonnements maison ou commerciaux faibles en sodium comme Mrs. Dash^MD ou McCormick^MD plutôt que des substituts de sel souvent riches en potassium.
- Lors de l'utilisation de fines herbes pour la première fois, n'en mettre qu'une petite quantité. Goûter et… juger ! Au besoin, en ajouter un peu.
- Pour les légumes, ajouter les fines herbes au début de la cuisson.
- On suggère de consommer moins de 2 300 mg de sodium par jour.

Pour plus de renseignements :
www.sodium101.ca

Comment prendre en considération la valeur glucidique d'une portion d'une recette pour l'intéger à son plan d'alimentation ?

Si le plan d'alimentation est réparti par portions de 15 g de glucides, on doit trouver combien de portions représente l'aliment (par exemple, pour un muffin aux pruneaux qui contient 28 g de glucides), soit :

$$28 \text{ g} \div 15 \text{ g} = 1,9 = 2 \text{ portions de } 15 \text{ g}$$

On doit bien connaître son plan d'alimentation afin de déterminer dans quel(s) groupe(s) le mets sera classé.

Dans cet exemple, le muffin aux pruneaux pourrait compter pour une portion de fruits de 15 g de glucides et une portion de féculents de 15 g de glucides.

Ce muffin aux pruneaux contient aussi des matières grasses. Les aliments du groupe des féculents ou des fruits n'étant pas une source de matières grasses, ce muffin fournit donc aussi une portion de matières grasses dont il faut tenir compte dans l'apport alimentaire de sa journée.

Dans notre exemple, un muffin compte pour une portion de fruits, une portion de féculents et une portion de matières grasses. Il restera à compléter ce repas en prenant une portion de lait, deux autres portions de féculents, trois portions de viandes et substituts, et deux portions de légumes.

Si le plan d'alimentation est réparti en quantités fixes de glucides par repas, il faut tenir compte de la valeur en glucides du ou des muffins que l'on mange. On complète ensuite le menu pour atteindre la quantité de glucides recommandée.

Comment connaître la teneur en glucides d'une recette si, au départ, on ne connaît ni le rendement ni la valeur nutritive ?

Il est possible de calculer la valeur nutritive à partir de la liste des ingrédients de la recette, en utilisant une table de composition des aliments. Pour connaître la teneur en glucides, il faut diviser la quantité totale de glucides calculée à l'aide de cette table par le nombre de portions obtenues de la recette (rendement).

Il est aussi possible d'utiliser un analyseur de recettes comme celui des diététistes du Canada « ProfilAN » *(voir chapitre des ressources pour l'adresse internet).*

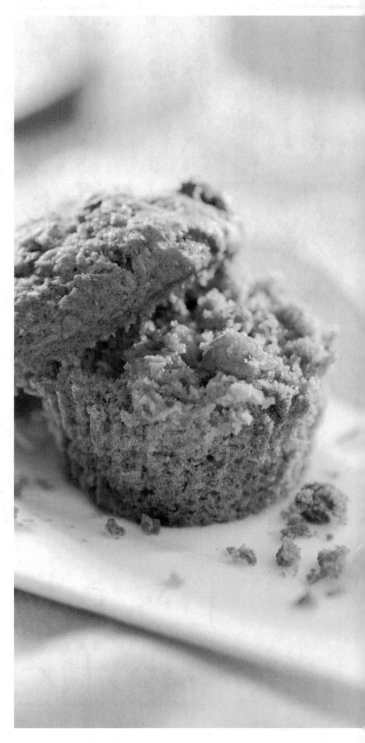

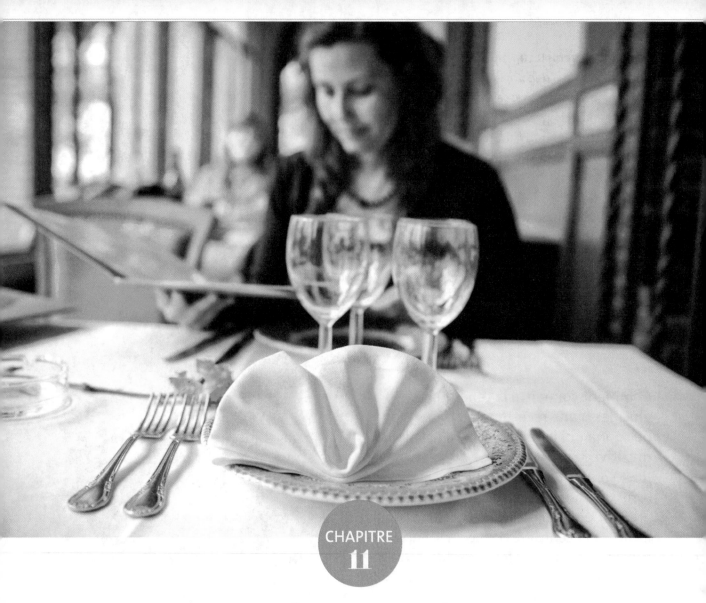

Les situations particulières

LES REPAS AU RESTAURANT

Peut-on manger au restaurant quand on est diabétique ?

Oui. Manger au restaurant de façon occasionnelle est un plaisir. Il ne faut surtout pas supprimer ces petits plaisirs en raison du diabète. Il suffit de trouver des stratégies qui permettent de profiter de ces occasions tout en respectant son plan d'alimentation.

Même si vous mangez au restaurant tous les midis, par exemple, il est possible de bien contrôler sa glycémie. C'est une question de choix d'aliments et de quantités. Toutefois, les repas servis au restaurant sont généralement de 20 % à 25 % plus gras en moyenne que ceux qui sont préparés à la maison et ils sont parfois peu équilibrés. De plus, ils contiennent généralement plus de sodium (sel) et de calories. Il faut tenir compte de ces facteurs pour faire de meilleurs choix. Pour vous aider, certains restaurants affichent la valeur nutritionnelle de leurs mets dans le menu ou sur leur site internet.

Quelles sont les stratégies aidantes lors du choix d'un repas au restaurant ?

Plusieurs stratégies peuvent aider à planifier un repas au restaurant.

- Connaître son plan d'alimentation.
- Se renseigner sur la composition ou le mode de préparation des mets qui nous intéressent.
- Établir ses choix d'aliments qui contiennent des glucides de l'entrée au dessert et ce, avant de débuter le repas. Choisir un plat dont la composition est facile à évaluer visuellement, comme une viande grillée, plutôt qu'un plat composé, comme un mets en sauce ou frit. Cette stratégie facilite le respect des quantités de chaque groupe d'aliments du plan d'alimentation.
- Accorder une attention particulière à la taille des portions servies.
- Choisir les modes de cuisson qui requièrent un minimum de matières grasses, comme c'est le cas pour les viandes grillées ou en brochette, ou pour les poissons pochés.
- Ne pas manger la peau du poulet, les panures et les fritures.
- Demander que l'on serve à part les sauces et les vinaigrettes, lorsque c'est possible.
- Partager avec un convive une portion de frites, un morceau de gâteau, une pizza au four à bois, etc. ou rapporter le surplus du repas à la maison.
- Choisir la demi-portion ou la portion pour enfant, si possible.
- Choisir deux entrées plutôt qu'une entrée et un plat principal.

LES REPAS RETARDÉS

Quel est l'effet d'un repas retardé sur la glycémie ?

Un repas retardé peut conduire à une hypoglycémie lorsque la personne diabétique prend des médicaments qui stimulent le pancréas à produire plus d'insuline (p. ex., glyburide, gliclazide, repaglinide) ou s'injecte de l'insuline.

Si le repas est retardé d'environ une heure : il est recommandé de prendre une collation fournissant 15 g de glucides à l'heure habituelle du repas et de soustraire cette quantité des glucides habituellement consommés au moment du repas.

Si le repas est retardé de deux à trois heures : il est recommandé de consommer l'équivalent d'une ou deux portions d'aliments glucidiques (15 g à 30 g de glucides) avec une petite quantité d'un aliment contenant des protéines. On soustrait ensuite ces portions du repas qui suit. S'il s'agit du repas du souper, on peut inverser la collation du coucher prévue dans le plan d'alimentation et ce repas.

Il faut prendre les médicaments antidiabétiques oraux, ceux qui stimulent le pancréas à produire plus d'insuline (p. ex. : glyburide, gliclazide, repaglinide) ou l'insuline avec le repas retardé.

Pour être capable d'estimer visuellement la taille des portions servies de chaque groupe d'aliments du plan d'alimentation, il faut s'exercer plusieurs fois à mesurer et à peser différents aliments à la maison. Il est également possible d'observer l'espace que ces aliments occupent dans l'assiette. On peut aussi se donner des points de repère pour déterminer le volume des portions en utilisant ses mains, tel qu'expliqué au chapitre 10. Pour en savoir plus à ce sujet, parlez-en avec un/une nutritionniste.

L'ALCOOL

Peut-on consommer de l'alcool lorsqu'on est diabétique ?

On peut consommer de l'alcool quand le diabète est bien contrôlé. Cependant, il ne faut jamais perdre de vue que la consommation excessive d'alcool, en plus d'avoir certains effets sur la glycémie, peut provoquer une augmentation :

- de la pression artérielle ;
- du taux de triglycérides ;
- du poids.

Quel est l'effet de l'alcool sur la glycémie ?

Il y a deux types de boissons alcoolisées :

1 **les boissons alcoolisées contenant du sucre** comme la bière, les vins apéritifs et les vins sucrés, qui peuvent augmenter la glycémie ;

2 **les boissons alcoolisées ne contenant pas de sucre** comme les vins secs et les alcools distillés tels que le gin, le rye, le rhum, le whisky, la vodka, le cognac, l'armagnac, etc.., qui n'augmentent pas la glycémie si elles sont consommées en petites quantités.

Pour une personne diabétique de type 2, la consommation d'alcool sur un estomac vide peut causer une hypoglycémie, surtout si elle prend des médicaments qui stimulent le pancréas à produire plus d'insuline (p. ex., glyburide, gliclazide, repaglinide) ou si elle s'injecte de l'insuline. Chez les personnes atteintes de diabète de type 1, une consommation modérée d'alcool au souper ou 2 à 3 heures après le souper peut provoquer une hypoglycémie tardive le lendemain matin, voire jusqu'à 24 heures après l'ingestion.

Pour prévenir ce risque :

- prendre une collation avant de se coucher ;
- vérifier sa glycémie au cours de la nuit (si cela vous a été recommandé).

Quels sont les facteurs importants à prendre en considération lorsqu'on consomme de l'alcool ?

- L'alcool a une **valeur énergétique élevée**. Une consommation régulière peut nuire à la perte de poids et même occasionner une prise de poids, car l'alcool fournit des calories supplémentaires.
- L'alcool ne fait partie **d'aucun groupe d'aliments du plan d'alimentation**. Consommer trop d'alcool peut nuire à la santé, surtout si certains aliments de grande valeur nutritive sont omis du régime alimentaire habituel.
- L'alcool consommé en trop grande quantité peut faire augmenter le taux de **triglycérides** (type de lipides dans le sang) et la **pression artérielle**.

Quelles sont les principales recommandations liées à la consommation d'alcool ?

1 Prendre des boissons alcoolisées uniquement quand le diabète est bien contrôlé.

2 Prendre de l'alcool avec des aliments, jamais sur un estomac vide.

3 Boire avec modération :
- pour les femmes : 0 à 2 verres standard par jour (10 par semaine au maximum) ;
- pour les hommes : 0 à 3 verres standard par jour (15 par semaine au maximum).

4 Boire l'alcool lentement.

5 Éviter de prendre de l'alcool avant, pendant et après une activité physique.

> **Un verre d'alcool correspond à :**
> - 1½ oz (43 mL) de spiritueux à 40 %
> - 5 oz (142 mL) de vin sec à 12 %
> - 3 oz (86 mL) de vin fortifié à 20 %
> - 12 oz (341 mL) de bière à 6 %
> - 2 x 5 oz (142 mL) de cidre à 6 %

Se rappeler que :

- Une seule consommation d'alcool peut conduire à l'hypoglycémie.

- Une seule consommation suffit à donner une haleine qui sent l'alcool.

- Les symptômes de l'hypoglycémie et de l'ivresse étant assez semblables, l'entourage pourrait confondre l'un et l'autre et retarder le traitement approprié. Porter un bracelet ou un pendentif mentionnant que la personne est diabétique permet d'éviter une confusion possible entre l'état d'ivresse et une réaction hypoglycémique.

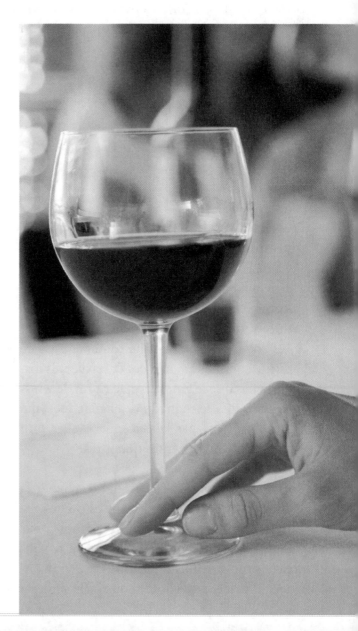

Quelles sont les valeurs énergétiques et glucidiques des boissons alcoolisées ?

Les valeurs énergétiques et glucidiques de quelques boissons alcoolisées sont présentées dans le tableau suivant.

Boissons alcoolisées	Quantité	Énergie (calories)	Glucides (grammes)
Bière régulière	341 mL (12 oz)	150	13
Bière légère	341 mL (12 oz)	95	4
Bière à 0,5 % d'alcool	341 mL (12 oz)	60 à 85	12 à 18
Bière à faible teneur en glucides	341 mL (12 oz)	90	2,5
Boisson au vin (« Cooler »)	341 mL (12 oz)	170	22
Vodka Ice^{MC}	341 mL (12 oz)	260	50
Sherry sucré	56 mL (2 oz)	79	4
Vermouth sucré	56 mL (2 oz)	96	10
Scotch, rhum, vodka, gin	43 mL (1½ oz)	98	0
Vin blanc sec	142 mL (5 oz)	106	1
Vin rouge sec	142 mL (5 oz)	106	2
Champagne	142 mL (5 oz)	120	2,5
Porto	56 mL (2 oz)	91	7
Liqueur de café	43 mL (1½ oz)	159	17
Cognac	43 mL (1½ oz)	112	0
Cidre de pomme	142 mL (5 oz)	74 à 94	18 à 22

Par quoi peut-on remplacer les boissons alcoolisées ?

Les boissons alcoolisées peuvent être remplacées par :

- des eaux gazéifiées peu salées ou du soda nature (club soda) ;
- des boissons gazeuses « diète » ;
- du jus de tomate avec citron ou sauce Tabasco^MD ;
- de l'eau citronnée avec des glaçons.

LES MALADIES BÉNIGNES

Quels sont les effets d'une maladie bénigne sur le diabète ?

Une maladie bénigne, comme un rhume, une grippe ou une gastroentérite, peut déséquilibrer la glycémie de la personne diabétique. La maladie est un stress pour l'organisme. Dans ces circonstances, la glycémie a tendance à augmenter pour deux raisons :

- Certaines hormones de stress sont sécrétées en plus grande quantité, faisant entrer dans le sang les réserves de glucose emmagasinées dans le foie ;
- Ces mêmes hormones augmentent la résistance à l'insuline, ce qui limite l'entrée du glucose dans les cellules.

Ces deux réactions peuvent donc entraîner une hyperglycémie.

À surveiller

Chez la personne diabétique de type 1, une acidocétose peut ressembler à une gastroentérite (présence de nausées et de vomissements). Il est donc important de vérifier sa glycémie et la présence de corps cétoniques de façon régulière (*voir chapitre sur l'hyperglycémie*).

Quelles sont les précautions à prendre lorsqu'une maladie bénigne se déclare ?

En cas de maladie bénigne, comme un rhume ou une grippe ne nécessitant pas de consultation médicale, cinq règles sont importantes à suivre pour la personne diabétique :

1 Poursuivre la prise des médicaments antidiabétiques oraux ou injectables ou de l'insuline. Les besoins en insuline d'une personne malade peuvent augmenter. Pour une personne qui suit un traitement par l'insuline, une échelle d'ajustement des doses d'insuline peut être établie en fonction des glycémies.

Il existe différentes méthodes pour établir les doses de correction lors des jours de maladie. Il est donc important d'avoir établi avec votre médecin un plan d'action personnalisé afin de savoir quelles doses supplémentaires vous administrer, à quel moment et dans quelles circonstances. Les doses de correction se donnent avec la même insuline que celle utilisée lors des repas (action rapide ou très rapide).

2 Mesurer sa glycémie toutes les 4 heures ou plus souvent, au besoin.

3 Vérifier la présence de corps cétoniques dans les urines ou dans le sang si la glycémie est supérieure à 14 mmol/L.

4 Boire beaucoup d'eau pour ne pas se déshydrater.

5 Prendre les quantités de glucides suggérées pour les repas et les collations sous forme d'aliments glucidiques faciles à digérer.

Doit-on agir de la même façon en cas de gastroentérite ?

La gastroentérite cause généralement de la diarrhée et des vomissements pouvant conduire à une déshydratation et à une perte d'électrolytes tels que le sodium et le potassium parce qu'on ne peut généralement ni boire ni manger.

Important !!!

Prévenir son médecin ou se rendre à l'urgence si l'une des situations suivantes se présente :

- Chez la personne diabétique de type 1, la glycémie s'élève au-dessus de 20 mmol/L avec présence de corps cétoniques de moyen à fort (*voir le chapitre 2*) accompagnée ou non de nausées et vomissements; chez la personne diabétique de type 2, la glycémie s'élève au-dessus de 30 mmol/L;
- Vomissements continuels et incapacité de boire ;
- Fièvre avec une température supérieure à 38,5 °C (101,3 °F) pendant plus de 48 heures.

Une approche en trois phases est conseillée afin d'éviter la déshydratation et de mettre l'intestin au repos pour diminuer la diarrhée et les vomissements :

Phase 1 : Alimentation liquide pendant les 24 premières heures

Prendre seulement des liquides. En tout temps et sans restriction, boire de l'eau, du bouillon ou du consommé. Il est recommandé de prendre toutes les heures des liquides apportant environ 15 g de glucides. Il est possible de prendre 15 mL (1 c. à table) de ces liquides toutes les 15 minutes plutôt que toutes les heures si de plus grandes quantités de liquides sont mal tolérées.

Les solutions orales de réhydratation vendues dans le commerce, comme Gastrolyte^MC et Pedialyte^MC, peuvent être un bon choix. Il est aussi possible de se préparer une solution maison avec 250 mL (1 tasse) de jus d'orange, la même quantité d'eau et 2 mL (½ c. à thé) de sel (250 mL ou 1 tasse de ce mélange = 15 g de glucides).

Progressivement, les préparations peuvent être remplacées par des jus, de la gélatine aromatisée, des boissons gazeuses régulières sans caféine et dégazéifiées, et des suppléments nutritifs du commerce (p. ex., Glucerna^MC, Resource^MC diabétique, Boost^MC diabétique, etc.).

Phase 2 : Alimentation faible en résidus (aliments qui mettent le gros intestin au repos)

Ajouter graduellement des aliments solides contenant 15 g de glucides, de manière à consommer la quantité de glucides recommandée dans le plan d'alimentation. Par exemple :

- Groupe des fruits : 1 petite pomme crue râpée, ½ banane mûre, 125 mL (½ tasse) de jus d'orange non sucré, etc. ;
- Groupe des féculents : 2 biscottes, 7 biscuits soda, 4 toasts Melba, 1 tranche de pain grillé, 75 mL (1/3 tasse) de pâtes alimentaires ou 75 mL (1/3 tasse) de riz, etc. ;
- Groupe des légumes : carottes, betteraves, asperges, haricots jaunes ou verts, etc. ;
- Groupe des viandes : viandes maigres, comme le blanc de poulet ou de dinde, poisson cuit sans ajout de gras ou fromage doux, etc.

Phase 3 : Retour à l'alimentation normale

Reprendre progressivement une alimentation normale selon le plan d'alimentation, tout en limitant :

- les aliments pouvant donner des gaz intestinaux, comme le maïs, les légumineuses (pois chiches, haricots rouges, etc.), le chou, l'oignon, l'ail et les crudités;
- les aliments pouvant être irritants, comme les fritures, les épices, le chocolat, le café et le cola.

LES VOYAGES

Comment doit-on planifier un voyage ?

Dans la préparation de son voyage, la personne diabétique doit prendre les précautions suivantes :

- S'assurer que son diabète est **bien contrôlé**.
- Se procurer une **lettre du médecin** attestant qu'elle est atteinte de diabète et décrivant son traitement, surtout si elle requiert des injections d'insuline.
- Avoir sur elle une **pièce d'identité** ou un bracelet mentionnant qu'elle est diabétique.
- S'informer de la protection offerte par les **assurances** en cas de maladies préexistantes pour les frais médicaux engagés à l'étranger et pour les frais de rapatriement en cas d'urgence médicale.
- Se renseigner sur les **habitudes et les coutumes** du ou des pays visités.
- **Communiquer avec la compagnie de transport** pour connaître l'heure du service des repas et réserver un repas pour personne diabétique, au besoin.
- S'informer auprès d'une **clinique santé-voyage** ou de son médecin au sujet des vaccins ou autres traitements nécessaires avant le départ (p. ex., prévention de la malaria).
- Se préparer une **trousse** comprenant des médicaments contre la diarrhée, les vomissements, le mal des transports. Des antibiotiques peuvent être indiqués : en parler à son médecin.
- Apporter au moins deux paires de **chaussures confortables**.
- **Éviter de voyager seul.**

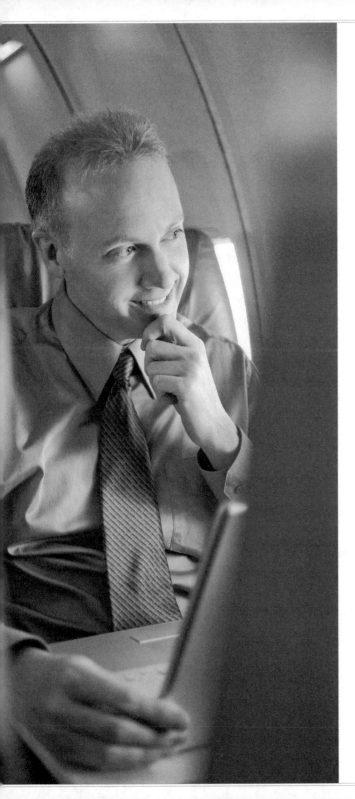

Quelles sont les précautions à prendre pour le transport du matériel et des médicaments nécessaires au traitement du diabète ?

Il est important d'avoir dans son bagage à main et non dans la soute à bagages tout ce qui est nécessaire pour le traitement de son diabète, soit :

- Tous ses médicaments avec l'étiquette de la pharmacie qui les identifie.
- Le double de la quantité d'insuline nécessaire, ce qui pourrait être utile en cas de bris s'il n'y en avait pas dans le pays visité. Attention, certains pays commercialisent de l'insuline de concentration différente (40 unités/mL). Il faut s'assurer, dans le cas où cette insuline serait injectée, de se procurer des seringues qui correspondent à la concentration d'insuline utilisée ;
- Une trousse isolante pour protéger l'insuline.
- Des seringues à insuline même si on utilise un stylo injecteur.
- Une trousse d'autocontrôle (lecteur, bandelettes, etc.).
- Une provision d'aliments pour se dépanner en cas d'hypoglycémie ou de repas retardé (p. ex., fruits secs ou frais, jus, noix, petits contenants de beurre d'arachides ou fromage et craquelins) ou des comprimés de glucose.

Quelles sont les recommandations particulières à suivre pendant le voyage?

Pendant le voyage, la personne diabétique doit suivre les recommandations suivantes :

- Respecter le plus possible l'horaire habituel des repas et des collations.
- Continuer à mesurer régulièrement sa glycémie pour vérifier si son diabète est toujours bien contrôlé puisque ses habitudes de vie risquent de changer.
- Toujours avoir une provision d'aliments à portée de la main pour se dépanner en cas d'hypoglycémie ou de repas retardé (p. ex., fruits secs ou frais, jus, noix, petits contenants de beurre d'arachides ou fromage et craquelins) ou des comprimés de glucose.
- Vérifier ses pieds tous les jours pour détecter rapidement toute blessure; éviter de se promener pieds nus.

Dans le régime d'insuline « divisé-mélangé », comment doit-on ajuster les doses d'insuline lors d'un voyage impliquant un décalage horaire de plus de trois heures?

Le régime d'insuline « divisé-mélangé » est un mélange d'insuline à action intermédiaire (Humulin^MD N ou Novolin^MD ge NPH) et d'insuline à action très rapide (Apidra^MD, Humalog^MD ou NovoRapid^MD) ou rapide (Humulin^MD R ou Novolin^MD ge Toronto), qui est injecté avant les repas du matin et du soir.

Prenons comme exemple un voyage Montréal-Paris, où le décalage horaire est de six heures.

Supposons que vous preniez habituellement :
- Novolin^MD ge NPH 16 unités et NovoRapid^MD (NR) 8 unités avant le repas du matin ;
- Novolin^MD ge NPH 6 unités et NovoRapid^MD (NR) 6 unités avant le repas du soir.

À l'aller :

Montréal-Paris. Le jour du départ étant plus court de six heures, on suggère de **diminuer la dose de NPH de 50 % avant le souper**. On conseille également de prendre **la moitié du repas du soir avant de partir et l'autre moitié en vol**; puis, on prendra 50 % de la dose de NR avant le repas du soir à Montréal et **50 % avant le repas en vol en soirée.**

Repas	Glycémie	Insuline	Repas
Montréal : repas du matin	oui	NPH 16 unités NR 8 unités	normal
Montréal : repas du midi	oui	----	normal
Montréal : repas du soir	oui	NPH 3 unités NR 3 unités	50 %
En vol : repas en soirée	oui	NR 3 unités	50 %
En vol : repas du matin	oui	NPH 16 unités NR 8 unités	normal

Au retour :

Paris-Montréal. Le jour du retour étant plus long de six heures, on suggère de prendre **le repas du soir en vol** avec la même quantité d'insuline NR prévue. On conseille aussi de prendre **un repas supplémentaire en soirée** équivalant à 50 % des glucides du repas habituel du soir, **précédé d'une dose de NR égale à 50 % de la dose qu'on prend habituellement avant le repas du soir.** Il est également suggéré de retarder la dose de NPH jusqu'au repas supplémentaire en soirée.

Repas	Glycémie	Insuline	Repas
Paris : repas du matin	oui	NPH 16 unités NR 8 unités	normal
Paris : repas du midi	oui	----	normal
En vol : repas du soir	oui	NR 6 unités	normal
Montréal : repas en soirée	oui	NPH 6 unités NR 3 unités	50 %

Dans le régime d'insuline « basal-prandial à glucides fixes », comment doit-on ajuster les doses d'insuline lors d'un voyage impliquant un décalage horaire de plus de trois heures ?

Le régime d'insuline « basal-prandial à glucides fixes » consiste à s'injecter une insuline à action très rapide (Apidra^MD, Humalog^MD ou NovoRapid^MD) ou rapide (Humulin^MD R ou Novolin^MD ge Toronto) avant chaque repas et une insuline de base à action intermédiaire (Humulin^MD N ou Novolin^MD ge NPH) ou prolongée (Levemir^MD ou Lantus^MD) au coucher.

Prenons comme exemple un voyage Montréal-Paris, où le décalage horaire est de six heures. Supposons que vous preniez habituellement :
- NovoRapid^MD (NR) 8 unités avant le repas du matin
- NovoRapid^MD (NR) 8 unités avant le repas du midi
- NovoRapid^MD (NR) 8 unités avant le repas du soir
- Novolin^MD ge NPH 8 unités avant le coucher

Du fait de la longue durée d'action de l'insuline à action prolongée (Levemir^MD ou Lantus^MD), il n'y a pas lieu d'en changer la dose.

À l'aller :

Montréal-Paris. Le jour du départ étant plus court de six heures, on suggère de **devancer l'heure de la dose de NPH avant le repas du soir et de prendre 50 % de la dose.** On conseille également de prendre **la moitié des glucides du repas du soir avant de partir et l'autre moitié en vol.** De même, on prendra **50 % de la dose de NR avant le repas du soir à Montréal et 50 % avant le repas en soirée en vol.**

N.B. Le jour étant plus court de six heures, on suggère de devancer la dose de Lantus^MD ou Levemir^MD avant le départ.

Repas	Glycémie	Insuline	Repas
Montréal : repas du matin	oui	NR 8 unités	normal
Montréal : repas du midi	oui	NR 8 unités	normal
Montréal : repas du soir	oui	NPH 4 unités NR 4 unités	50 %
En vol : repas en soirée	oui	NR 4 unités	50 %
En vol : repas du matin	oui	NR 8 unités	normal

Au retour :

Paris-Montréal. Le jour du retour étant plus long de six heures, on suggère de prendre **le repas du soir en vol** avec la même quantité d'insuline NR prévue. On conseille aussi de prendre **un repas supplémentaire en soirée** équivalant à 50 % des glucides du repas habituel du soir, **précédé de 50 % d'une dose de NR égale à 50 % de la dose que l'on prend habituellement avant le repas du soir.** Il est également suggéré de retarder la dose de NPH jusqu'au coucher.

N.B. La Lantus^MD ou Levemir^MD se **prendra au coucher comme d'habitude.**

Repas	Glycémie	Insuline	Repas
Paris : repas du matin	oui	NR 8 unités	normal
Paris : repas du midi	oui	NR 8 unités	normal
En vol : repas du soir	oui	NR 8 unités	normal
Montréal : repas en soirée	oui	NR 4 unités	50 %
Montréal : collation au coucher	oui	NPH 8 unités	Collation

Dans le régime d'insuline « basal-prandial à glucides variables », comment doit-on ajuster les doses d'insuline lors d'un voyage impliquant un décalage horaire de plus de trois heures ?

Le régime d'insuline « basal-prandial à glucides variables » comprend une injection d'insuline à action très rapide (Apidra^(MD), Humalog^(MD) ou NovoRapid^(MD)) ou rapide (Humulin^(MD) R ou Novolin^(MD) ge Toronto) avant chaque repas et une injection d'insuline à action intermédiaire (Humulin^(MD) N ou Novolin^(MD) ge NPH) ou prolongée (Levemir^(MD) ou Lantus^(MD)) au coucher.

Prenons comme exemple un voyage Montréal-Paris, où le décalage horaire est de six heures. Supposons que vous preniez habituellement :

- Humalog^(MD) (Hg) 1,2 unité/10 g de glucides avant le repas du matin
- Humalog^(MD) (Hg) 1,0 unité/10 g de glucides avant le repas du midi
- Humalog^(MD) (Hg) 1,0 unité/10 g de glucides avant le repas du soir
- Lantus^(MD) 12 unités au coucher

Du fait de la longue durée d'action de l'insuline à action prolongée (Lantus^(MD)), il n'y a pas lieu d'en changer la dose.

À l'aller :

Montréal-Paris. Le jour étant plus court de six heures, on suggère de **devancer la dose de Lantus^(MD) avant le départ**. Bien que les personnes diabétiques soumises au régime « basal-prandial à glucides variables » puissent attendre de prendre leur repas du soir dans l'avion, il leur est conseillé de prendre **un repas léger avant de partir en prenant de l'insuline Hg** en fonction des glucides consommés. Elles pourront également prendre **le repas en vol en soirée**, toujours en prenant l'insuline Hg en fonction des glucides consommés à la même dose que pour le repas du soir. **Le lendemain matin, en vol, elles prendront l'insuline Hg avant le repas du matin comme d'habitude.**

Repas	Glycémie	Insuline	Repas
Montréal : repas du matin	oui	Hg 1,2 unité/10 g de glucides	normal
Montréal : repas du midi	oui	Hg 1,0 unité/10 g de glucides	normal
Montréal : repas du soir	oui	Lantus 12 unités ; Hg 1,0 unité/10 g de glucides	50 %
En vol : repas en soirée	oui	Hg 1,0 unité/10 g de glucides	normal ou 50 %
En vol : repas du matin	oui	Hg 1,2 unité/10 g de glucides	normal

Au retour :

Paris-Montréal. Le jour du retour étant plus long de six heures, on recommande de prendre le repas du soir en vol avec la même dose d'insuline Hg et de prendre un repas supplémentaire en soirée avec la dose habituelle d'Hg d'avant le repas du soir. La Lantus^MD se prendra au coucher comme d'habitude.

Repas	Glycémie	Insuline	Repas
Paris : repas du matin	oui	Hg 1,2 unité/ 10 g de glucides	normal
Paris : repas du midi	oui	Hg 1,0 unité/10 g de glucides	normal
En vol : repas du soir	oui	Hg 1,0 unité/10 g de glucides	normal
Montréal : repas en soirée	oui	Hg 1,0 unité/10 g de glucides	normal ou 50 %
Montréal : collation au coucher	oui	Lantus 12 unités	Collation

Dans le régime d'insuline « prémélangée », comment doit-on ajuster les doses d'insuline lors d'un voyage impliquant un décalage horaire de plus de trois heures ?

Le régime d'insuline « prémélangée » comprend une injection d'un mélange d'insuline à action très rapide ou rapide et d'insuline à action intermédiaire (Humulin^MD 30/70, Novolin^MD ge 30/70, 50/50, 40/60, Humalog^MD Mix 25, etc.) avant les repas du matin et du soir.

Prenons comme exemple un voyage Montréal-Paris, où le décalage horaire est de six heures. Supposons que vous preniez de l'Humulin^MD 30/70 :

- 20 unités avant le repas du matin
- 10 unités avant le repas du soir

À l'aller :

Montréal-Paris. Le jour du départ étant plus court de six heures, on suggère de **prendre la moitié des glucides du repas du soir avant de partir et l'autre moitié en vol.** De même, on prendra la moitié de la dose d'insuline au repas du soir avant de partir et l'autre moitié avec le repas en vol en soirée.

Repas	Glycémie	Insuline	Repas
Montréal : repas du matin	oui	H 30/70 20 unités	normal
Montréal : repas du midi	oui	----	normal
Montréal : repas du soir	oui	H 30/70 5 unités	50 %
En vol : repas en soirée	oui	H 30/70 5 unités	50 %
En vol : repas du matin	oui	H 30/70 20 unités	normal

Au retour :

Paris-Montréal. Le jour du retour étant plus long de six heures, on suggère **de prendre un repas supplémentaire en soirée** (50 % des glucides du repas habituel du soir), **précédé d'une dose d'insuline équivalant à 50 % de la dose habituelle prise avant le repas du soir.**

Repas	Glycémie	Insuline	Repas
Paris : repas du matin	oui	H 30/70 20 unités	normal
Paris : repas du midi	oui	----	normal
En vol : repas du soir	oui	H 30/70 10 unités	normal
Montréal : repas en soirée	oui	H 30/70 5 unités	50 %
Montréal : collation au coucher	oui	----	Collation

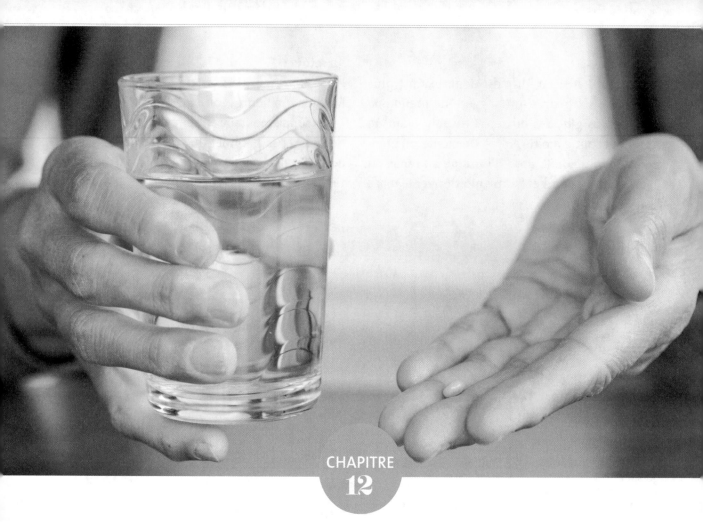

Les médicaments antidiabétiques autres que l'insuline

Qu'est-ce qu'un médicament antidiabétique ?

Un médicament antidiabétique est un médicament qui fait baisser la glycémie. Il existe des médicaments antidiabétiques oraux (pris par la bouche) et des médicaments injectés par voie sous-cutanée.

Dans quels cas utilise-t-on les médicaments antidiabétiques pour le traitement du diabète ?

Les médicaments antidiabétiques sont utilisés pour le traitement du diabète de type 2 lorsque le plan d'alimentation, l'activité physique et la perte de poids ne sont pas suffisants pour normaliser la glycémie. Les médicaments antidiabétiques peuvent être administrés seuls ou en association.

ATTENTION ! Les médicaments antidiabétiques ne remplacent pas le plan d'alimentation, l'activité physique et la perte de poids ; ils les complètent.

Quels sont les médicaments antidiabétiques disponibles au Canada ?

Il existe environ une vingtaine de médicaments antidiabétiques commercialisés au Canada. On les regroupe en différentes classes :

CLASSE	MÉDICAMENTS (nom générique/commercial)
	Médicaments antidiabétiques oraux
Sulfonylurées*	• Chlorpropamide (p. ex., Apo^MD-Chlorpropamide) • Gliclazide (p. ex., Diamicron^MD) • Glimépiride (p. ex., Amaryl^MD) • Glyburide (p. ex., Diaßeta^MD, Euglucon^MD • Tolbutamide (p. ex., Apo^MD-Tolbutamide)
Méglitinides*	• Natéglinide (Starlix^MD) • Repaglinide (p. ex., GlucoNorm^MD)
Biguanides	• Metformine (p. ex., Glucophage^MD)
Thiazolidinediones	• Pioglitazone (Actos^MD) • Rosiglitazone (Avandia^MD)
Inhibiteurs des alpha-glucosidases	• Acarbose (Glucobay^MD)
Inhibiteurs de la dipeptidyl peptidase-4 (DPP-4)**	• Linagliptine (Trajenta ^MC) • Saxagliptine (Onglyza^MD) • Sitagliptine (Januvia^MD)
	Médicaments antidiabétiques injectables
Agonistes du GLP-1**	• Exénatide (Byetta^MD) • Liraglutide (Victoza^MD)

*Sécrétagogues d'insuline.
**Agents agissant par la voie des incrétines. GLP-1 : « glucagon-like peptide- 1 » ou peptide-1 apparenté au glucagon.

Quelles sont les caractéristiques des sulfonylurées (p. ex., glyburide [Diaßeta^MD], gliclazide [Diamicron^MD], glimépiride [Amaryl^MD]) ?

- **Mécanisme d'action :** les sulfonylurées stimulent le pancréas à produire plus d'insuline (ce sont des sécrétagogues d'insuline). Elles sont donc inefficaces si les cellules du pancréas qui produisent de l'insuline ne fonctionnent plus.

- **Effets indésirables :** l'hypoglycémie est l'effet indésirable le plus souvent attribué aux sulfonylurées. Elle peut se produire à n'importe quel moment du jour ou de la nuit. Il faut alors ajuster les doses. Afin de minimiser les risques d'hypoglycémie, il faut s'assurer de la régularité des repas et des collations conformément au plan d'alimentation. On conseille de ne pas prendre ces médicaments au coucher.

- **Moment optimum de la prise :** il est conseillé de prendre les sulfonylurées avant le repas, mais pas plus de 30 minutes avant. Il est aussi généralement recommandé de prendre au déjeuner les sulfonylurées à prise uniquotidienne telles que le gliclazide à libération modifiée (Diamicron^MD MR) et le glimépiride (Amaryl^MD).

Quelles sont les caractéristiques des méglitinides (natéglinide [Starlix^MD] et repaglinide [GlucoNorm^MD]) ?

- **Mécanisme d'action :** tout comme les sulfonylurées, le natéglinide et le repaglinide stimulent le pancréas à produire plus d'insuline (ce sont des sécrétagogues d'insuline). Ils sont donc inefficaces si les cellules du pancréas qui produisent l'insuline ne fonctionnent plus. Ils diffèrent des sulfonylurées par leur action plus rapide et plus courte.

- **Effets indésirables :** l'hypoglycémie est l'effet indésirable le plus souvent attribué au natéglinide et au repaglinide. Il faut alors ajuster les doses. Afin de minimiser les risques d'hypoglycémie, il faut s'assurer de la régularité des repas et des collations conformément au plan d'alimentation. On conseille de ne pas prendre ces médicaments au coucher.

- **Moment optimum de la prise :** il est conseillé de prendre ces médicaments le plus près possible du début du repas (entre 0 et 15 minutes), mais pas plus de 30 minutes avant.

6

Quelles sont les caractéristiques des biguanides (metformine [Glucophage^MD]) ?

- **Mécanisme d'action :** la metformine agit principalement en réduisant la production de glucose par le foie. Elle diminue aussi la résistance à l'insuline. En d'autres termes, elle rend l'insuline plus efficace.

- **Effets indésirables :** les problèmes intestinaux, surtout la diarrhée, sont les effets indésirables le plus souvent attribués à la metformine. Ces effets indésirables peuvent être atténués par une augmentation progressive des doses lors de l'initiation du traitement. Un goût métallique dans la bouche est parfois rapporté. Lorsqu'elle est prise seule, la metformine est très rarement associée à l'hypoglycémie.

- **Moment optimum de la prise :** il est conseillé de prendre la metformine au moment des repas afin de minimiser les effets intestinaux indésirables.

7

Quelles sont les caractéristiques des thiazolidinediones (pioglitazone [Actos^MD] et rosiglitazone [Avandia^MD]) ?

- **Mécanisme d'action :** la pioglitazone et la rosiglitazone diminuent la résistance à l'insuline. En d'autres termes, elles rendent l'insuline plus efficace. Cela se traduit par une augmentation de l'utilisation du glucose, surtout par le tissu musculaire, mais aussi par le tissu adipeux (graisseux).

- **Effets indésirables : l'œdème (enflure due à la rétention d'eau)** et la prise de poids sont des effets indésirables possibles. Ces médicaments doivent être utilisés avec prudence ou évités chez les personnes atteintes de maladies cardiovasculaires. La rosiglitazone a été associée à un risque accru d'infarctus non fatals. Il existe une augmentation potentielle du risque de cancer de la vessie avec la pioglitazone. Ces deux agents augmentent le risque de fracture chez la femme. Compte tenu de ces données, l'utilisation des thiazolidinediones est actuellement très restreinte. Lorsqu'elles sont prises seules, la pioglitazone et la rosiglitazone ne sont généralement pas associées à l'hypoglycémie.

- **Moment optimum de la prise :** Il est conseillé de toujours prendre ces médicaments au même moment de la journée, habituellement le matin. Il n'est pas nécessaire de les associer à la prise de nourriture.

Quelles sont les caractéristiques des inhibiteurs des α-glucosidases (acarbose [Glucobay^MD]) ?

- **Mécanisme d'action :** l'acarbose retarde l'absorption des glucides ingérés au moment du repas. Elle atténue ainsi l'élévation de la glycémie après le repas.
- **Effets indésirables :** les problèmes digestifs, surtout les ballonnements et les flatulences (gaz), sont les effets indésirables le plus souvent attribués à l'acarbose. Lorsqu'elle est prise seule, l'acarbose n'est pas associée à l'hypoglycémie.
- **Moment optimum de la prise :** l'acarbose doit être prise avec la première bouchée du repas pour assurer son efficacité.

Quelles sont les caractéristiques des inhibiteurs de la DPP-4 (linagliptine [Trajenta^MC], saxagliptine [Onglyza^MD], sitagliptine [Januvia^MD]) ?

- **Mécanisme d'action :** les inhibiteurs de la DPP-4 intensifient l'effet de certaines hormones intestinales dites incrétines (comme le GLP-1) impliquées dans le contrôle de la glycémie. Ils entraînent une augmentation de la sécrétion d'insuline ainsi qu'une diminution de la sécrétion de glucagon (une hormone hyperglycémiante), mais seulement si la glycémie est élevée.
- **Effets indésirables :** les inhibiteurs de la DPP-4 sont généralement bien tolérés. Lorsqu'il est pris seul, un agent de cette classe est très rarement associé à l'hypoglycémie.
- **Moment optimum de la prise :** il est conseillé de toujours prendre ces médicaments au même moment de la journée, habituellement le matin. Il n'est pas nécessaire de les associer à la prise de nourriture.

Quelles sont les caractéristiques des agonistes du GLP-1 (exénatide [Byetta^MD] et liraglutide [Victoza^MD]) ?

- **Mécanisme d'action :** l'exénatide et le liraglutide miment l'effet de certaines hormones intestinales dites incrétines (comme le GLP-1) impliquées dans le contrôle de la glycémie. Ils entraînent une augmentation de la sécrétion d'insuline ainsi qu'une diminution de la sécrétion de glucagon (une hormone hyperglycémiante), mais seulement si la glycémie est élevée. Ils agissent aussi en diminuant la vitesse de la vidange de l'estomac et en diminuant l'appétit. Ils peuvent être associés à une perte de poids. Ces médicaments s'administrent en injection dans le tissu sous-cutané.
- **Effets indésirables :** nausées, diarrhées, vomissements et céphalées constituent les principaux effets indésirables associés aux agonistes du GLP-1. Lorsqu'il est pris seul, un agent de cette classe est très rarement associé à l'hypoglycémie.
- **Moment optimum de la prise :** l'exénatide doit être administré dans l'heure précédant le déjeuner et le souper. Le liraglutide

s'administre une fois par jour au même moment chaque jour.

- **Autres considérations :** les agonistes du GLP-1 sont administrés par injection sous-cutanée à l'aide d'un stylo-injecteur prérempli sur lequel on visse une aiguille (comme pour l'insuline). Les stylos en réserve doivent être conservés au réfrigérateur (stables jusqu'à la date de péremption). Le stylo entamé doit être gardé à la température ambiante (maximum 25 °C pour Byetta^MD et 30 °C pour Victoza^MD) et se conserve 30 jours.

Que doit-on faire si on a oublié de prendre une dose d'un antidiabétique ?

- Si on constate l'oubli rapidement, on peut prendre la dose immédiatement. Sinon, il faut attendre le moment de la dose suivante.
- **Ne jamais doubler la dose.**
- Il n'est pas conseillé de prendre les sulfonylurées (p. ex., glyburide, gliclazide), le natéglinide ou le repaglinide au coucher, car il y a un risque d'hypoglycémie nocturne.
- En ce qui concerne l'acarbose, elle n'est efficace que lorsqu'elle est prise **avec un repas**. Il est inutile de prendre l'acarbose après le repas en cas d'oubli.
- L'exénatide (Byetta^MD) doit être administré dans l'heure précédant le déjeuner et le souper et ne doit pas être pris après le repas. Si on oublie la dose le matin, on peut le prendre avant le dîner à condition qu'il y ait au moins 6 heures entre cette dose et celle du souper.

Pourquoi le traitement nécessite-t-il souvent la prise de plusieurs médicaments antidiabétiques ?

Les médicaments antidiabétiques d'une classe donnée agissent selon un certain mécanisme. Par exemple, les sécrétagogues stimulent la libération d'insuline par le pancréas et les biguanides font diminuer la production de glucose par le foie. En associant des agents ayant des modes d'action différents, on peut souvent augmenter l'efficacité du traitement. Certains médicaments sont disponibles sous forme de comprimés contenant une combinaison de deux agents.

Comment détermine-t-on le meilleur choix d'agents antidiabétiques pour une personne en particulier?

Il existe des recommandations sur le traitement du diabète établies d'après les données scientifiques actuelles. Le choix des agents antidiabétiques pour une personne donnée est aussi déterminé par de multiples facteurs tels que les glycémies, l'hémoglobine glyquée, l'âge, la durée du diabète, les autres problèmes de santé, entre autres.

Existe-t-il des interactions entre les médicaments antidiabétiques et d'autres médicaments?

Tout médicament a un certain potentiel d'interaction avec d'autres agents. La détection et la prévention des interactions médicamenteuses sont de la responsabilité du pharmacien et du médecin, mais la personne traitée a aussi un rôle à jouer.

Toute personne qui prend des médicaments devrait avoir une liste à jour, idéalement fournie par son pharmacien, de ses médicaments. Il est fortement recommandé **d'apporter les contenants de médicaments** lors des visites chez le médecin pour qu'il puisse faire les meilleurs choix de traitement. De même, il est conseillé de toujours consulter le même pharmacien afin qu'il puisse détecter les éventuels problèmes et donner des conseils adéquats (sur la duplication, les effets indésirables et les interactions, par exemple).

Est-ce que les médicaments antidiabétiques doivent être pris à long terme?

En général, les médicaments antidiabétiques devront être pris à long terme, car le diabète est une maladie chronique qui se contrôle mais ne se guérit pas. Le traitement doit toutefois être ajusté régulièrement, à la baisse ou à la hausse, par le médecin. Le but de la médication est de maintenir la glycémie le plus près possible des valeurs normales ou des valeurs cibles en évitant des effets indésirables tels que l'hypoglycémie.

PRINCIPAUX MÉCANISMES D'ACTION DES ANTIDIABÉTIQUES ORAUX

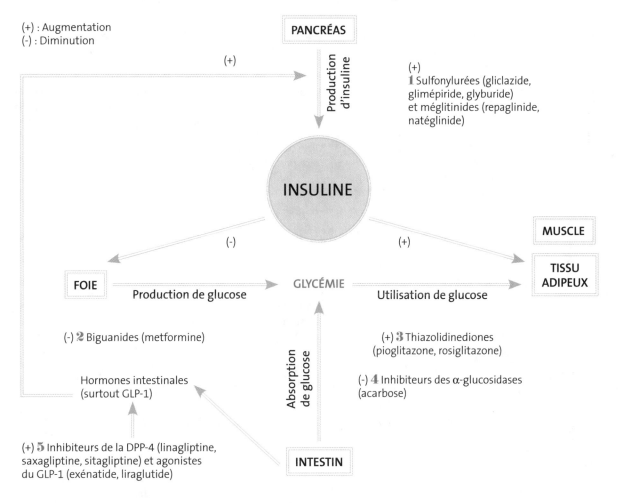

(+) : Augmentation
(-) : Diminution

PANCRÉAS

(+)

Production d'insuline

(+)
1 Sulfonylurées (gliclazide, glimépiride, glyburide) et méglitinides (repaglinide, natéglinide)

INSULINE

(-)

(+)

MUSCLE

TISSU ADIPEUX

FOIE — Production de glucose → GLYCÉMIE — Utilisation de glucose →

(-) **2** Biguanides (metformine)

(+) **3** Thiazolidinediones (pioglitazone, rosiglitazone)

(-) **4** Inhibiteurs des α-glucosidases (acarbose)

Absorption de glucose

Hormones intestinales (surtout GLP-1)

(+) **5** Inhibiteurs de la DPP-4 (linagliptine, saxagliptine, sitagliptine) et agonistes du GLP-1 (exénatide, liraglutide)

INTESTIN

1 Les sulfonylurées et les méglitinides stimulent le pancréas à produire plus d'insuline (sécrétagogues d'insuline).

2 Les biguanides diminuent la production de glucose par le foie.

3 Les thiazolidinediones augmentent l'action de l'insuline, ce qui accroît l'utilisation de glucose, surtout par le tissu musculaire, mais aussi par le tissu adipeux (graisseux).

4 Les inhibiteurs des α-glucosidases retardent l'absorption des glucides alimentaires.

5 Les inhibiteurs de la DPP-4 et les agonistes du GLP-1 intensifient l'action de certaines hormones intestinales, comme le GLP-1, qui favorisent la sécrétion d'insuline par le pancréas lorsque la glycémie est élevée.

N.B. Consultez le tableau sur les différents antidiabétiques pour plus d'information.

MÉDICAMENTS ANTIDIABÉTIQUES ORAUX

Médicament	Glyburide	Gliclazide	Gliclazide à libération modifiée	Glimépiride	Repaglinide	Natéglinide
Classe	Sulfonylurées (sécrétagogues d'insuline)	Sulfonylurées (sécrétagogues d'insuline)	Sulfonylurées (sécrétagogues d'insuline)	Sulfonylurées (sécrétagogues d'insuline)	Méglitinides (sécrétagogues d'insuline)	Méglitinides (sécrétagogues d'insuline)
Nom commercial (liste non exhaustive)	Diaßeta Euglucon Apo-Glyburide Mylan-Glybe Teva-Glyburide	Diamicron Ava-Gliclazide Novo-Gliclazide pms-Gliclazide	Diamicron MR Gliclazide MR	Amaryl Apo-Glimépiride Ratio-Glimépiride	GlucoNorm Co- Repaglinide pms-Repaglinide	Starlix
Présentation commerciale	Comprimés de 2,5 mg et 5 mg (sécables en deux)	Comprimés de 80 mg (sécables en quatre)	Comprimés de 30 mg et 60 mg (30 mg non sécables; 60mg sécables)	Comprimés de 1 mg, 2 mg et 4 mg (sécables en deux)	Comprimés de 0,5 mg, 1 mg et 2 mg (non sécables)	Comprimés de 60 mg et 120 mg (non sécables)
Posologie quotidienne	1,25 mg à 20 mg	40 mg à 320 mg	30 mg à 120 mg	1 mg à 8 mg	1 mg à 16 mg	180 mg à 360 mg
Nombre de prises quotidiennes	1 à 3	1 à 3	1	1	2 à 4 (selon le nombre de repas)	3
Moment optimum de la prise	0 à 30 min avant les repas	0 à 30 min avant les repas	Au déjeuner	Au déjeuner	0 à 15 min avant les repas	0 à 15 min avant les repas
Effets indésirables les plus fréquents	Hypoglycémie	Hypoglycémie	Hypoglycémie	Hypoglycémie	Hypoglycémie	Hypoglycémie
Risque d'hypoglycémie	Oui	Oui	Oui	Oui	Oui	Oui

Acarbose	Metformine	Metformine à libération prolongée	Pioglitazone	Rosiglitazone	Rosiglitazone et metformine
Inhibiteurs des alpha-glucosidases	Biguanides	Biguanides	Thiazolidinediones	Thiazolidinediones	Thiazolidinediones et biguanides
Glucobay	Glucophage Apo-Metformine Jamp-Metformine Novo-Metformine Riva-Metformine	Glumetza	Actos Apo-pioglitazone Mint-pioglitazone Ran-pioglitazone	Avandia	Avandamet
Comprimés de 50 mg et 100 mg (sécables en deux)	Comprimés de 500 mg (sécables en deux) et 850 mg (non sécables)	Comprimés de 500 mg	Comprimés de 15 mg, 30 mg et 45 mg (non sécables)	Comprimés de 2 mg, 4 mg et 8 mg (non sécables)	Comprimés de (rosiglitazone/ metformine) 2 mg/500 mg 4 mg/500 mg 2 mg/1000 mg 4 mg/1000 mg (non sécables)
50 mg à 300 mg	250 mg à 2 500 mg	500 mg à 2 000 mg	15 mg à 45 mg	4 mg à 8 mg	2 mg/1000 mg à 8 mg/2000 mg
1 à 3	1 à 4	1	1	1 à 2	2
Avec la première bouchée des repas	Aux repas	Au souper	Avec ou sans nourriture	Avec ou sans nourriture	Aux repas
Ballonnements flatulences, diarrhée	Diarrhée/goût métallique	Diarrhée	Œdème/prise de poids	Œdème/prise de poids	Œdème/ prise de poids/diarrhée/ goût métallique
Non	Non	Non	Non	Non	Non

Médicament	Linagliptine	Saxagliptine	Sitagliptine	Linagliptine et metformine	Saxagliptine et metformine
Classe	Inhibiteurs de la DPP-4	Inhibiteurs de la DPP-4	Inhibiteurs de la DPP-4	Inhibiteurs de la DPP-4 et biguanides	Inhibiteurs de la DPP-4 et biguanides
Nom commercial (liste non exhaustive)	Trajenta	Onglyza	Januvia	Jentadueto	Komboglyze
Présentation commerciale	Comprimés de 5 mg (non sécables)	Comprimés de 2,5 mg et 5 mg (non sécables)	Comprimés de 25 mg, 50 mg et 100 mg (non sécables)	Comprimés de 2,5 mg/500 mg 2,5 mg/850 mg 2,5 mg/1000 mg	Comprimés de 2,5 mg/500 mg 2,5 mg/850 mg 2,5 mg/1000 mg
Posologie quotidienne	5 mg	2,5 mg à 5 mg	25 mg à 100 mg	5 mg/1000mg à 5 mg/2000mg	5 mg/1000 mg à 5 mg/2000 mg
Nombre de prises quotidiennes	1	1	1	2	2
Moment optimum de la prise	Avec ou sans repas au même moment chaque jour	Avec ou sans repas au même moment chaque jour	Avec ou sans repas au même moment chaque jour	Avec les repas	Avec les repas
Effets indésirables les plus fréquents	Bien tolérée	Bien tolérée	Bien tolérée	Diarrhée/goût métallique	Diarrhée/goût métallique
Risque d'hypoglycémie	Non	Non	Non	Non	Non

MÉDICAMENTS ANTIDIABÉTIQUES INJECTABLES

Sitagliptine et metformine	Exénatide	Liraglutide
Inhibiteurs de la DPP-4 et biguanides	Agonistes du GLP-1	Agonistes du GLP-1
Janumet	Byetta	Victoza
Comprimés de 50 mg/500 mg 50 mg/850 mg 50 mg/1000 mg	Stylo-injecteur de 250 mcg/mL : 5 mcg/dose (1,2 mL) et 10 mcg/dose (2,4mL)	Stylo-injecteur de 6 mcg /mL (3 mL)
100 mg / 1000 mg à 100 mg/ 2000 mg	10 mcg à 20 mcg	0,6 mg, 1,2 mg et 1,8 mg
2	2	1
Avec les repas	Dans l'heure précédant le déjeuner et le souper	Au même moment chaque jour
Diarrhée/goût métallique	Nausées, diarrhées, vomissements, céphalées	Nausées, diarrhées, vomissements, céphalées
Non	Non	Non

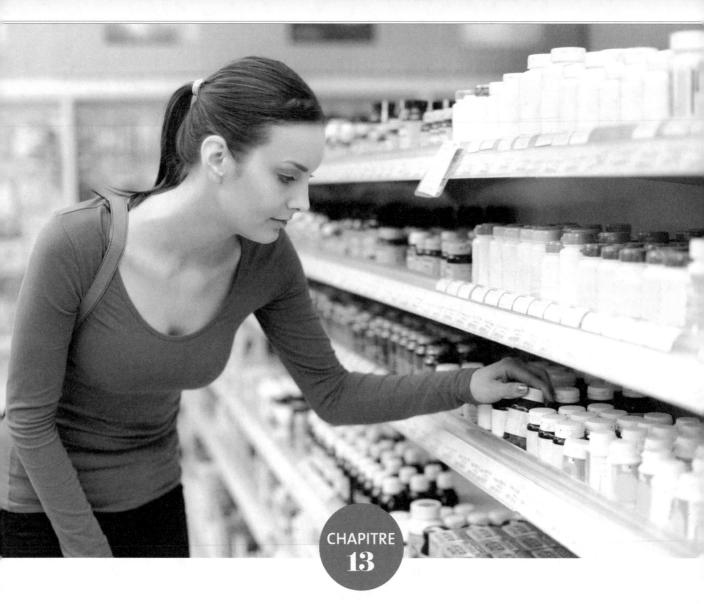

Les médicaments en vente libre

Que sont les médicaments en vente libre ?

Les médicaments en vente libre sont tous les produits médicamenteux vendus sans ordonnance. Pour se procurer certains de ces médicaments, une consultation avec le pharmacien est obligatoire, alors que d'autres sont accessibles directement.

Quand et comment devraient être utilisés les médicaments en vente libre ?

Les médicaments en vente libre permettent de s'autotraiter pour des **problèmes de santé bénins**. Ils ne devraient être pris que sur de **courtes périodes** afin d'éviter qu'ils ne masquent les symptômes d'un problème plus grave. Le mode d'emploi et les mises en garde indiqués sur l'emballage doivent évidemment être respectés.

Les médicaments en vente libre sont-ils inoffensifs ?

Aucun médicament n'est totalement inoffensif. Dans certains cas, les médicaments en vente libre peuvent entraîner des effets indésirables. Certains doivent être évités ou utilisés avec prudence en présence de certaines maladies. Il y a aussi un risque d'interaction entre les médicaments en vente libre et les médicaments prescrits.

Comment choisir un médicament en vente libre de façon sécuritaire ?

Il est fortement recommandé de consulter son pharmacien avant de choisir un médicament en vente libre, car celui-ci pourra suggérer le produit le plus approprié à l'état de la personne compte tenu des symptômes, des problèmes de santé et des autres médicaments consommés. Parfois, il recommandera plutôt des mesures non pharmacologiques. Le pharmacien invitera la personne à consulter son médecin s'il juge que son état de santé le requiert. Il est conseillé de toujours faire exécuter ses ordonnances chez le même pharmacien afin que le dossier soit tenu à jour et qu'il puisse offrir des conseils plus judicieux.

Quels sont les types de médicaments sans ordonnance à éviter ou à utiliser avec précaution par la personne diabétique ?

Ce sont les types de médicaments suivants :
- les **décongestionnants oraux** (contre la congestion nasale) ;
- les médicaments contenant du **sucre** ;
- les préparations **kératolytiques** (pour traiter les cors, les callosités et les verrues) ;
- les doses élevées d'**acide acétylsalicylique** ou AAS (p. ex., Aspirin[MD]).

Pourquoi les décongestionnants oraux doivent-ils être utilisés avec précaution ?

Les décongestionnants oraux (p. ex., Sudafed^MD) sont des médicaments (en sirop, en comprimé, en sachet de poudre) qui diminuent la congestion nasale. La majorité des décongestionnants oraux contiennent un ingrédient dit « sympathomimétique » (p. ex., pseudoéphédrine) qui peut avoir un effet **hyperglycémiant**, surtout si les doses utilisées dépassent celles qui sont recommandées. La surconsommation de ce type de produit est fréquente. Les préparations pour le rhume contiennent souvent des mélanges d'ingrédients (contre la toux, la fièvre, etc.), et il n'est pas rare qu'on utilise deux produits différents dont l'un des ingrédients communs est un décongestionnant sympathomimétique. On double ainsi la dose sans le savoir.

Ce type de décongestionnant oral est également déconseillé en présence de problèmes vasculaires, d'hypertension, d'hyperthyroïdie et de maladies cardiaques, telles que l'angine de poitrine.

Comme traitement de rechange, il est recommandé de boire beaucoup d'eau, d'humidifier l'air ambiant et d'utiliser un vaporisateur nasal d'eau salée. Si la congestion persiste, on peut utiliser un décongestionnant en vaporisateur nasal, mais pas plus de 72 heures d'affilée (pour éviter une congestion de rebond).

Pourquoi les médicaments contenant du sucre doivent-ils être utilisés avec précaution ?

Il est important que la personne diabétique sache reconnaître les médicaments contenant du sucre afin de ne pas nuire involontairement au contrôle de sa glycémie. Le sucre est présent non seulement dans les sirops, mais également dans les sachets de poudre, les comprimés à croquer, les pastilles, etc. La personne diabétique devrait éviter tout médicament qui contient plus de **20 calories** (5 g de glucides) **par dose ou qui fournit 80 calories** (20 g de glucides) **et plus par jour,** sinon elle devra en tenir compte dans son apport quotidien de glucides. La teneur en sucre est parfois inscrite sur l'emballage. Dans le cas contraire, le pharmacien pourra fournir cette information.

Il existe diverses préparations « sans sucrose » ou « sans sucre ». Celles-ci contiennent habituellement des succédanés de sucre. Elles peuvent être utilisées par la personne diabétique, à la posologie recommandée, à moins que le médicament actif ne soit contre-indiqué pour une autre raison.

Pourquoi les préparations kératolytiques (pour traiter les cors, les callosités et les verrues) doivent-elles être utilisées avec précaution ?

On utilise souvent des pansements, des coussinets, des pommades ou des gelées contenant des produits tels que l'acide salicylique ou tannique pour traiter les cors, les callosités et les verrues. Ces acides sont très irritants. Il est recommandé de consulter un médecin, un podiatre ou une infirmière spécialisée en soins des pieds avant d'utiliser de tels produits.

Pourquoi les doses élevées d'acide acétylsalicylique doivent-elles être utilisées avec précaution ?

L'acide acétylsalicylique ou AAS (p. ex., Aspirin^MD, Anacin^MD, Entrophen^MD, etc.), pris à doses élevées, peut conduire à l'**hypoglycémie**. Cet effet peut se manifester lorsque la dose quotidienne dépasse 3000 mg, ce qui équivaut à plus de 9 comprimés de 325 mg par jour ou à plus de 6 comprimés de 500 mg par jour.

L'acétaminophène (p. ex., Tylenol^MD, Atasol^MD, etc.) ne contient pas d'acide acétylsalicylique et représente donc une solution de rechange sécuritaire en cas de fièvre ou de douleur.

À la pharmacie, y a-t-il une façon simple de reconnaître les médicaments en vente libre à utiliser avec prudence ou à éviter ?

Au Québec, l'Ordre des pharmaciens a mis en place un programme appelé « Code médicament ». Il s'agit de six lettres-codes qui correspondent chacune à une mise en garde. Ces lettres-codes sont habituellement apposées sur l'étiquette du prix ou sur la tablette où se trouve le médicament.

La **lettre-code « E »** concerne spécifiquement la personne diabétique. En effet, tout produit visé par le « **code E** » est **déconseillé**. Le « code E » s'applique à trois types de produits :

1 les décongestionnants oraux ;

2 les médicaments contenant du sucre à raison de 20 calories et plus **par dose** ou de 80 calories et plus **par jour**, à la posologie recommandée ;

3 les préparations kératolytiques (pour traiter les cors, les callosités et les verrues).

Une carte « Code médicament » personnalisée, distribuée par votre pharmacien, vous indiquera les lettres-codes qui vous concernent.

Si vous ne résidez pas au Québec, informez-vous auprès de votre pharmacien pour savoir s'il existe un programme semblable au « Code médicament » dans votre région.

Les produits dits «de santé naturels» peuvent-ils être consommés par la personne diabétique ?

Beaucoup de produits dits «naturels» se trouvent sur le marché. Il faut savoir que «naturel» ne signifie pas nécessairement «inoffensif». En effet, certains produits de santé naturels peuvent provoquer des effets indésirables, interagir avec les médicaments prescrits ou être incompatibles avec certaines maladies.

D'autre part, la qualité des produits de santé naturels que l'on trouve sur le marché est très variable et leur composition n'est pas toujours connue. Un numéro de produit naturel (NPN) à huit caractères est attribué aux produits dont la vente est autorisée au Canada.

Si la personne diabétique choisit de consommer un produit de santé naturel, il lui est fortement recommandé de consulter le pharmacien pour qu'il vérifie si ce produit convient à son état de santé. Il lui est aussi conseillé de mentionner à son médecin les produits de santé naturels qu'elle utilise.

Est-il possible qu'un produit de santé naturel influence la glycémie ?

Certains produits de santé naturels ont le potentiel de faire augmenter la glycémie et d'autres de la faire baisser. Un exemple de produit dont l'effet est controversé est la glucosamine, un supplément utilisé dans l'arthrose. La glucosamine a été associée à une augmentation de la résistance à l'insuline et même à une augmentation de la mort des cellules du pancréas chez la souris. Par ailleurs, des études chez l'humain laissent croire que son effet serait peu significatif sur la glycémie. Les données étant limitées, on recommande de mesurer régulièrement sa glycémie si on décide de prendre de la glucosamine afin d'en surveiller les effets. Voici quelques exemples de produits qui ont le potentiel de faire baisser la glycémie : le fenugrec, le vanadium, le melon amer, le gymnéma, le chrome, le ginseng américain, l'ivy gourd (*Cocinnia grandis*).

De façon générale, il est conseillé de s'informer auprès de son pharmacien ou de son médecin avant de consommer un produit naturel. La personne diabétique qui décide de prendre un produit de santé naturel ayant un potentiel hyperglycémiant ou hypoglycémiant devrait en surveiller les effets sur sa glycémie en la mesurant plus souvent qu'à l'habitude.

Enfin, dans l'état actuel des connaissances, aucun produit naturel ne peut être recommandé pour remplacer les médicaments antidiabétiques ou l'insuline dans le traitement du diabète.

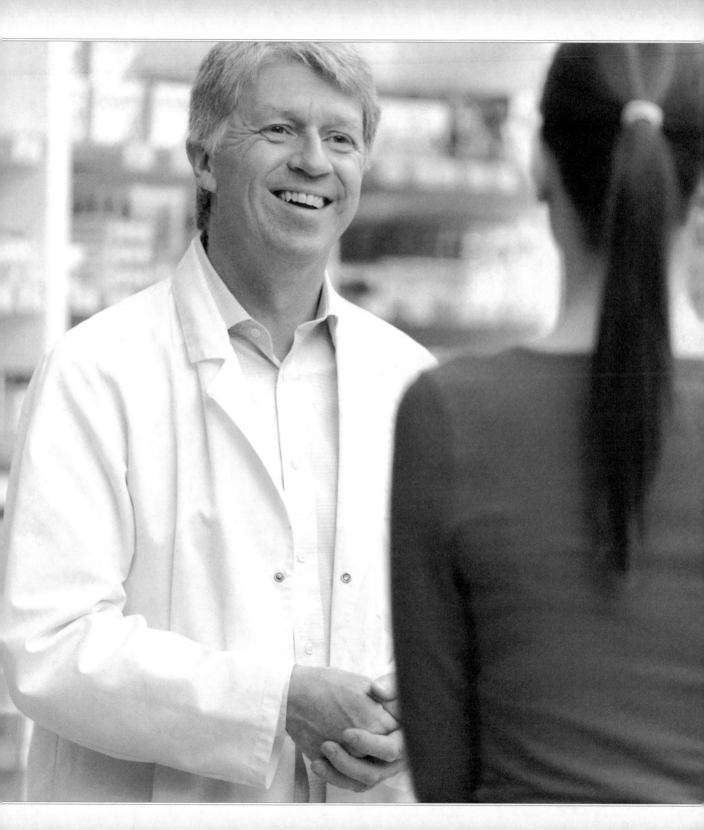

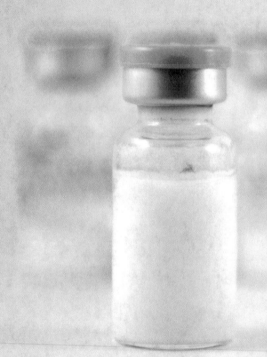

CHAPITRE
14

Les insulines

Quel est le rôle de l'insuline ?

L'insuline est une hormone qui joue un rôle important dans le maintien de la glycémie. Elle peut être considérée comme un «gestionnaire» du glucose. Elle permet au glucose sanguin d'entrer dans les cellules de l'organisme. Elle informe aussi le foie pour qu'il diminue sa production de glucose. Ces deux actions ont pour effet de faire baisser la glycémie.

Dans quels cas utilise-t-on l'insuline dans le traitement du diabète ?

On utilise systématiquement l'insuline pour traiter le **diabète de type 1** parce que, dans ce cas, le pancréas ne produit plus d'insuline. On peut également l'utiliser pour traiter le **diabète de type 2** lorsque le plan d'alimentation, l'activité physique, la perte de poids et les médicaments antidiabétiques oraux ou injectables ne suffisent plus à contrôler la glycémie.

Comment obtient-on les insulines ?

Les insulines sont principalement fabriquées en laboratoire selon une technique dite biogénétique, c'est-à-dire à partir de bactéries ou de levures programmées génétiquement pour produire de l'insuline.

On distingue deux catégories d'insuline :

1 **Les insulines humaines :** ces insulines sont identiques à l'insuline produite par le pancréas humain. Toutes les insulines nommées Humulin^MD ou Novolin^MD appartiennent à cette catégorie.

2 **Les insulines analogues :** ces insulines sont apparentées à l'insuline produite par le pancréas humain. Toutefois, leur structure a été légèrement modifiée par rapport à l'insuline humaine afin de leur donner de nouvelles propriétés. Les insulines Apidra^MD, Humalog^MD, NovoRapid^MD, Humalog^MD Mix, NovoMix^MD, Lantus^MD et Levemir^MD en sont des exemples.

Certaines insulines sont d'origine animale (insulines de porc purifiées). Ces insulines sont utilisées de façon très exceptionnelle. Elles ne sont mentionnées ici qu'à titre informatif.

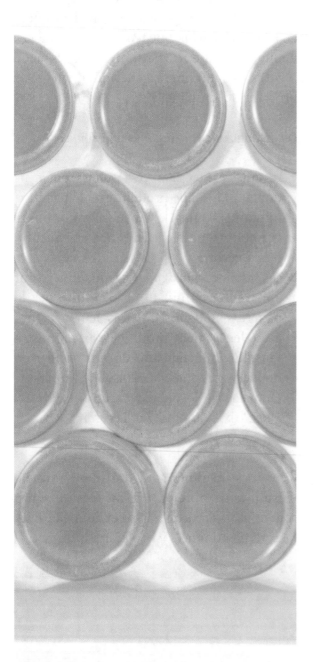

Quels sont les différents types d'insuline ?

Les insulines peuvent être classées selon leur profil d'action. On définit :

- **le début d'action** : temps avant que l'insuline ne commence à agir ;
- **le pic d'action** : moment où l'effet de l'insuline est à son maximum ;
- **la durée d'action** : temps que dure l'effet de l'insuline dans l'organisme.

On distingue six types d'insuline :

1 l'insuline à **action très rapide** ;
2 l'insuline à **action rapide** ;
3 l'insuline à **action intermédiaire** ;
4 l'insuline à **action prolongée** ;
5 les insulines **prémélangées** faites d'un mélange d'insuline à **action très rapide** et d'insuline à **action intermédiaire** ;
6 les insulines **prémélangées** faites d'un mélange d'insuline à **action rapide** et d'insuline à **action intermédiaire**.

Quels sont les profils d'action des différents types d'insuline ?

TYPES D'INSULINE	DÉBUT D'ACTION	PIC D'ACTION	DURÉE D'ACTION
Action très rapide			
• Apidra^{MD} (glulisine) • Humalog^{MD} (lispro) • NovoRapid^{MD} (asparte)	0 à 15 minutes 0 à 15 minutes 0 à 10 minutes	1 à 1,5 heure 1 à 2 heures 1 à 3 heures	3 à 4 heures 3 à 4 heures 3 à 5 heures
Action rapide (régulière)			
• Humulin^{MD} R • Novolin^{MD} ge Toronto	30 minutes	2 à 4 heures	6 à 8 heures
Action intermédiaire			
• Humulin^{MD} N • Novolin^{MD} ge NPH	1 à 2 heures	6 à 12 heures	18 à 24 heures
Action prolongée			
• Lantus^{MD} (glargine) • Levemir^{MD} (détémir)	1 heure 1 à 3 heures	Non significatif Non significatif	24 heures 20 à 24 heures
Action très rapide et intermédiaire prémélangées			
• Humalog^{MD} Mix 25* • Humalog^{MD} Mix 50*	0 à 15 minutes	1 à 2 heures et 6 à 12 heures	18 à 24 heures
• NovoMix^{MD} 30**	10 à 20 minutes	1 à 4 heures	jusqu'à 24 heures
Action rapide et intermédiaire prémélangées***			
• Humulin^{MD} 30/70 • Novolin^{MD} ge 30/70 • Novolin^{MD} ge 40/60 • Novolin^{MD} ge 50/50	30 minutes	2 à 4 heures et 6 à 12 heures	18 à 24 heures

* Humalog^{MD} Mix 25 est un mélange de 25 % d'insuline lispro (insuline à action très rapide) et de 75 % d'insuline lispro protamine (insuline à action intermédiaire).

Humalog^{MD} Mix 50 est un mélange de 50 % de ces deux insulines.

** NovoMix^{MD} 30 est un mélange de 30 % d'insuline asparte (insuline à action très rapide) et de 70 % d'insuline asparte protamine (insuline à action intermédiaire).

*** Le premier chiffre correspond au pourcentage d'insuline à action rapide et le deuxième au pourcentage d'insuline à action intermédiaire de type NPH.

N.B. : Les valeurs indiquées dans le tableau peuvent varier en fonction de différents facteurs.

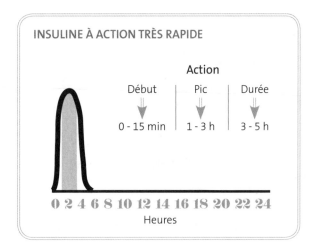

INSULINE À ACTION TRÈS RAPIDE

Action		
Début	Pic	Durée
0 - 15 min	1 - 3 h	3 - 5 h

Heures

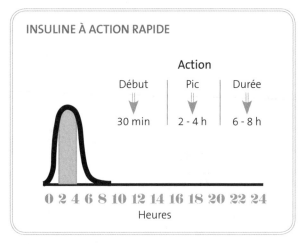

INSULINE À ACTION RAPIDE

Action		
Début	Pic	Durée
30 min	2 - 4 h	6 - 8 h

Heures

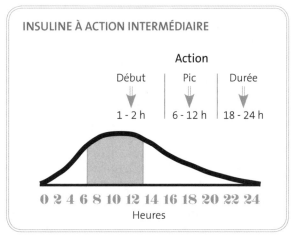

INSULINE À ACTION INTERMÉDIAIRE

Action		
Début	Pic	Durée
1 - 2 h	6 - 12 h	18 - 24 h

Heures

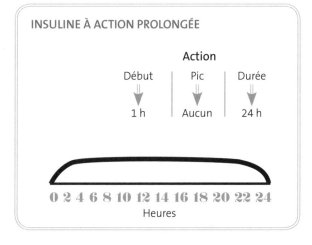

INSULINE À ACTION PROLONGÉE

Action		
Début	Pic	Durée
1 h	Aucun	24 h

Heures

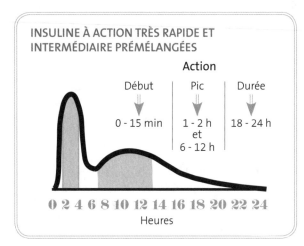

INSULINE À ACTION TRÈS RAPIDE ET INTERMÉDIAIRE PRÉMÉLANGÉES

Action		
Début	Pic	Durée
0 - 15 min	1 - 2 h et 6 - 12 h	18 - 24 h

Heures

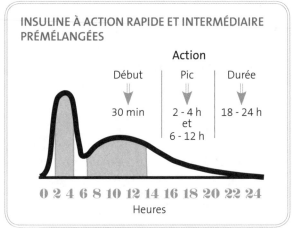

INSULINE À ACTION RAPIDE ET INTERMÉDIAIRE PRÉMÉLANGÉES

Action		
Début	Pic	Durée
30 min	2 - 4 h et 6 - 12 h	18 - 24 h

Heures

Quel rôle jouent ces différentes insulines ?

Les insulines à action rapide et très rapide sont principalement utilisées pour contrôler la glycémie au moment des repas. Les insulines à action intermédiaire et prolongée servent à contrôler la glycémie durant les périodes de jeûne, soit généralement la nuit et entre les repas.

Combien d'injections quotidiennes d'insuline sont nécessaires ?

En général, le traitement par l'insuline nécessite une, deux, trois ou quatre injections par jour. Le nombre quotidien d'injections, les types d'insulines et les moments d'injection doivent être choisis en fonction de l'état de la personne diabétique. Le traitement doit aussi être adapté au mode de vie de la personne. Le but est de maintenir la glycémie le plus près possible de la normale.

Quels sont les régimes d'insuline les plus fréquemment prescrits ?

Il existe plusieurs régimes d'insuline; voici les quatre régimes les plus fréquemment prescrits :

1 Le régime « **basal-prandial** » consiste à injecter une insuline à action très rapide ou rapide avant chaque repas et une insuline de base à action intermédiaire ou prolongée au coucher. Bien que l'insuline de base s'administre habituellement en une injection, elle peut également s'administrer en plusieurs injections au cours de la journée. La dose d'insuline à action très rapide ou rapide peut être fixe (régime à glucides fixes) ou être établie en fonction de la quantité de glucides consommés lors du repas (régime à glucides variables). Le régime à glucides variables est prescrit essentiellement avec de l'insuline à action très rapide. Dans le régime à glucides variables, la dose est définie sous forme de ratio, par exemple 1 unité/10 g de glucides, c'est-à-dire 1 unité d'insuline par 10 g de glucides consommés. Certains présentent plutôt ce ratio en termes de grammes de glucides par unité d'insuline. Dans ce cas, la dose sera décrite comme 15 g /unité ou 20 g/unité, par exemple.

2 Le régime « **divisé-mélangé** » consiste à injecter une insuline à action intermédiaire et une insuline à action très rapide ou rapide avant les repas du matin et du soir. L'injection d'insuline à action intermédiaire avant le repas du soir doit parfois être reportée au coucher afin d'éviter l'hypoglycémie nocturne.

3 Le régime « **prémélangé** » consiste à injecter un mélange d'insuline à action très rapide ou rapide et d'insuline à action intermédiaire avant les repas du matin et du soir.

4 Le régime « **combiné** » consiste à injecter une insuline à action intermédiaire ou à action prolongée au coucher, en association avec des médicaments antidiabétiques pendant la journée.

Qu'est-ce que l'insulinothérapie intensive ?

L'insulinothérapie intensive est l'utilisation d'injections multiples d'insuline (p. ex., régime « basal-prandial ») ou d'une pompe à insuline combinée à la mesure des glycémies et à l'ajustement des doses d'insuline par la personne diabétique elle-même. La personne apprend aussi à calculer la quantité de glucides de ses repas et adapte ses doses d'insuline, calculées selon un ratio (par exemple : « x » unités/10g de glucides), en fonction de l'apport en glucides. On cherche ainsi à imiter la libération d'insuline normalement effectuée par le pancréas. Le but est de maintenir la glycémie à des taux les plus proches possible de la normale.

Quelles sont les doses d'insuline requises pour contrôler la glycémie ?

Les doses d'insuline sont initialement déterminées par le médecin et varient ensuite en fonction des mesures de la glycémie. Les doses sont définies en terme d'**unités**. Certaines personnes s'injectent des doses fixes d'insuline et d'autres des doses calculées selon le contenu en glucides de leurs repas. Quel que soit le régime utilisé, les doses d'insuline doivent être modifiées assez fréquemment en fonction de divers facteurs, tels que l'alimentation, l'activité physique ou les périodes de maladie.

À quel moment doit-on injecter les insulines par rapport aux repas et au coucher ?

PAR RAPPORT AUX REPAS :

- L'**insuline à action très rapide** doit être injectée **juste avant les repas** (ou pas plus de 15 minutes avant dans le cas d'Apidra^MD ou d'Humalog^MD et pas plus de 10 minutes avant dans le cas de NovoRapid^MD), qu'elle soit prémélangée ou non.

- L'**insuline à action rapide** doit être injectée de **15 à 30 minutes avant les repas**, qu'elle soit prémélangée ou non.

Cela permet de faire coïncider le pic d'action de l'insuline et le pic d'absorption des glucides ingérés.

PAR RAPPORT AU COUCHER :

- L'**insuline à action intermédiaire ou prolongée** est généralement injectée vers 22 h. L'heure de l'administration devrait être la plus régulière possible.

Cela permet de faire coïncider le pic d'action avec le repas du matin dans le cas de l'insuline à action intermédiaire.

MOMENT OPTIMAL D'INJECTION DES INSULINES	
Insuline	**Moment optimal d'injection**
Apidra^{MD} Humalog^{MD} NovoRapid^{MD} Humalog^{MD} Mix 25 ou 50 NovoMix^{MD} 30	• Immédiatement avant le repas (au maximum 10 minutes avant pour NovoRapid et NovoMix et au maximum 15 minutes avant pour Apidra, Humalog et Humalog Mix). • Peut s'administrer immédiatement après le repas (p. ex., en cas d'appétit variable et d'apport alimentaire difficile à prévoir).
Humulin^{MD} R Novolin^{MD} ge Toronto Humulin^{MD} 30/70 Novolin^{MD} ge 30/70, 40/60, 50/50	• 15 à 30 minutes avant le repas.
Humulin^{MD} N Novolin^{MD} ge NPH	• Si au coucher : toujours à la même heure, habituellement vers 22 h • Si au déjeuner ou au souper : au même moment que l'insuline rapide ou très rapide
Lantus^{MD} Levemir^{MD}	• Toujours au même moment, le plus souvent au coucher, vers 22 h • Si deux fois par jour : matin et coucher ou souper

Quel est l'effet indésirable qui se produit le plus souvent avec le traitement par l'insuline ?

L'**hypoglycémie** est l'effet indésirable qui se produit le plus souvent chez la personne traitée par l'insuline. Le risque d'hypoglycémie est plus élevé lors du pic d'action de l'insuline, soit le moment où l'action est à son maximum. Une bonne connaissance de ses insulines et des règles d'ajustement aidera la personne diabétique à diminuer les risques d'hypoglycémie.

Comment fait-on pour obtenir un bon contrôle du diabète avec l'insuline ?

Pour obtenir un bon contrôle du diabète avec l'insuline, il est important :
- de bien suivre son plan d'alimentation ;
- de mesurer ses glycémies régulièrement ;
- de bien connaître ses insulines ;
- d'ajuster soi-même ses doses d'insuline après avoir reçu la formation nécessaire de la part de l'équipe soignante.

À quels moments de la journée la personne diabétique traitée par l'insuline doit-elle mesurer sa glycémie ?

On conseille généralement à la personne diabétique traitée par l'insuline de mesurer sa glycémie **avant les repas et au coucher (avant la collation)**. Il peut également être utile de mesurer occasionnellement la glycémie après le repas (une ou deux heures après la première bouchée du repas). Parfois, il peut être utile de mesurer la glycémie pendant la nuit (vers 2 h) pour vérifier l'éventuelle présence d'une hypoglycémie nocturne. Les jours de maladie, il est recommandé d'augmenter la fréquence des mesures de glycémies. Il est également conseillé de mesurer sa glycémie chaque fois qu'on ressent un malaise laissant soupçonner une hypoglycémie ou une hyperglycémie. La fréquence et le moment des mesures doivent donc être adaptés au traitement (nombre d'injections par jour, par exemple), à l'information requise pour faire des ajustements et à la situation clinique.

PRINCIPAUX RÉGIMES D'INSULINE

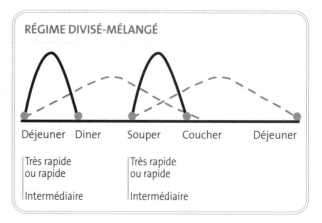

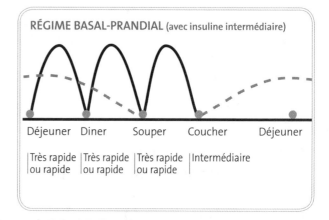

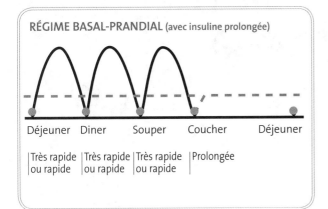

RÉGIME BASAL-PRANDIAL (avec insuline prolongée)

| Déjeuner | Diner | Souper | Coucher | Déjeuner |

| Très rapide ou rapide | Très rapide ou rapide | Très rapide ou rapide | Prolongée |

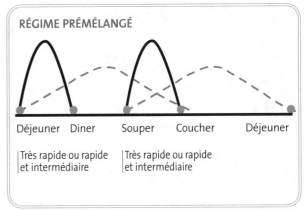

RÉGIME PRÉMÉLANGÉ

| Déjeuner | Diner | Souper | Coucher | Déjeuner |

| Très rapide ou rapide et intermédiaire | Très rapide ou rapide et intermédiaire |

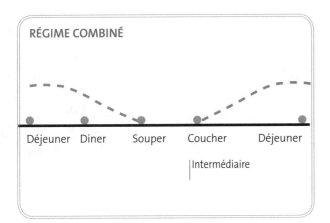

RÉGIME COMBINÉ

| Déjeuner | Diner | Souper | Coucher | Déjeuner |

| Intermédiaire |

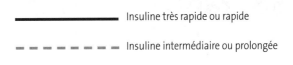

————————— Insuline très rapide ou rapide

- - - - - - - - - Insuline intermédiaire ou prolongée

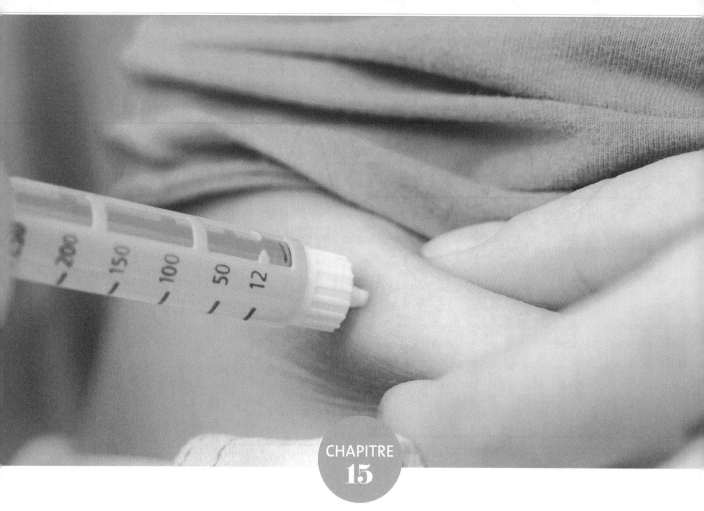

Préparation et injection de l'insuline

De quels dispositifs dispose-t-on pour injecter l'insuline ?

On dispose de deux types de dispositifs pour injecter l'insuline.

- **La seringue :** Il s'agit d'un dispositif composé d'un cylindre et d'un piston qui est muni d'une aiguille fine à l'extrémité. On trouve des seringues de différentes capacités, soit de 100 unités, de 50 unités et de 30 unités. Plus l'aiguille est fine, plus le calibre est grand (p. ex., une aiguille de calibre 30 est plus fine qu'une aiguille de calibre 29). Par ailleurs, les aiguilles plus fines sont plus courtes (6 mm plutôt que 12,7 mm). On trouve des seringues avec différentes échelles graduées, soit de ½ unité, de 1 unité et de 2 unités. **On recommande l'utilisation de l'aiguille la plus courte, soit 6 mm.**

- **Le stylo injecteur :** Il s'agit d'un dispositif à peine plus gros qu'un stylo, composé de trois parties : le capuchon, qui couvre le stylo, le porte-cartouche, qui contient la cartouche d'insuline, et le corps du stylo, qui inclut la tige du piston. Une bague de dosage permet de sélectionner la dose désirée.

- **La pompe à insuline :** Il s'agit d'un dispositif de la taille d'un téléavertisseur qui libère continuellement de l'insuline à action très rapide à l'aide d'une sonde ou d'un pod. La sonde et le pod doivent être changés tous les deux ou trois jours. On insère la sonde sous la peau à l'aide d'une petite aiguille qu'on enlève ensuite. Dans le cas du pod, le mécanisme d'insertion de la sonde se fait automatiquement.

Comment s'effectuent la préparation et l'injection d'une seule insuline avec une seringue ?

La préparation et l'injection d'une seule insuline avec une seringue s'effectuent en trois étapes.

Préparation du matériel

1 Se laver les mains à l'eau savonneuse et bien les sécher.

2 Rassembler le matériel : seringue, fiole d'insuline, tampon d'alcool, ouate.
   - Utiliser une nouvelle seringue pour chaque injection.
   - Utiliser une fiole d'insuline conservée à la température de la pièce.

3 Vérifier le type d'insuline sur l'étiquette de la fiole.

4 Vérifier les dates de péremption sur l'étiquette : celle qui a été inscrite par le fabricant et celle que l'on a inscrite après avoir entamé la fiole (*voir au chapitre 17, le tableau présentant les températures et les durées de conservation recommandées par les fabricants d'insuline*).

Il n'est pas recommandé de préparer les seringues d'insuline à l'avance, ni pour la Lantus^MD (glargine), car elle devient trouble, ni pour la Levemir^MD (détémir) ou l'Apidra^MD (glulisine), faute de données concernant la stabilité.

Prélèvement de l'insuline

1 Si le **contenu est opaque**, rouler la fiole entre les mains et la tourner à l'envers pour bien remettre l'insuline en suspension (**ne pas secouer la fiole**). Remettre la fiole à l'endroit et la déposer sur la table.

2 **Nettoyer le bouchon de la fiole** avec un tampon d'alcool.

3 **Tirer sur le piston** de la seringue pour aspirer un volume d'air égal à la quantité d'insuline à injecter.

4 **Insérer l'aiguille** dans le couvercle de caoutchouc de la fiole d'insuline.

5 **Injecter l'air** aspiré dans la fiole.

6 **Tourner la fiole et la seringue à l'envers.**

7 **Tirer doucement sur le piston** afin d'aspirer dans la seringue le nombre d'unités d'insuline à injecter.

   • S'assurer qu'il n'y a pas de bulles d'air dans la seringue, sinon on risque de s'injecter une quantité réduite d'insuline.

   • Pousser et tirer sur le piston jusqu'à ce que les bulles d'air aient disparu.

   • Vérifier la seringue pour s'assurer qu'il n'y a pas eu de perte d'insuline; si c'est le cas, reprendre cette étape.

Injection de l'insuline et inscription des données

1 **Choisir la région d'injection.**
   Éviter d'injecter l'insuline dans un membre ou une région du corps utilisé pour une activité physique (p. ex., la cuisse si on doit aller marcher).

2 **Déterminer le point d'injection** dans la région choisie en tenant compte de l'intégrité de la peau.
   Éviter tout creux, bosse, masse, bleu, rougeur ou endroit douloureux.

3 **Laver la peau** à l'eau savonneuse, rincer et laisser sécher.
   S'assurer que le point d'injection est propre. À la maison, l'utilisation de l'alcool est facultative.

4 Selon la longueur de l'aiguille :
   • **6 mm** : sans pli cutané;
   • **8 mm** : effectuer un pli cutané jusqu'à la fin de l'injection en soulevant délicatement la peau et le tissu sous-cutané entre le pouce et l'index tout en évitant de soulever la partie musculaire;
   • les aiguilles plus longues que 8 mm ne sont pas recommandées.

5 Tenir la seringue comme un crayon et **insérer l'aiguille dans la peau.**
   L'insuline doit être injectée dans le tissu sous-cutané (tissu situé sous la peau).

6 **Injecter toute l'insuline** en poussant le piston à fond.

   • **Ne pas aspirer** : le fait de remonter le piston pour vérifier si on a piqué au bon endroit peut blesser la peau.

   • Laisser l'aiguille en place pendant environ 5 secondes.

7 **Retirer l'aiguille** et presser délicatement sur le point d'injection avec de la ouate.

8 **Jeter la seringue** de façon sécuritaire dans un contenant pour déchets médicaux réglementé.

9 **Inscrire le nombre d'unités** d'insuline injectées ainsi que le type d'insuline dans la colonne appropriée du carnet d'autocontrôle.

Quelles précautions faut-il prendre lorsqu'on doit mélanger deux types d'insuline dans la même seringue ?

Lorsqu'on doit mélanger de l'insuline claire et de l'insuline opaque dans la même seringue, il faut prendre certaines précautions :

- Il est important qu'il ne se produise aucune contamination d'une insuline par l'autre dans la fiole. L'ordre de prélèvement des insulines peut varier d'une clinique du diabète à l'autre. Certaines cliniques suggèrent de prélever l'insuline claire à action très rapide (Apidra^MD, Humalog^MD, NovoRapid^MD) ou rapide (Humulin^MD R ou Novolin^MD ge Toronto) avant l'insuline opaque (Humulin^MD N ou Novolin^MD ge NPH). D'autres cliniques suggèrent de prélever l'insuline opaque avant l'insuline claire afin de pouvoir détecter facilement la contamination de l'insuline claire par l'insuline opaque.

- En cas de contamination d'une insuline par une autre, il faut jeter la fiole d'insuline contaminée, car son temps d'action (début, pic, durée) pourrait être modifié. L'insuline contaminée par une autre insuline peut être la cause d'un mauvais contrôle de la glycémie.

- Il est important de toujours prélever les insulines dans le même ordre afin de prévenir les erreurs de prélèvement de l'insuline.

- En général, il est déconseillé de mélanger des insulines de différents fabricants dans la même seringue.

- Les insulines Lantus^MD (glargine) et Levemir^MD (détémir) ne doivent jamais être mélangées avec une autre insuline.

Comment s'effectuent la préparation et l'injection de deux types d'insuline avec la même seringue ?

La préparation et l'injection de deux types d'insuline avec la même seringue s'effectuent en trois étapes.

Préparation du matériel pour l'injection

1 **Se laver les mains** à l'eau savonneuse et bien les sécher.

2 Rassembler le **matériel** : seringue, fioles d'insuline, tampon d'alcool, ouate.
- Utiliser une nouvelle seringue pour chaque injection ;
- S'assurer que l'insuline utilisée est à la température de la pièce.

3 Vérifier les **types d'insuline** sur les étiquettes de chaque fiole.

4 Vérifier les **dates de péremption** sur les étiquettes : celle qui a été inscrite par le fabricant et celle que l'on a inscrite après avoir entamé chaque fiole (*voir le tableau au chapitre 17,*

page 156, présentant les températures et les durées de conservation recommandées par les fabricants d'insuline).

Prélèvement des insulines

L'ordre de prélèvement des insulines peut varier d'une clinique du diabète à l'autre.

1 **Rouler la fiole d'insuline opaque** entre les mains et la tourner à l'envers pour bien remettre l'insuline en suspension (**ne pas secouer la fiole**). Remettre la fiole à l'endroit et la déposer sur la table.

2 **Nettoyer le bouchon** des fioles d'insuline opaque et d'insuline claire avec un tampon d'alcool.

3 **Injecter de l'air dans la fiole d'insuline claire.** Tirer sur le piston de la seringue. Aspirer un volume d'air égal à la quantité d'insuline claire à injecter. Insérer l'aiguille dans le couvercle de caoutchouc de la fiole d'insuline claire. Injecter l'air aspiré dans la fiole. Il ne faut pas toucher à l'insuline ni en prélever. Retirer l'aiguille de la fiole.

4 **Injecter de l'air dans la fiole d'insuline opaque.** Tirer sur le piston de la seringue. Aspirer un volume d'air égal à la quantité d'insuline opaque à injecter. Insérer l'aiguille dans le couvercle de caoutchouc de la fiole d'insuline opaque. Injecter l'air aspiré dans la fiole. Laisser l'aiguille dans la fiole.

5 **Prélever la dose requise d'insuline opaque.**

- Tourner la fiole d'insuline opaque et la seringue à l'envers. Tirer doucement sur le piston afin d'aspirer dans la seringue le nombre d'unités d'insuline opaque à injecter. Retirer l'aiguille de la fiole.

- S'assurer qu'il n'y a pas de bulles d'air dans la seringue, sinon on risque de s'injecter une quantité réduite d'insuline.

- Pousser et tirer sur le piston jusqu'à ce que les bulles d'air aient disparu.

- Vérifier la seringue pour s'assurer qu'il n'y a pas eu de perte d'insuline; si c'est le cas, reprendre cette étape.

6 **Prélever la dose requise d'insuline claire.** Tourner la fiole d'insuline claire à l'envers. Insérer l'aiguille dans le couvercle de caoutchouc de la fiole d'insuline claire. S'assurer de ne pas introduire d'insuline opaque dans la fiole d'insuline claire. Tirer doucement sur le piston afin d'aspirer dans la seringue le nombre d'unités d'insuline claire à injecter. Retirer l'aiguille de la fiole.

Si on a prélevé trop d'insuline claire :

- **jeter** l'insuline prélevée et conserver la seringue ;

- **recommencer** le processus depuis le début.

En cas de contamination de la fiole d'insuline claire par de l'insuline opaque :

- **jeter** la fiole d'insuline claire ;

- **recommencer** le processus depuis le début avec une nouvelle fiole.

Injection des insulines et inscription des données

1 **Choisir la région d'injection.**

   Éviter d'injecter l'insuline dans un membre ou une région du corps utilisée pour une activité physique (p. ex., la cuisse si on doit aller marcher).

2 **Déterminer le point d'injection** dans la région choisie en tenant compte de l'intégrité de la peau.

   Éviter tout creux, bosse, masse, bleu, rougeur ou endroit douloureux.

3 **Laver la peau** à l'eau savonneuse, rincer et laisser sécher.

   S'assurer que le point d'injection est propre. À la maison, l'utilisation de l'alcool est facultative.

4 **Selon la longueur de l'aiguille :**

   • **6 mm :** sans pli cutané ;

   • **8 mm :** effectuer un pli cutané jusqu'à la fin de l'injection en soulevant délicatement la peau et le tissu sous-cutané entre le pouce et l'index tout en évitant de soulever la partie musculaire ;

   • les aiguilles plus longues que 8 mm ne sont pas recommandées.

5 **Tenir la seringue** comme un crayon et **insérer l'aiguille dans la peau.**

   L'insuline doit être injectée dans le tissu sous-cutané (tissu situé sous la peau).

6 **Injecter toute l'insuline** en poussant à fond sur le piston.

   • **Ne pas aspirer :** le fait de remonter le piston pour vérifier si on a piqué au bon endroit peut blesser la peau.

   • **Laisser l'aiguille en place** pendant environ **5 secondes.**

7 **Retirer l'aiguille** et presser délicatement sur le point d'injection avec de la ouate.

8 **Jeter** la seringue de façon sécuritaire dans un contenant pour déchets médicaux réglementé.

9 **Inscrire le nombre d'unités** d'insuline injectées ainsi que le type d'insuline dans la colonne appropriée du carnet d'autocontrôle.

Quels sont les différents types de stylos injecteurs ?

Il existe plusieurs modèles de stylos injecteurs (liste révisée en date du 1er mai 2013) :

Stylos injecteurs	Fabricants	Cartouches	Graduations	Bagues de dosage
HumaPen LuxuraMD HD	Eli Lilly Canada Inc.	3 mL	0,5 unité à la fois	0,5 à 30 unités
HumaPen LuxuraMD	Eli Lilly Canada Inc.	3 mL	1 unité à la fois	1 à 60 unités
HumaPen SavvioMD	Eli Lilly Canada Inc.	3 mL	1 unité à la fois	1 à 60 unités
Humalog KwikPenMC (prérempli)	Eli Lilly Canada Inc.	3 mL	1 unité à la fois	1 à 60 unités
HumulinMD R KwikPenMC (prérempli)	Eli Lilly Canada Inc.	3 mL	1 unité à la fois	1 à 60 unités
Humalog Mix 25MD KwikPenMC (prérempli)	Eli Lilly Canada Inc.	3 mL	1 unité à la fois	1 à 60 unités
Humalog Mix 50MD KwikPenMC (prérempli)	Eli Lilly Canada Inc.	3 mL	1 unité à la fois	1 à 60 unités
HumulinMD N KwikPenMC (prérempli)	Eli Lilly Canada Inc.	3 mL	1 unité à la fois	1 à 60 unités
NovoPen EchoMD	Novo Nordisk Canada Inc.	3 mL	0,5 unité à la fois	0,5 à 30 unités
NovoPenMD 4	Novo Nordisk Canada Inc.	3 mL	1 unité à la fois	1 à 60 unités
NovoRapidMD FlexTouchMD (prérempli)	Novo Nordisk Canada Inc.	3 mL	1 unité à la fois	1 à 80 unités
ClikSTARMD	sanofi-aventis Canada Inc.	3 mL	1 unité à la fois	1 à 80 unités
ApidraMD SoloSTARMD (prérempli)	sanofi-aventis Canada Inc.	3 mL	1 unité à la fois	1 à 80 unités
LantusMD SoloSTARMD (prérempli)	sanofi-aventis Canada Inc.	3 mL	1 unité à la fois	1 à 80 unités

Vérifier, dans la monographie du produit, quels types d'insulines et quelles aiguilles peuvent être utilisées avec le stylo injecteur choisi. Si on utilise deux types d'insulines qui ne sont pas prémélangées, on doit se servir de deux stylos injecteurs.

Existe-t-il d'autres produits utiles pour les personnes diabétiques ?

Oui il existe différents produits sur le marché pour les personnes diabétiques.

Pochettes FRIO^{MD}

Étuis qui permettent de protéger l'insuline de la chaleur excessive. S'informer auprès de son pharmacien (www.diabetesexpress.ca ou 1 866 418-3392).

i-Port^{MD} Advance 6 mm ou 9 mm

Dispositif muni d'une chambre d'injection dissimulée, combinée à un dispositif d'auto-insertion. Une fois posé, il peut être utilisé trois jours pour injecter l'insuline (Patton Medical Devices, www.i-port.com ou 1 877 763-7678).

INJEX 30

Système d'injection sans aiguille où l'insuline est injectée sous pression à travers la peau sous forme de jet extrêmement fin (INJEX PHARMA AG, www.injex.ca ou 1 855 823-5533)

Comment s'effectuent la préparation et l'injection de l'insuline avec un stylo injecteur ?

La préparation et l'injection de l'insuline avec un stylo injecteur s'effectuent en trois étapes.

Préparation du matériel

1 Se laver les mains à l'eau savonneuse et bien les sécher.
2 Rassembler le matériel : stylo injecteur, cartouche d'insuline, aiguille, tampon d'alcool, ouate.
   - Utiliser une nouvelle aiguille pour chaque injection.
   - Utiliser une cartouche d'insuline conservée à la température de la pièce.
3 Vérifier le type d'insuline et la quantité d'insuline qu'il reste dans la cartouche.
4 Vérifier les dates de péremption sur l'étiquette : celle qui a été inscrite par le fabricant et celle que l'on a inscrite après avoir entamé la cartouche (*voir le tableau au chapitre 17, page 156, présentant les températures et les durées de conservation recommandées par les fabricants d'insuline*).
   - On ne doit pas réfrigérer le stylo injecteur afin de ne pas l'endommager et d'éviter la formation de bulles d'air dans la cartouche.
   - On ne doit pas partager le stylo injecteur avec une autre personne.

Sélection de la dose d'insuline

1 **Rendre homogène toute insuline opaque.** Rouler le stylo entre les paumes des mains une dizaine de fois pour décoller l'insuline de la paroi. Basculer de haut en bas le stylo-injecteur 10 fois de suite ou plus. Il y a à l'intérieur des cartouches d'insuline opaque une bille de verre qui se déplace d'un bout à l'autre pour bien mélanger l'insuline. Ne pas agiter vigoureusement le stylo. Cela pourrait abîmer l'insuline et la rendre moins efficace.

2 **Visser l'aiguille sur le stylo et remplir l'espace vide de l'aiguille** en y sélectionnant deux unités d'insuline à la fois jusqu'à ce qu'un jet d'insuline apparaisse au bout de l'aiguille du stylo pointé vers le haut.

3 **Sélectionner la dose d'insuline** en tournant la bague de dosage jusqu'au nombre d'unités d'insuline désiré.

Injection de l'insuline et inscription des données

1 **Choisir la région d'injection.**
Éviter d'injecter l'insuline dans un membre ou une région du corps utilisée pour une activité physique (p. ex., la cuisse si on doit aller marcher).

2 **Déterminer le point d'injection** dans la région choisie en tenant compte de l'intégrité de la peau.
Éviter tout creux, bosse, masse, bleu, rougeur ou endroit douloureux.

3 **Laver la peau** avec de l'eau savonneuse, rincer et laisser sécher.
S'assurer que le point d'injection est propre. À la maison, l'utilisation de l'alcool est facultative.

4 On encourage l'utilisation d'aiguilles plus courtes de 4, 5 ou 6 mm, qui ne requièrent généralement pas de pli cutané.

5 Lors de l'utilisation des aiguilles de 8 mm, on effectue un pli cutané jusqu'à la fin de l'injection.
- Soulever délicatement la peau et le tissu sous-cutané entre le pouce et l'index tout en évitant de soulever la partie musculaire.
- Les aiguilles plus longues que 8 mm ne sont pas recommandées.

6 Tenir le stylo injecteur comme un crayon et **insérer l'aiguille dans la peau.**
L'insuline doit être injectée dans le tissu sous-cutané (tissu situé sous la peau).

7 **Injecter toute l'insuline** en poussant le bouton injecteur jusqu'au fond.
Laisser l'aiguille en place pendant environ **10 secondes** ou plus dans le cas de doses élevées.

8 **Retirer l'aiguille** et presser délicatement sur le point d'injection avec de la ouate.
Enlever l'aiguille du stylo injecteur dès que l'injection est terminée. Jeter l'aiguille de façon sécuritaire dans un contenant pour déchets médicaux réglementé.

9 **Inscrire le nombre d'unités** d'insuline injectées ainsi que le type d'insuline dans la colonne appropriée du carnet d'autocontrôle.

Quelles sont les techniques d'injection d'insuline recommandées ?

L'insuline doit être injectée dans le tissu sous-cutané (tissu situé sous la peau).

1 **Les aiguilles de 4, 5 et 6 mm conviennent à toutes les personnes diabétiques, quel que soit leur indice de masse corporelle (IMC). La recherche clinique ne permet pas de recommander d'aiguilles plus longues que 8 mm.**

2 Les techniques d'injection doivent être individualisées, d'où l'importance de consulter un **professionnel de la santé**.

3 On doit tenir compte de plusieurs facteurs, comme le fait d'être un enfant ou un adulte, d'être mince ou pas. La longueur de l'aiguille, la nécessité ou non d'effectuer un pli cutané et l'angle d'injection peuvent varier selon les personnes.

- **Pour la plupart des personnes, l'injection avec des aiguilles courtes à angle de 90°,** permet d'atteindre le tissu sous-cutané.

- **Pour une personne mince ou pour un enfant,** on peut avoir besoin d'effectuer un pli cutané ou d'injecter à angle de 45° afin d'éviter une injection dans le muscle.

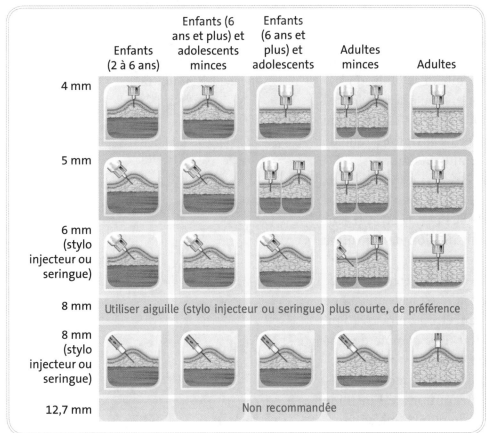

Tiré de : Outils éducatifs élaborés à partir de FIT Canada – *Recommandations sur les meilleures pratiques relatives à la technique d'injection.* Fit Technique Plus, Technique pour tous, 2013. www.fit4diabetes.com

4 L'utilisation d'une nouvelle aiguille pour chaque injection peut réduire le risque de bris d'aiguille dans la peau, d'obstruction de l'aiguille, d'apparition de lipohypertrophie (bosse au niveau du point d'injection), de dosage inadéquat ainsi que de coûts indirects (p. ex., abcès).

- Une injection sous-cutanée : le tissu sous la peau paraît normal.
- La présence de sang et/ou d'une ecchymose au point d'injection peut indiquer qu'un petit vaisseau a été touché sans affecter pour autant l'absorption d'insuline.
- La présence d'une zone blanche au retrait de l'aiguille peut indiquer que l'insuline n'a pas été injectée assez profondément.
- Lorsque la technique exige un pli cutané, on suggère de maintenir le pli jusqu'à la fin de l'injection en soulevant délicatement la peau et le tissu sous-cutané entre le pouce et l'index tout en évitant de soulever la partie musculaire.
- La glycémie doit être vérifiée avec plus de vigilance si on passe d'une aiguille plus longue à une aiguille plus courte. Il faut s'assurer que l'absorption de l'insuline reste la même.

5 À ce jour, aucune étude n'a été faite en ce qui concerne la dose maximale d'insuline sous-cutanée pouvant être administrée à un seul endroit. On doit tenir compte de plusieurs facteurs, notamment le volume d'insuline à injecter en une fois, le mode d'injection, la vitesse d'absorption de l'insuline ainsi que la douleur au point d'injection.

- On suggère parfois de répartir la dose entre deux points d'injection à partir de 50 unités pour faciliter l'absorption. Il faut alors utiliser une nouvelle aiguille à chaque injection.
- Un des facteurs qui affecte la vitesse d'absorption de l'insuline sous-cutanée est le volume injecté. Un volume important d'insuline est absorbé plus lentement qu'un volume moindre et un délai plus long peut être observé avant le début de l'absorption.
- Une quantité importante d'insuline est souvent associée à plus de perte d'insuline à la surface de la peau.
- Des études ont montré que, la plupart du temps, la douleur au point d'injection augmente quand le volume injecté est supérieur à 50 unités.

Que doit-on faire des stylos préremplis, des seringues, des aiguilles et des lancettes usagés ?

Il existe un système intégré de récupération des stylos préremplis, des seringues, des aiguilles et des lancettes usagés afin d'éviter qu'ils ne soient laissés dans des endroits inappropriés et de risquer des accidents. Toutes les aiguilles devraient être jetées de façon sécuritaire dans un contenant pour déchets médicaux réglementé.

Idéalement, on devrait utiliser ces contenants spéciaux. On peut se les procurer gratuitement dans les pharmacies et les CLSC. Une fois remplis, les contenants peuvent être déposés à quatre endroits : une pharmacie, un CLSC, une clinique du diabète ou un organisme communautaire participant. Si on ne dispose pas de ces contenants, on peut mettre le matériel usagé dans un récipient de plastique sécuritaire et bien fermé. Les aiguilles ne doivent jamais être recapuchonnées.

Quelles sont les recommandations concernant l'utilisation de dispositifs sécuritaires dans le traitement du diabète ?

Au Canada on évalue à plus de 70 000 le nombre d'intervenants qui se blessent annuellement par piqûre accidentelle.

- Il est essentiel pour les administrateurs d'établissements d'élaborer et de mettre en place des pratiques de travail sécuritaires.
- Il est recommandé de recourir à des dispositifs sécurisés, dotés d'un mécanisme de sécurité intégré pour les professionnels de la santé et autres intervenants.
- Le recours aux dispositifs sécurisés devrait également être envisagé à domicile dans toute situation qui présente un risque élevé de contamination.

www.fit4diabetes.com
FIT Canada. Berard, L., Desrochers, F., Husband, Al., MacNeill, G., Roscoe, R. Forum sur la technique d'injection. *Recommandations sur les meilleures pratiques relatives à la technique d'injection.* 1-26, 2012.

FIT Technique Plus. Technique pour tous 2013. Outils éducatifs élaborés à partir de FIT Canada — *Recommandations sur les meilleures pratiques relatives à la technique d'injection.* 2012.

FIT La sécurité d'abord. MacNeill, G., Berard, L., Arsenault, J., DeCiantis, K., Dudziak, S., Trimble, L.A., Koropas, S. *Recommandations sur les meilleures pratiques relatives à l'utilisation des dispositifs piquants ou tranchants dans le traitement du diabète.* 1-14, 2013.

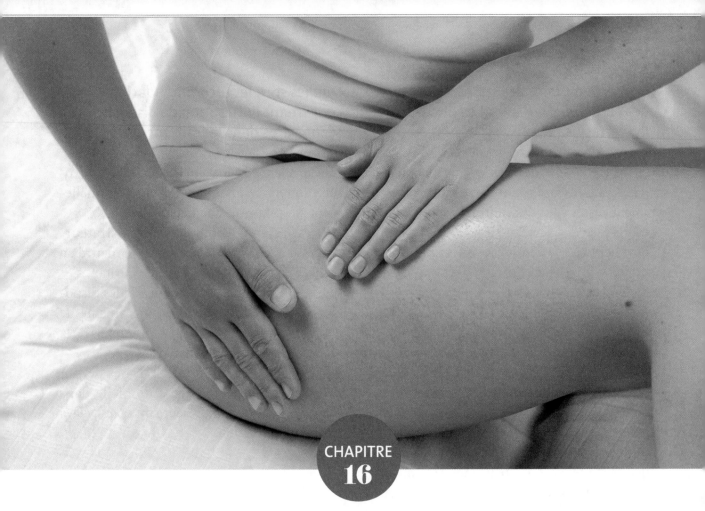

La rotation des régions d'injection de l'insuline

Quelles sont les régions du corps où l'insuline peut être injectée ?

L'insuline peut être injectée à différents endroits sur le corps. Les « **régions d'injection** » habituellement utilisées sont au nombre de huit :

Régions 1 et 2   **Abdomen** : côtés droit et gauche, c'est-à-dire partout sauf 3,5 cm (2 doigts) autour du nombril

Régions 3 et 4   **Bras** : face antéro-externe

Régions 5 et 6   **Cuisses** : face antéro-externe

Régions 7 et 8   **Fesses** : partie haute de la fesse

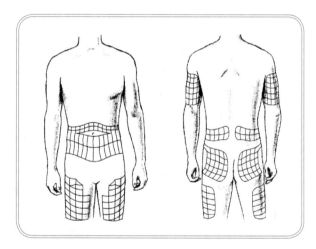

Chez la femme enceinte, l'injection peut être faite au niveau de l'abdomen distendu seulement si on a la possibilité de faire un pli cutané, sinon cela pourrait blesser la peau.

Combien y a-t-il de points d'injection dans une même région ?

Dans chaque **région d'injection**, il y a de multiples endroits où l'insuline peut être injectée; on appelle ces endroits « **points d'injection** ». Dans chaque région d'injection, on peut utiliser la surface au complet en respectant le principe suivant : ne revenir au même point d'injection qu'**une seule fois par mois**.

Quelle distance doit-il y avoir entre chaque point d'injection d'une même région ?

Chaque point d'injection d'une même région peut être espacé de 2 à 3 cm (2 doigts) du point d'injection précédent :

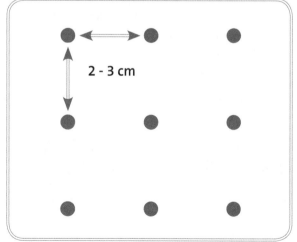

Points d'injection

Pourquoi faut-il effectuer une rotation structurée des régions et des points d'injection ?

Il faut changer de point d'injection **à chaque injection d'insuline** pour éviter la formation de **lipodystrophies** (bosses et creux apparaissant à la suite d'injections répétées au même endroit). Ces déformations du tissu sous-cutané sont peu esthétiques. De plus, elles nuisent à l'absorption de l'insuline et peuvent être la cause d'un mauvais contrôle de la glycémie.

Les personnes diabétiques devraient recevoir un enseignement sur la façon d'effectuer une rotation structurée et personnalisée de leurs régions et points d'injection.

Exemple d'un plan de rotation structuré pour l'abdomen et les cuisses :

- Diviser les régions d'injection en sections (quadrants ou demies)
- Utiliser une section par semaine, faire la rotation soit dans le sens des aiguilles d'une montre ou à l'inverse et utiliser la zone au complet.

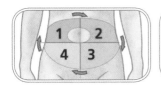 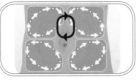

Tiré de : FIT Canada. Berard, L., Desrochers, F., Husband, Coll., MacNeill, G., Roscoe, R. Forum sur la technique d'injection. *Recommandations sur les meilleures pratiques relatives à la technique d'injection.* 1-26, 2012.

Est-ce que la région d'injection a une influence sur l'absorption de l'insuline injectée ?

Oui. Pour un même type d'insuline, la vitesse d'absorption varie selon la région d'injection utilisée.

- La région d'absorption la plus **rapide est l'abdomen**; viennent ensuite les bras, les cuisses et finalement les fesses.
  Vitesse d'absorption :
  abdomen > bras > cuisses > fesses
  > signifie : plus grande que
- **L'abdomen s'avère la région dont le taux d'absorption est le plus constant.**

Quels sont les autres facteurs qui peuvent influer sur la vitesse d'absorption de l'insuline injectée ?

L'exercice intense augmente la vitesse d'absorption de l'insuline si l'injection est faite dans un membre impliqué dans l'exercice.

- Par exemple, l'insuline injectée dans une cuisse est absorbée plus vite si on fait un exercice tel que la marche ou le tennis après l'injection.

D'autres facteurs peuvent également influer sur la vitesse d'absorption, tels que la chaleur (soleil, bain, etc.), la profondeur de l'injection et le massage sur le point d'injection.

Comment faire pour que la quantité d'insuline absorbée varie le moins possible en fonction de la région utilisée pour l'injection ?

On peut procéder de la façon suivante :

1 **Prévenir les zones de lipodystrophie :**
- changer de point d'injection à chaque fois ;
- suivre un plan de rotation structuré en divisant les régions d'injection en sections ;
- examiner et palper les régions d'injection debout, chercher des bosses, masses, creux ;
- changer d'aiguille à chaque injection ;
- aviser le médecin si une réaction cutanée (creux) au point d'injection survient après l'administration d'un médicament antidiabétique injectable.

2 Il est conseillé d'injecter les insulines à action très rapide et rapide dans l'**abdomen**, qu'elles soient injectées seules ou mélangées à de l'insuline à action intermédiaire. Changer de point d'injection à chaque fois.

3 **Le bras n'est pas une région privilégiée lorsqu'il s'agit de s'injecter soi-même à cause de la difficulté à joindre la région et le risque d'occasionner une injection intramusculaire.**

4 Il est conseillé d'injecter dans les **cuisses ou les fesses** les insulines à action intermédiaire ou prolongée qui ne sont pas mélangées à de l'insuline à action très rapide ou rapide afin que l'absorption se fasse le plus lentement possible.

5 Si on fait plusieurs injections d'insuline à des heures différentes, il est conseillé d'injecter l'insuline d'une même période de la journée dans la même région chaque jour.

6 Il est conseillé de choisir une région donnée (vitesse d'absorption) en fonction d'une insuline donnée (temps d'action) et selon l'heure d'administration (activité en cours).

7 L'insuline Lantus^{MD} (glargine) et l'insuline Levemir^{MD} (détémir) ont un profil d'activité prolongé permettant généralement de combler les besoins en insuline basale avec une seule injection quotidienne. Parfois, deux injections sont nécessaires. Ces insulines s'administrent habituellement dans une région où la vitesse d'absorption est lente, comme la cuisse. **Toutefois, la vitesse d'absorption de l'insuline Lantus^{MD} est similaire indépendamment des régions d'injection.**

EN RÉSUMÉ :

TYPES D'INSULINE	RÉGIONS D'INJECTION SUGGÉRÉES	
	Abdomen	Cuisses et fesses
À action très rapide ou rapide seule	De préférence	---
À action très rapide ou rapide et intermédiaire mélangées	De préférence	---
À action intermédiaire seule	---	De préférence
À action prolongée	---	De préférence

FIT Canada. Berard, L., Desrochers, F., Husband, Al., MacNeill, G., Roscoe, R. Forum sur la technique d'injection. *Recommandations sur les meilleures pratiques relatives à la technique d'injection.* 1-26, 2012.

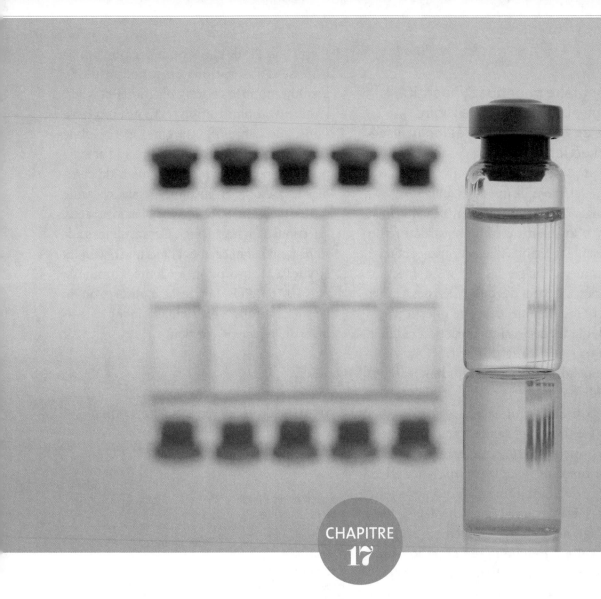

CHAPITRE
17

Conservation
de l'insuline

Pourquoi faut-il prendre des précautions pour conserver l'insuline ?

L'insuline est un produit fragile. Les solutions et les suspensions d'insuline doivent être conservées selon les recommandations du fabricant pour éviter une diminution de leur efficacité. L'utilisation d'une insuline mal conservée peut être la cause d'un mauvais contrôle de la glycémie.

Quelles sont les précautions à prendre pour conserver l'insuline ?

- Les insulines **en cours d'utilisation** se conservent pendant **un mois à la température de la pièce.** L'injection d'insuline froide peut causer de la douleur au point d'injection.
- Les insulines **en réserve** doivent être conservées au **réfrigérateur.** Ainsi conservées, les insulines demeurent utilisables jusqu'à la date de péremption indiquée par le fabricant.
- L'insuline ne doit jamais être directement exposée aux rayons du soleil ou à la chaleur. Ces conditions ne modifient pas nécessairement l'aspect du produit. Une insuline soumise à une chaleur excessive doit être jetée.
- L'insuline ne doit jamais être congelée. Le gel ne modifie pas nécessairement l'aspect du produit. Une insuline qui aurait gelé doit être jetée.

- On ne doit pas réfrigérer le stylo injecteur afin de ne pas l'endommager et d'éviter la formation de bulles d'air dans la cartouche. Toutefois, les stylos préremplis en réserve se conservent au réfrigérateur.
- Il est conseillé de ranger dans le réfrigérateur les seringues préparées à l'avance, en position verticale ou oblique, l'aiguille (avec son capuchon) pointée vers le haut. Cela permet d'éviter que des particules d'insuline n'obstruent l'aiguille.
- Il est important de noter la date à laquelle la fiole, la cartouche ou le stylo ont été entamés.
- On doit toujours conserver de l'insuline en réserve au réfrigérateur. Cela pourrait être utile en cas de bris, par exemple.

Quelles sont les recommandations spécifiques de conservation des insulines ?

Le tableau suivant présente les températures et les durées de conservation recommandées par les fabricants d'insuline, qui varient selon les formats et les noms commerciaux sous lesquels leurs produits sont offerts.

FORMATS	INSULINES NOMS COMMERCIAUX	TEMPÉRATURES RECOMMANDÉES	DURÉE DE CONSERVATION MAXIMALE
Fiole ou cartouche non entamée	Apidra[MD] Humalog[MD] Humulin[MD] Lantus[MD] Levemir[MD]	2 °C-8 °C	Date de péremption sur le produit
	Novolin[MD] NovoRapid[MD] NovoMix[MD]	2 °C-10 °C	Date de péremption sur le produit
Fiole entamée	Apidra[MD] Humulin[MD] Novolin[MD]	Température ambiante Maximum 25 °C	28 jours
	Humalog[MD] NovoRapid[MD] Lantus[MD]	Température ambiante Maximum 30 °C	28 jours
Cartouche entamée	Apidra[MD] Humulin[MD]	Température ambiante Maximum 25 °C	28 jours
	Humalog[MD] Humalog[MD] Mix Novolin[MD] NovoRapid[MD] NovoMix[MD] Lantus[MD]	Température ambiante Maximum 30 °C	28 jours
	Levemir[MD]	Température ambiante Maximum 30 °C	42 jours

FORMATS	INSULINES NOMS COMMERCIAUX	TEMPÉRATURES RECOMMANDÉES	DURÉE DE CONSERVATION MAXIMALE
Stylo injecteur prérempli jetable en réserve	Apidra[MD] SoloSTAR[MD] Humalog[MD] KwikPen[MD] Humalog[MD] Mix KwikPen[MC] Humulin[MD] N KwikPen[MC] Humulin[MD] R KwikPen[MC] Lantus[MD] SoloSTAR[MD]	2 °C -8 °C	Date de péremption sur le produit
	NovoRapid[MD] FlexTouch[MD]	2 °C -10 °C	Date de péremption sur le produit
Stylo injecteur prérempli jetable entamé	Apidra[MD] SoloSTAR[MD] Humulin[MD] N KwikPen[MC] Humulin[MD] R KwikPen[MC]	Température ambiante Maximum 25 °C	28 jours
	Humalog[MD] KwikPen[MC] Humalog[MD] Mix KwikPen[MC] NovoRapid[MD] FlexTouch[MD] Lantus[MD] SoloSTAR[MD]	Température ambiante Maximum 30 °C	28 jours
Seringue préparée à l'avance*	Humulin[MD] Humalog[MD] Novolin[MD] NovoRapid[MD]	2 °C -8 °C 2 °C -10 °C	3 semaines Le moins longtemps possible

*Il n'est pas recommandé de préparer des seringues à l'avance ni pour la Lantus[MD], car elle devient trouble, ni pour l'Apidra[MD] et la Levemir[MD], faute de données concernant la stabilité.

Quel aspect doit avoir l'insuline ?

L'insuline peut se présenter sous la forme d'une solution claire qui ressemble à de l'eau ou sous la forme d'une suspension opaque d'aspect laiteux.

INSULINES CLAIRES		INSULINES OPAQUES	
Très rapide :	• Apidra^{MD} • Humalog^{MD} • NovoRapid^{MD}	Intermédiaire :	• Humulin^{MD} N • Novolin^{MD} ge NPH
Rapide :	• Humulin^{MD} R • Novolin^{MD} ge Toronto	Prémélangées :	• Humulin^{MD} 30/70 • Humalog^{MD} Mix 25 • Humalog^{MD} Mix 50 • Novolin^{MD} ge 30/70 • Novolin^{MD} ge 40/60 • Novolin^{MD} ge 50/50 • NovoMix^{MD} 30
Prolongée :	• Lantus^{MD} • Levemir^{MD}		

Quand doit-on jeter l'insuline claire ?

Il faut jeter l'insuline **claire** si :

- son aspect est trouble ;
- sa consistance est épaisse ;
- la solution contient des particules solides ;
- la solution a été exposée à des températures extrêmes (de chaleur ou de froid) ;
- la durée de conservation recommandée est expirée.

Quelles précautions doit-on prendre avec l'insuline opaque ?

L'insuline opaque est une suspension qu'il faut prendre soin de **bien mélanger** avant de l'utiliser.

La présence d'un dépôt blanchâtre au fond de la fiole ou dans la cartouche est normale, mais il faut le remettre en suspension en roulant la fiole entre ses mains et en la tournant à l'envers, ou en renversant la cartouche dans le stylo injecteur à plusieurs reprises. **Ne pas secouer.**

Le mélange inadéquat de l'insuline opaque peut nuire à la précision des doses d'insuline mesurées.

Quand doit-on jeter l'insuline opaque ?

Il faut jeter l'insuline **opaque** si :

- un dépôt reste au fond de la fiole ou dans la cartouche ;
- des grumeaux flottent dans l'insuline ;
- des particules collent aux parois de la fiole ou de la cartouche, ce qui lui donne un aspect givré ;
- elle a été exposée à des températures extrêmes (de chaleur ou de froid) ;
- la durée de conservation recommandée est expirée.

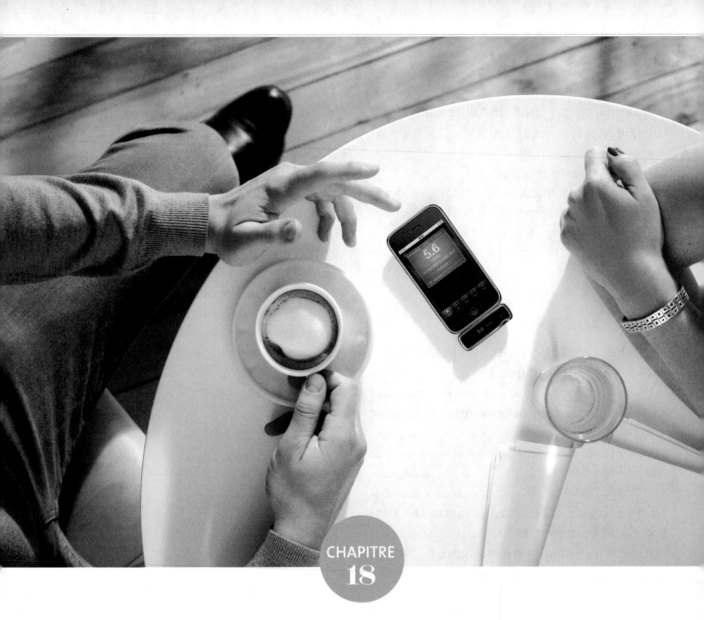

Ajustement des doses d'insuline

Pourquoi faire des ajustements de doses d'insuline ?

Le but des ajustements de doses d'insuline est d'obtenir un meilleur contrôle de la glycémie. Idéalement, la personne diabétique ajuste elle-même ses doses après avoir reçu la formation appropriée par l'équipe soignante.

Quelles glycémies doit-on viser quand on ajuste les doses d'insuline ?

Pour la majorité des personnes diabétiques, il est recommandé de viser des **glycémies** entre 4 mmol/L et 7 mmol/L avant les repas et entre 5 mmol/L et 10 mmol/L deux heures après les repas. Une cible glycémique entre 5 mmol/L et 8 mmol/L deux heures après les repas peut être envisagée si l'hémoglobine glyquée (A1C) demeure supérieure à 7 %. Les cibles d'A1C et de glycémies peuvent être individualisées selon différents critères (p. ex.: l'âge, les maladies associées, le risque d'hypoglycémie sévère, etc.) et l'équipe de soins le précise alors à la personne diabétique.

Quelles sont les règles d'ajustement des doses d'insuline ?

Les règles suivantes se veulent un guide et vous permettront de décider des ajustements. Elles permettent une modification sécuritaire des doses d'insuline.

Les principes de base à connaître sont les suivants :
- l'insuline fait baisser la glycémie ;
- la glycémie du moment reflète ce qui s'est passé auparavant.

Avant d'ajuster les doses d'insuline, il est important de prendre le temps d'analyser les glycémies en faisant la moyenne des trois dernières glycémies pour chaque période de la journée (matin, midi, soir et coucher), sans toutefois remonter plus de sept jours en arrière. On doit tenir uniquement compte des mesures obtenues depuis le dernier ajustement.

Voici les six règles d'ajustement :

1 Ne pas tenir compte, dans le calcul de la moyenne, de toute mesure inférieure à 4 mmol/L ou supérieure à 7 mmol/L associée à une **situation à la fois ponctuelle, exceptionnelle et explicable**.

2 Éviter de modifier la dose d'insuline en se basant sur **une seule glycémie**. De façon générale, il est déconseillé d'ajuster une dose d'insuline pour agir sur la glycémie du moment.

3 Ajuster **une seule dose d'insuline** à la fois, à une seule période de la journée.

4 Corriger les **situations d'hypoglycémie** d'abord, en commençant par la première de la journée, puis la deuxième, etc.

- On parle d'une situation **d'hypoglycémie** :
  - si la moyenne est inférieure à 4 mmol/L pour une même période de la journée ;
  - si l'on trouve, pour une même période de la journée, deux hypoglycémies lors des deux dernières mesures ou trois hypoglycémies non consécutives au cours des sept derniers jours, même si la moyenne est égale ou supérieure à 4 mmol/L.
- Une valeur de 2 mmol/L est attribuée à toute hypoglycémie non mesurée.
- Une hypoglycémie qui survient en dehors des quatre périodes habituelles de mesure de la glycémie doit être inscrite à la période suivante (p. ex., inscrire dans la colonne « avant le repas du midi » une hypoglycémie mesurée dans la matinée).

5 Corriger par la suite les **situations d'hyperglycémie**, c'est-à-dire celles qui présentent une glycémie moyenne supérieure à 7 mmol/L pour la même période de la journée. Commencer par la première de la journée, puis la deuxième, etc.

Attention à l'hyperglycémie de rebond. Une hyperglycémie de rebond est une glycémie **supérieure à 7 mmol/L** qui suit une hypoglycémie. Une telle hyperglycémie ne doit pas être prise en compte dans le calcul de la moyenne. Une hypoglycémie nocturne peut causer une hyperglycémie de rebond au lever. En cas de doute, il est conseillé de faire une glycémie vers 2 heures du matin et, s'il y a lieu, de corriger l'hypoglycémie plutôt que l'hyperglycémie du matin.

6 Attendre au moins deux jours après un ajustement de dose avant de faire toute nouvelle modification. La seule exception est l'apparition de deux hypoglycémies consécutives. Dans ce cas, il faut ignorer cette règle et diminuer la dose de l'insuline responsable.

Quels sont les différents régimes d'insuline les plus fréquemment prescrits ?

Il existe plusieurs régimes d'insuline. Voici les quatre régimes les plus fréquemment prescrits.

Le régime « basal-prandial » consiste à injecter une insuline à action très rapide (Apidra[MD], Humalog[MD] ou NovoRapid[MD]) ou rapide (Humulin[MD] R ou Novolin[MD] ge Toronto) avant chaque repas, et une insuline de base à action intermédiaire (Humulin[MD] N ou Novolin[MD] ge NPH) ou prolongée (Lantus[MD] ou Levemir[MD]) au coucher. Bien que l'insuline de base se donne habituellement en une injection, elle peut également s'administrer en plusieurs injections au cours de la journée. La dose d'insuline à action très rapide ou rapide peut être fixe (régime à glucides fixes) ou être établie selon la quantité de glucides consommés lors du repas (régime à glucides variables). Le régime à glucides variables est prescrit essentiellement avec de l'insuline à action très rapide. Dans le régime à glucides variables, la dose est définie en terme de ratio, par exemple

1 unité/10 g de glucides, c'est-à-dire 1 unité d'insuline par 10 g de glucides consommés. Certains présentent ce ratio en termes de grammes de glucides par unité d'insuline. Dans ce cas, la dose sera établie à 15 g/unité ou 20 g/unité, par exemple.

Le régime « divisé-mélangé » consiste à injecter une insuline à action intermédiaire (Humulin^{MD} N ou Novolin^{MD} ge NPH) et une insuline à action très rapide (Apidra^{MD}, Humalog^{MD} ou NovoRapid^{MD}) ou rapide (Humulin^{MD} R ou Novolin^{MD} ge Toronto) avant les repas du matin et du soir. L'injection d'insuline à action intermédiaire d'avant le souper doit parfois être reportée au coucher pour éviter l'hypoglycémie pendant la nuit.

Le régime « prémélangé » consiste à injecter une insuline prémélangée (p. ex., Humulin^{MD} 30/70, Novolin^{MD} ge 50/50, Humalog^{MD} Mix 25, NovoMix^{MD} 30, etc.) avant les repas du matin et du soir.

Le régime « combiné » consiste à injecter une insuline à action intermédiaire (p. ex., Humulin^{MD} N ou Novolin^{MD} ge NPH) ou prolongée (Lantus^{MD} ou Levemir^{MD}) au coucher, en association avec des médicaments antidiabétiques pendant la journée.

Dans le régime « basal-prandial », quelles sont les insulines qui affectent les glycémies mesurées au cours de la journée ?

L'insuline à action :	est responsable	de la glycémie mesurée :
Intermédiaire ou prolongée du coucher	→	avant le déjeuner
Très rapide ou rapide du matin	→	avant le dîner
Très rapide ou rapide du midi	→	avant le souper
Très rapide ou rapide du souper	→	au coucher (avant la collation)

La glycémie du moment reflète toujours l'action de l'insuline qui a été injectée auparavant.

Dans le régime « basal-prandial à glucides fixes », de quelle façon doit-on ajuster les doses d'insuline ?

En général, en situation d'hypoglycémie (glycémie moyenne inférieure à 4 mmol/L) avant les repas et au coucher, telle qu'elle est définie dans les règles d'ajustement, on doit diminuer de deux unités à la fois la dose de l'insuline responsable. Cependant, si la dose quotidienne totale d'insuline est égale ou inférieure à 20 unités, il est conseillé de diminuer la dose d'une seule unité à la fois.

En général, en situation d'hyperglycémie (glycémie moyenne supérieure à 7 mmol/L) avant les repas et au coucher, telle qu'elle est définie dans les règles d'ajustement, on doit augmenter de deux unités à la fois la dose de l'insuline responsable. Cependant, si la dose quotidienne totale d'insuline est égale ou inférieure à 20 unités, il est conseillé d'augmenter la dose d'une seule unité à la fois.

Après tout ajustement d'une dose d'insuline, il est conseillé d'attendre au moins deux jours avant de faire une nouvelle modification. La seule exception est l'apparition de deux hypoglycémies consécutives dans la même période ; dans ce cas, il faut ignorer cette règle et diminuer la dose de l'insuline responsable. En présence de situations d'hypoglycémie ou d'hyperglycémie, il ne faut pas attendre plus d'une semaine pour ajuster la dose de l'insuline responsable.

Dans le régime « basal-prandial à glucides variables », de quelle façon doit-on ajuster les doses d'insuline ?

En situation d'hypoglycémie (glycémie moyenne inférieure à 4 mmol/L), telle qu'elle est définie dans les règles d'ajustement :

- survenant au cours de la nuit ou avant le repas du matin, on doit diminuer de deux unités à la fois la dose d'insuline à action intermédiaire (p. ex., Humulin^MD N ou Novolin^MD ge NPH) ou à action prolongée (Lantus^MD ou Levemir^MD). Cependant, si la dose quotidienne d'insuline à action intermédiaire ou à action prolongée est égale ou inférieure à 10 unités, il est conseillé de diminuer la dose d'une seule unité à la fois ;
- survenant avant le repas du midi, du soir ou avant le coucher, on doit diminuer de 0,2 unité/10 g de glucides à la fois la dose de l'insuline responsable (p. ex., Apidra^MD, Humalog^MD, NovoRapid^MD). Cependant, si la dose de cette insuline est égale ou inférieure à 0,5 unité/10 g de glucides, il est conseillé de diminuer la dose de seulement 0,1 unité/10 g de glucides à la fois.

En situation d'**hyperglycémie (glycémie moyenne supérieure à 7 mmol/L)**, telle qu'elle est définie dans les règles d'ajustement :

- survenant au cours de la nuit ou avant le repas du matin, on doit **augmenter** de deux unités à la fois la dose d'insuline à action intermédiaire (p. ex., Humulin^MD N ou Novolin^MD ge NPH) ou à action prolongée (Lantus^MD ou Levemir^MD). Cependant, si la dose quotidienne d'insuline à action intermédiaire ou à action prolongée est égale ou inférieure à 10 unités, il est conseillé d'augmenter la dose d'une seule unité à la fois;

- survenant avant le repas du midi, celui du soir ou avant le coucher, on doit **augmenter** de 0,2 unité/10 g de glucides à la fois la dose de l'insuline responsable (p. ex., Apidra^MD, Humalog^MD, NovoRapid^MD). Cependant, si la dose de cette insuline est égale ou inférieure à 0,5 unité/10 g de glucides, il est conseillé d'augmenter la dose de seulement 0,1 unité/10 g de glucides à la fois.

Après tout ajustement d'une dose d'insuline, il est conseillé d'attendre au moins deux jours avant de faire une nouvelle modification. La seule exception est l'apparition de deux hypoglycémies consécutives dans la même période ; dans ce cas, il faut ignorer cette règle et diminuer la dose de l'insuline responsable. En présence d'hypoglycémie ou d'hyperglycémie, il ne faut pas attendre plus d'une semaine pour ajuster la dose de l'insuline responsable.

Dans le régime « divisé-mélangé », quelles sont les insulines qui affectent les glycémies mesurées au cours de la journée ?

L'insuline à action :	est responsable	de la glycémie mesurée :
Intermédiaire du souper	→	avant le déjeuner
Très rapide ou rapide du matin	→	avant le dîner
Intermédiaire du matin	→	avant le souper
Très rapide ou rapide du souper	→	au coucher (avant la collation)

La glycémie du moment reflète toujours l'action de l'insuline qui a été injectée auparavant.

Dans le régime « divisé-mélangé », de quelle façon doit-on ajuster les doses d'insuline ?

En général, en situation d'hypoglycémie (glycémie moyenne inférieure à 4 mmol/L) avant les repas et au coucher, telle qu'elle est définie dans les règles d'ajustement, on doit diminuer de deux unités à la fois la dose de l'insuline responsable. Cependant, si la dose quotidienne totale d'insuline est égale ou inférieure à 20 unités, il est conseillé de diminuer la dose d'une seule unité à la fois.

En général, en situation d'hyperglycémie (glycémie moyenne supérieure à 7 mmol/L) avant les repas et au coucher, telle qu'elle est définie dans les règles d'ajustement, on doit augmenter de deux unités à la fois la dose de l'insuline responsable. Cependant, si la dose quotidienne totale d'insuline est égale ou inférieure à 20 unités, il est conseillé d'augmenter la dose d'une seule unité à la fois.

Après tout ajustement d'une dose d'insuline, il est conseillé d'attendre au moins deux jours avant de faire une nouvelle modification. La seule exception est l'apparition de deux hypoglycémies consécutives. Dans ce cas, il faut ignorer cette règle et diminuer la dose de l'insuline responsable. En présence d'hypoglycémie ou d'hyperglycémie, il ne faut pas attendre plus d'une semaine pour ajuster la dose de l'insuline responsable.

Dans le régime « prémélangé », quelles sont les insulines qui affectent les glycémies mesurées au cours de la journée ?

L'insuline prémélangée à action :	est responsable	de la glycémie mesurée :
Très rapide ou rapide et intermédiaire du matin		avant le dîner et avant le souper
Très rapide ou rapide et intermédiaire du souper		au coucher (avant la collation) et avant le déjeuner

La glycémie du moment reflète toujours l'action de l'insuline qui a été injectée auparavant.

Dans le régime « prémélangé », de quelle façon doit-on ajuster les doses d'insuline ?

En général, en situation d'hypoglycémie (glycémie moyenne inférieure à 4 mmol/L) avant les repas et au coucher, telle qu'elle est définie dans les règles d'ajustement, on doit diminuer de deux unités à la fois la dose du mélange de l'insuline responsable. Cependant, si la dose quotidienne totale est égale ou inférieure à 20 unités, il est conseillé de diminuer la dose d'une seule unité à la fois.

En général, en situation d'**hyperglycémie (glycémie moyenne supérieure à 7 mmol/L)**, telle qu'elle est définie dans les règles d'ajustement, on doit **augmenter** de deux unités à la fois la dose du mélange de l'insuline responsable. Cependant, si la **dose quotidienne totale** est égale ou inférieure à 20 unités, il est conseillé d'augmenter la dose d'une seule unité à la fois.

Il faut se rappeler que les insulines prémélangées sont responsables de deux périodes de la journée à la fois. En conséquence, s'il y a discordance entre la glycémie du coucher et celle du matin (p. ex., élevée au coucher et basse le matin) ou entre celles d'avant les repas du midi et du soir, il faut **consulter son médecin car cela peut signifier que le mélange doit être changé**.

Après tout ajustement d'une dose d'insuline, il est conseillé d'attendre au moins deux jours avant de faire une nouvelle modification. La seule exception est l'apparition de deux hypoglycémies consécutives. Dans ce cas, il faut ignorer cette règle et diminuer la dose de l'insuline responsable. En présence de situations d'hypoglycémie ou d'hyperglycémie, il ne faut pas attendre plus d'une semaine pour ajuster la dose de l'insuline responsable.

Dans le régime «combiné», quelle glycémie est affectée par l'insuline administrée au coucher ?

Dans le régime «combiné», c'est la **glycémie du matin** qui sera affectée par l'insuline à action intermédiaire ou prolongée administrée au coucher.

Dans le régime «combiné», de quelle façon doit-on ajuster la dose d'insuline ?

En général, en situation d'**hypoglycémie le matin (glycémie moyenne inférieure à 4 mmol/L)** telle qu'elle est définie dans les règles d'ajustement, on doit **diminuer** de deux unités à la fois la dose d'insuline du coucher. Cependant, si la dose est égale ou inférieure à 10 unités, il est conseillé de diminuer la dose d'une seule unité.

En général, en situation d'**hyperglycémie le matin (glycémie moyenne supérieure à 7 mmol/L)** telle qu'elle est définie dans les règles d'ajustement, on doit **augmenter** de deux unités à la fois la dose d'insuline du coucher. Cependant, si la dose est égale ou inférieure à 10 unités, il est conseillé d'augmenter la dose d'une seule unité.

Après tout ajustement d'une dose d'insuline, il est conseillé d'attendre au moins deux jours avant de faire une nouvelle modification. La seule exception est l'apparition de deux hypoglycémies consécutives. Dans ce cas, il faut ignorer cette règle et diminuer la dose de l'insuline responsable. En présence de situations d'hypoglycémie ou d'hyperglycémie, il ne faut pas attendre plus d'une semaine pour ajuster la dose d'insuline responsable.

Y a-t-il des façons différentes d'ajuster les doses d'insuline ?

L'ajustement des doses d'insuline s'effectue selon différentes méthodes. On introduit parfois des doses de correction, principalement lorsqu'on utilise un régime basal-prandial. Les doses de correction sont établies par l'équipe de soins en fonction de la dose quotidienne totale d'insuline et de ce que l'on nomme un facteur de sensibilité à l'insuline. Ces doses consistent en des suppléments d'insuline à action très rapide, ou plus rarement rapide (la même insuline que celle utilisée aux repas), donnés en plus de la dose du repas, si la glycémie est supérieure à une valeur déterminée. Les doses de correction peuvent être utiles dans les situations particulières telles que les journées de maladie où les glycémies peuvent être plus élevées.

Un ajustement basé sur les tendances des glycémies, tel qu'il est décrit dans les règles d'ajustement, est à privilégier. Les doses de correction ne sont pas une composante essentielle d'un traitement avec insuline et peuvent parfois être sur-utilisées causant des fluctuations importantes dans les glycémies. Si plusieurs doses de correction ont été nécessaires pour une même période au cours d'une même semaine (p. ex. : corrections requises au déjeuner car glycémie élevée le matin), il faut réajuster la dose de l'insuline responsable (p. ex. : augmenter l'insuline à longue durée d'action du coucher responsable de la glycémie du matin). Pour plus de détails, consulter le chapitre sur l'insulinothérapie par pompe.

Le message à retenir : l'auto-ajustement des doses d'insuline nécessite une formation appropriée de la part de l'équipe soignante.

EXEMPLES PRATIQUES D'AJUSTEMENT

Avant d'ajuster ses doses d'insuline, il importe de bien connaître les règles d'ajustement décrites dans ce chapitre. Voici quelques exemples pratiques :

Exemple n° 1
TRAITEMENT : RÉGIME « BASAL-PRANDIAL À GLUCIDES FIXES »

NovoRapid^MD
- 8 unités au déjeuner • 6 unités au dîner • 6 unités au souper

Novolin^MD ge NPH
- 16 unités au coucher

Dose quotidienne totale d'insuline = 36 unités

Carnet d'autocontrôle

Date	GLYCÉMIE			
	Avant le déjeuner (mmol/L)	Avant le dîner (mmol/L)	Avant le souper (mmol/L)	Au coucher (mmol/L)
03/01	12	9	8	6,5
04/01	13	8,7	7,2	5,8
05/01	11,7	8,9	7,8	5,6
Moyenne	12,2	8,9	7,7	6,0

Analyse

On remarque une situation d'hyperglycémie avant le déjeuner, le dîner et le souper. En premier lieu, on corrige la première période d'hyperglycémie de la journée, soit avant le déjeuner. L'insuline à ajuster serait la NPH du coucher, qu'il faudrait augmenter de 2 unités pour passer à 18 unités. Toutefois, il conviendrait de vérifier la glycémie à 2 heures du matin pour exclure une hypoglycémie nocturne qui pourrait causer une hyperglycémie de rebond le matin. En effet, s'il y a hypoglycémie la nuit, l'insuline NPH du coucher devrait plutôt être diminuée de 2 unités.

Exemple n° 2

TRAITEMENT : RÉGIME « BASAL-PRANDIAL AVEC GLUCIDES VARIABLES »

Apidra[MD]
- 1,2 unité/10 g de glucides au déjeuner
- 1,0 unité/10 g de glucides au dîner
- 0,8 unité/10 g de glucides au souper

Lantus[MD]
- 12 unités au coucher

Carnet d'autocontrôle

	GLYCÉMIE			
Date	Avant le déjeuner (mmol/L)	Avant le dîner (mmol/L)	Avant le souper (mmol/L)	Au coucher (mmol/L)
13/04	5,4	6,4	4,4	5,8
14/04	5,9	6,0	3,6	5,0
15/04	5,3	5,6	2,8	5,2
Moyenne	5,5	6,0	3,6	5,3

Analyse

On note deux **hypoglycémies** lors des deux dernières mesures de la glycémie avant le souper. L'ajustement approprié serait de **diminuer** l'insuline du dîner de 0,2 unité/10 g de glucides, donc de passer de 1,0 unité/10 g à 0,8 unité/10 g de glucides.

Exemple n° 3

TRAITEMENT : RÉGIME « DIVISÉ-MÉLANGÉ »

HumulinᴹᴰR

• 12 unités au déjeuner • 10 unités au souper

HumulinᴹᴰN

• 20 unités au déjeuner • 14 unités au souper

Dose quotidienne totale d'insuline = 56 unités

Carnet d'autocontrôle

Date	GLYCÉMIE			
	Avant le déjeuner (mmol/L)	Avant le dîner (mmol/L)	Avant le souper (mmol/L)	Au coucher (mmol/L)
16/05	6,4	7,7	6,5	5,7
17/05	7,1	9,3	7,0	5,4
18/05	5,9	7,5	6,2	6,0
Moyenne	6,5	8,2	6,6	5,7

Analyse

On remarque que la moyenne des glycémies avant le dîner est supérieure à 7 mmol/L (hyperglycémie). L'ajustement approprié serait d'augmenter l'insuline rapide du matin de deux unités. La dose d'HumulinᴹᴰR du déjeuner devient donc 14 unités.

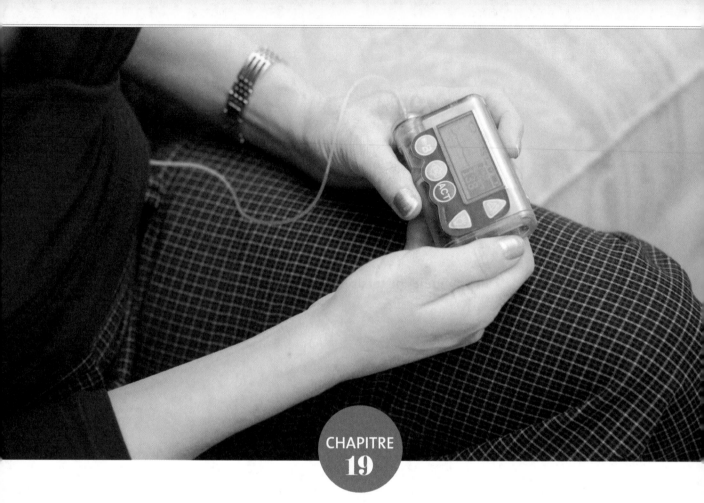

La pompe
à insuline :
une autre option dans
le traitement du diabète[1]

Qu'est-ce qu'une pompe à insuline ?

Une pompe à insuline est un appareil qui comporte :

- un réservoir ou une cartouche renfermant l'insuline ;
- un moteur électrique pour injecter l'insuline contenue dans le réservoir ;
- un cathéter (tubulure) attaché au réservoir d'insuline et muni d'une petite aiguille que l'on insère sous la peau de l'abdomen, où l'insuline est injectée.

Un nouveau système d'administration d'insuline en continu est disponible (OmniPod^MD). Le Pod est un dispositif, auto-adhésif, qui contient le réservoir d'insuline, le moteur et le petit tube souple par lequel le Pod administre l'insuline. Ce système ne comporte pas de tubulure. Un appareil sans fil permet de programmer à distance le Pod et comprend un lecteur de glycémie intégré.

La pompe à insuline permet d'administrer l'insuline de façon continue en sous-cutané 24 heures sur 24; c'est ce qu'on appelle le taux de base. Le **taux de base** comble les besoins en insuline indépendamment des repas (insuline de base). La pompe peut être programmée pour fournir des taux de base différents afin de répondre aux besoins en insuline qui varient selon la période de la journée. Avant les repas, on injecte une dose supplémentaire avec la pompe pour combler les besoins en insuline associés aux repas; c'est ce qu'on appelle les bolus. L'administration d'un taux de base d'insuline associée aux bolus avant les repas permet d'imiter le fonctionnement normal du pancréas. De façon générale, on utilise avec la pompe de l'insuline à action très rapide, telle que Apidra^MD, Humalog^MD ou NovoRapid^MD. La pompe à insuline n'est pas un pancréas artificiel. Elle ne fait que ce qu'on lui dit de faire.

Quelles sont les indications concernant l'utilisation de la pompe à insuline?

Actuellement, les indications concernant l'utilisation de la pompe à insuline ont tendance à être restreintes en raison du coût élevé de l'équipement. Les indications suivantes sont habituellement reconnues :

- hypoglycémies graves (besoin de l'aide d'une tierce personne) à répétition ;
- grande labilité (instabilité) des glycémies nécessitant des soins médicaux à répétition ;
- contrôle glycémique inadéquat malgré une tentative d'insulinothérapie intensive ;
- progression accélérée des complications (rétinopathie, néphropathie ou neuropathie) avec contrôle glycémique sous-optimal (hémoglobine glyquée > 7 %).

1 Canadian Diabetes Association Clinical Practice Guidelines Expert Committee. Canadian Diabetes Association 2013 Clinical Practice Guidelines for the Prevention and Management of Diabetes in Canada. *Can. J. Diabetes* 2013; 37(suppl 1):S1-S212.

On pourra également envisager l'utilisation de la pompe à insuline dans les cas suivants :

- grossesse ;
- demande d'une personne diabétique désireuse d'intensifier son traitement ;
- personne ayant un horaire très irrégulier ou un mode de vie très actif.

Quel est le coût du traitement par pompe à insuline ?

Le prix d'achat de la pompe à insuline est d'environ 6 500 $ et le coût du matériel requis (aiguilles, cathéters, insuline, etc.) peut se situer entre 2 000 $ et 4 000 $ par an.

Est-ce que le régime d'assurance médicaments du Québec couvre les frais de la pompe à insuline ?

Depuis 2011, le régime d'assurance médicaments du Québec couvre les frais d'achat de la pompe à insuline et le matériel requis pour les enfants atteints de diabète de type 1 et âgés de moins de 18 ans. La prise en charge continue lorsque ces enfants atteignent l'âge adulte. En revanche, le régime d'assurance médicaments du Québec ne couvre pas les frais d'un traitement par pompe à insuline (achat de la pompe et matériel) si ce traitement commence à l'âge adulte. Certaines compagnies d'assurance privées couvrent jusqu'à 80 % des coûts si la justification de ce traitement est reconnue ; d'autres compagnies accordent un montant maximum non renouvelable.

Que doit-on faire si l'on pense pouvoir tirer avantage d'un traitement par pompe à insuline ?

La première étape est d'en discuter avec son endocrinologue. Si un traitement par pompe à insuline est indiqué, vous devrez :

1 vérifier auprès de votre compagnie d'assurance si elle couvre les frais d'un traitement par une pompe à insuline ;
2 obtenir de votre médecin :

- une ordonnance pour la pompe à insuline ;
- une lettre justifiant l'indication de la pompe à insuline, à remettre à votre compagnie d'assurance.

Quelles sont les procédures à suivre pour utiliser la pompe à insuline ?

L'utilisation d'une pompe à insuline requiert une formation de la part d'une équipe de soins qualifiée. L'endocrinologue prescrit et ajuste les doses d'insuline. La formation doit comprendre :

- le fonctionnement de la pompe ;
- l'installation du cathéter ou du dispositif adhésif, le choix de la région d'injection ;
- le calcul des glucides ;
- l'auto-ajustement des doses d'insuline.

On doit s'informer auprès de son endocrinologue au sujet des procédures à suivre et des personnes à contacter.

Comment déterminer la dose d'insuline requise pour la pompe à insuline ?

De façon générale, on utilise de l'insuline à action très rapide (Apidra^MD, Humalog^MD, NovoRapid^MD). Pour déterminer la dose d'insuline de base, il est conseillé de commencer par 50 % de la dose totale d'insuline requise pour la journée selon le traitement précédent (p. ex., si votre dose totale [insulines à action très rapide et à action prolongée] injectée en 24 heures était de 40 unités, l'insuline de base que devra administrer la pompe sera de : 40 ÷ 2 = 20 unités). Pour la distribution de l'insuline de base au cours de la journée, on devra prendre en considération deux points importants : de façon générale, la période de minuit à 4 heures est la plus sensible à l'insuline et, conséquemment, la plus vulnérable aux hypoglycémies, alors que la période de 4 à 8 heures est la plus résistante et va donc nécessiter plus d'insuline. Ainsi, il est conseillé de diminuer de 25 % le taux de base de minuit à 4 heures et d'augmenter de 25 à 50 % celui de 4 à 8 heures. Par exemple, si la quantité d'insuline prévue est de 20 unités par 24 heures, le taux de base calculé est de 0,8 unité/heure (soit : 20 unités ÷ 24 heures = 0,8 unité/heure). Toutefois, en tenant compte des considérations précédentes, on pourra diminuer de 25 % le taux de base de minuit à 4 heures (0,6 unité/heure) et augmenter de 50 % celui de 4 à 8 heures (1,2 unité/heure).

Pour la détermination de la dose d'insuline des **bolus avant les repas**, il existe différentes façons de calculer la dose à administrer :

- Commencer arbitrairement avec 1,0 unité d'insuline par 10 g de glucides pour chaque repas, puis ajuster les doses selon les besoins. Par exemple, un repas contenant 60 g de glucides nécessitera une dose de 6 unités, soit : (60 g ÷ 10 g) × 1,0 unité = 6 unités.
- Appliquer la **règle des « 500 »** qui consiste à diviser 500 par la dose totale d'insuline quotidienne (administrée en 24 heures). Par exemple, si votre dose totale quotidienne est de 40 unités, 1,0 unité d'insuline devra être administrée pour 12 g de glucides, soit : (500 ÷ 40 = 12,5).
- S'aider des ratios d'insuline utilisés dans le traitement à injections multiples précédent.

Doit-il nécessairement y avoir plusieurs taux de base dans la journée ?

Pas nécessairement. Toutefois, dans une journée, on distingue cinq périodes qui nécessitent parfois des taux différents.

Période 1 : de 0 h (minuit) à 4 h. Période la plus sensible à l'hypoglycémie pouvant nécessiter moins d'insuline.

Période 2 : de 4 h à 8 h. Période de résistance à l'insuline pouvant nécessiter plus d'insuline.

Période 3 : de 8 h à 12 h (midi). Période active de la journée pouvant nécessiter une baisse du taux de base.

Période 4 : de 12 h (midi) à 18 h. Période active de la journée pouvant nécessiter une baisse du taux de base.

Période 5 : de 18 à 24 heures (minuit). Période moins active pouvant nécessiter une augmentation du taux de base.

Les horaires de ces périodes seront ajustés en fonction du mode de vie de la personne diabétique.

Quelles sont les glycémies qui permettent d'ajuster le taux de base de chacune des périodes ?

Il est important de bien déterminer les glycémies de la journée qui sont le reflet du taux de base de chacune des périodes et qui en permettent l'ajustement.

Période		Glycémie basale
0 h (minuit) à 4 h	⟶	vers 3-4 h
4 h à 8 h	⟶	avant le déjeuner (vers 7-8 h)
8 h à 12 h (midi)	⟶	avant le dîner (vers 11-12 h)
12 h (midi) à 18 h	⟶	avant le souper (vers 16-18 h)
18 h à 24 h (minuit)	⟶	au coucher (vers 23-24 h)

Quelles sont les glycémies qui permettent d'ajuster les bolus avant les repas ?

Le bolus de chaque repas sera ajusté selon la glycémie effectuée après le repas (2 heures après le début du repas).

Repas		Glycémie postprandiale (2 heures après les repas)
Déjeuner	⟶	après le déjeuner
Dîner	⟶	après le dîner
Souper	⟶	après le souper

Quelles sont les glycémies visées ?

Glycémie basale : Dans la plupart des cas, il est recommandé de viser des glycémies entre 4 mmol/L et 7 mmol/L avant les repas et au coucher (avant la collation).

Glycémie postprandiale : Il est recommandé de viser une glycémie supérieure à celle d'avant le repas. Aussi, dans la plupart des cas, on doit viser des glycémies postprandiales entre 5 mmol/L et 10 mmol/L, 2 heures après le début du repas. Les valeurs cibles après le repas doivent être individualisées. Si le contrôle du diabète n'est pas optimal (hémoglobine glyquée supérieure à 7 %), des valeurs après les repas entre 5 mmol/L et 8 mmol/L devraient être visées.

Quelles sont les règles d'ajustement des doses d'insuline ?

Avant d'ajuster les doses d'insuline, il est important de prendre le temps d'analyser les glycémies en faisant la moyenne des deux à trois dernières glycémies pour chaque période de la journée (avant les repas, après les repas et au coucher), sans toutefois remonter plus de sept jours en arrière. On ne doit tenir compte que des mesures obtenues depuis le dernier ajustement.

Voici quelques grandes règles d'ajustement :

1 Ne pas tenir compte, dans le calcul de la moyenne, de toute mesure inférieure ou supérieure à la cible visée que l'on peut associer à une **situation à la fois ponctuelle, exceptionnelle et explicable.**

2 Éviter de modifier la dose d'insuline en se basant sur **une seule glycémie.** De façon générale, il est déconseillé d'ajuster une dose d'insuline pour agir sur la glycémie du moment.

3 Ajuster **une seule dose d'insuline** à la fois (taux de base ou bolus), pour une seule période de la journée.

4 Ajuster les taux de base avant de réévaluer les bolus.

5 Corriger d'abord les situations d'hypoglycémie.
   - On parle d'une **situation d'hypoglycémie basale** :
     - si la moyenne des glycémies basales est inférieure à 4 mmol/L pour une même période de la journée ;
     - si l'on trouve, pour une même période de la journée, deux hypoglycémies lors des deux dernières mesures ou trois hypoglycémies non consécutives au cours des sept derniers jours, même si la moyenne est égale ou supérieure à 4 mmol/L.
   - On parle d'une **situation d'hypoglycémie postprandiale** :
     - si la moyenne des glycémies postprandiales après un repas donné est inférieure à la moyenne des glycémies précédant ce même repas ;
     - si l'on trouve que, pour un même repas, deux glycémies postprandiales lors des deux dernières mesures ou trois glycémies postprandiales non consécutives au cours des sept derniers jours sont inférieures à la glycémie précédant le repas, même si la moyenne des glycémies postprandiales est supérieure à celle des glycémies précédant le repas.
   - Donner une valeur de 2 mmol/L à toute hypoglycémie non mesurée.
   - Une hypoglycémie qui survient en dehors des périodes habituelles de mesure de la glycémie doit être inscrite à la période suivante (p. ex., une hypoglycémie survenant à 11 h du matin sera inscrite avant le repas du midi).

6 Corriger, par la suite, les **situations d'hyperglycémie,** c'est-à-dire celles qui présentent, pour une même période de la journée, une moyenne supérieure à 7 mmol/L pour la glycémie basale ou supérieure à 10 mmol/L pour la glycémie postprandiale. Commencer par la première de la journée, puis la deuxième, etc.

Attention à l'hyperglycémie de rebond. Une hyperglycémie de rebond est une glycémie basale supérieure à 7 mmol/L qui fait suite à une hypoglycémie. Une telle hyperglycémie ne doit pas être prise en compte dans le calcul de la moyenne.

7 Attendre, si possible, au moins deux jours après un ajustement de dose avant de faire une nouvelle modification.

De quelle façon doit-on ajuster les doses d'insuline ?

Les modalités d'ajustement de l'insulino-thérapie par pompe sous-cutanée ne seront pas abordées en détail. Une formation donnée par une équipe spécialisée est requise. (Référence suggérée : *Pumping Insulin* par Walsh, J. et Roberts, R.).

Voici quelques concepts de base quant aux règles d'ajustement :
En fonction des glycémies mesurées à 3-4 heures du matin, avant les repas et au coucher pour les taux de base, et des glycémies mesurées 2 heures après le début du repas pour les bolus, on ajustera les doses d'insuline comme suit :

Taux de base :
- En cas d'hypoglycémie, diminuer le taux de base correspondant de 0,1 à 0,2 unité/heure.
- En cas d'hyperglycémie, augmenter le taux de base correspondant de 0,1 à 0,2 unité/heure.

Bolus :
- En cas d'hypoglycémie, augmenter le nombre de glucides pour une unité d'insuline (p. ex.,

si le bolus actuel est de 1,0 unité d'insuline pour 12 g de glucides, il faudra le modifier pour 1,0 unité d'insuline pour 13 g de glucides). Si la dose est exprimée en termes d'unités d'insuline par 10 g de glucides, il faut diminuer le nombre d'unités par 10 g, (p. ex., passer de 1,0 unité/10 g à 0,8 unité/10 g).

- En cas d'hyperglycémie, diminuer le nombre de glucides pour une unité d'insuline (p. ex., si le bolus actuel est de 1,0 unité d'insuline pour 12 g de glucides, il faudra le modifier pour 1,0 unité d'insuline pour 11 g de glucides). Si la dose est exprimée en termes d'unités d'insuline par 10 g de glucides, il faut augmenter le nombre d'unités par 10 g (p. ex., passer de 1,0 unité/10 g à 1,2 unité/10 g).

Qu'est-ce qu'une dose de correction et un facteur de sensibilité ?

En cas de glycémie supérieure ou inférieure à la valeur de glycémie cible, déterminée avec votre endocrinologue, vous pouvez ajouter ou soustraire une quantité d'insuline à la dose prévue pour le bolus : il s'agit d'une dose de correction.

Pour établir une dose de correction, il faut connaître votre facteur de sensibilité à l'insuline. Le facteur de sensibilité indique la diminution de glycémie attendue en administrant 1 unité d'insuline. Celui-ci se calcule en divisant 100 par la dose d'insuline quotidienne totale (administrée en 24 heures). Par exemple, si la dose quotidienne totale est de 40 unités, le facteur de sensibilité sera: $100 \div 40 = 2,5$ donc une unité d'insuline diminue la glycémie d'environ 2,5 mmol/L.

Pour calculer la dose de correction à enlever ou à ajouter à votre bolus habituel, il faut soustraire la glycémie cible à la glycémie actuelle et diviser par votre facteur de sensibilité. Voici deux exemples :

1 **Glycémie supérieure à la cible :** glycémie actuelle : 11 mmol/L, glycémie cible : 5,5 mmol/L, facteur de sensibilité : 2,5. Dose de correction = (11 - 5,5) ÷ 2,5 = 2,2. Il faudra ajouter 2,2 unités d'insuline à votre bolus habituel.

2 **Glycémie inférieure à la cible :** glycémie actuelle : 3,5 mmol/L, glycémie cible : 5,5 mmol/L, facteur de sensibilité : 2,5. Dose de correction : (3,5 - 5,5) ÷ 2,5 = - 0,8. Il faudra soustraire 0,8 unité d'insuline à votre bolus habituel.

Calcul du facteur de sensibilité
à l'insuline (FSI) : règle de 100
FSI = 100 ÷ DTQ = X

↓

1 unité d'insuline diminue la glycémie
de X mmol/L

(DTQ : dose totale quotidienne d'insuline)

Calcul de la dose de correction :
Dose de correction =
(glycémie actuelle - glycémie cible) ÷ FSI

Si la glycémie actuelle est supérieure à la cible,
la dose de correction sera positive.

Si la glycémie actuelle est inférieure à la cible,
la dose de correction sera négative.

Si plusieurs doses de correction ont été nécessaires pour une même période au cours d'une même semaine (p. ex. : corrections requises au déjeuner car glycémie élevée le matin), il faut réajuster la dose de l'insuline responsable (p. ex. : augmenter le débit basal de la deuxième partie de la nuit, à partir de 4 heures du matin, responsable de la glycémie du matin).

Quand doit-on changer de point d'injection ?

Immédiatement :
- si vous ressentez une douleur ou un inconfort ;
- si deux bolus de correction ne parviennent pas à réduire un taux élevé de glycémie (cathéter bloqué) ;
- si des corps cétoniques sont présents dans votre sang ou dans votre urine, sans explication ;
- si vous observez un retour de sang dans le cathéter.

Toutes les 24 à 48 heures :
- si vous utilisez un ensemble à aiguille en acier ;
- si vous êtes enceinte.

Toutes les 48 à 72 heures :
- si vous utilisez un ensemble à canule souple.

En général, on recommande de **remplacer le dispositif de perfusion, soit le réservoir, la tubulure et le cathéter, ou le Pod, toutes les 48 à 72 heures.** La fréquence de changement suggérée varie selon le type de pompe, la marque d'insuline et le choix du cathéter.

Attention, en cas de panne de la pompe ou de problème de cathéter, l'acidocétose survient beaucoup plus rapidement et plus fréquemment sous pompe par rapport au régime basal-prandial car votre organisme ne dispose pas de réserve d'insuline. Ayez toujours avec vous, des stylos injecteurs d'insuline à action très rapide et d'insuline à action prolongée. En cas de glycémie supérieure à 14 mmol/L, mesurez vos corps cétoniques (*voir chapitre 21*). En cas de présence de corps cétoniques ou si l'hyperglycémie persiste, administrez vos doses de correction à l'aide du stylo injecteur, contactez votre médecin ou allez à l'urgence.

Quelles sont les pompes à insuline que l'on trouve au Canada ?

Voici une liste des pompes à insuline de dernière génération que l'on peut trouver sur le marché avec quelques caractéristiques (liste révisée en date du 1er mai 2013, adaptée du document du Centre hospitalier universitaire de Québec intitulé *Comparaison des pompes à insuline*).

Modèle	Fabricant ou distributeur	Poids (en grammes) de la pompe	
ACCU-CHEKMD SPIRIT COMBO	Roche Diagnostics Canada	110	
ANIMASMD ONE TOUCH PING	Johnson & Johnson	110	
MINIMEDMD PARADIGMMD VEOTM VEO 554 VEO 754	Medtronic	 100 108	
OMNIPODMD	Glaxo SmithKline Inc.	Pod : 34 GPD : 125 (gestionnaire personnel de diabète)	

Dimensions (cm)	Couleur	Écran	Réservoir (unités)	Connexion	Durée de vie des piles (en semaines)	Étanchéité
8,3 x 5,6 x 2,1	noire	Couleur ACL avec rétro-éclairage	315	Luer lock	Si Bluetooth^{MD} est activé, 11 (lithium AA X 1) 4 (alcaline AA X 1) 5 à 6 (NiMH HR6 AA rechargeable X 1)	2,5 mètres pour 60 min
5,1 x 7,7 x 1,8	5 couleurs (noire, bleue, verte, rose, grise)	Couleur DEL à contraste élevé avec rétro-éclairage	200	Luer lock	6 à 8 (lithium AA X 1) 2 à 3 (alcaline AA X 1)	3,6 mètres pour 24 heures
8,3 X 5,0 X 2,0	Transparente, bleue, fumée, mauve, rose	Avec rétro-éclairage	176	Paradigm exclusive	2 à 4 (alcaline AAA X 1)	Résistante aux écla-boussures
9,5 X 5,0 X 2,0			300			
Pod : 4,1 X 6,2 X 1,7 GPD : 6,4 X 11,4 X 2,5	Pod : blanche GPD : bleue	Couleur ACL	200	Pod sans tubulure	3 (alcaline AAA X 2)	Pod : 7,6 mètres pour 60 min GPD : pas étanche

Modèle	Débit de base (min/max) en unités/heure	Augmentation du débit de base unités/heure	Libération du débit de base	Débit de base temporaire	Bolus (min/max) en unités	Durée du bolus pour 1 unité	
Accu-Chek^{MD} Spirit Combo	0,05 - 50	0,01 (jusqu'à 1) 0,05 (jusqu'à 10) 0,1 (jusqu'à 50)	toutes les 3 min	0 % à 250 % 15 min – 24 h	0,1 à 50 unités (paliers de 0,1/0,2/0,5/1,0/2,0)	5 sec	
Animas^{MD} One Touch Ping	0,025 à 25	0,025	toutes les 3 min	-OFF, -90 % à 200 % 30 min – 24 h	0,05 à 35 unités (paliers de 0,05)	1 ou 4 sec	
MiniMed^{MD} Paradigm^{MD} Veo^{TM} VEO 554 VEO 754	0,025 à 35	0,025	dose totale administrée sur 60 min en paliers de 0,05 (ou par paliers de 0,025 lorsque dose totale à l'heure est inférieure à 1 unité)	0% à 200% 30 min – 24 h	0,025 à 75 unités (paliers de 0,025/0,05/0,1)	40 sec	
OmniPod^{MD}	0,05 à 30	0,05	dose totale administrée sur 60 min en paliers de 0,05	-100% % à 95% 30 min – 12 h	0,05 à 30 (paliers de 0,05/0,01/0,50/1,0)	40 sec	

Logiciel de téléchargement	Lecteur de glycémie	Particularités	Prix	Service après vente et adresse Internet
Accu-Check 360 version 2,0	Accu-Chek^{MD} Aviva Combo	Lecteur sert aussi de télécommande de la pompe. Lecteur de glycémie avec écran couleur. Écran de la pompe réversible (180 degrés)	6 395 $	1 800 688-4578 www.accu-chek.ca
Diasend : logiciel internet ou par ez-Manager max par PC ou MAC	OneTouch^{MD} Ping^{MD}	Lecteur de glycémie et télécommande intégrés. Possibilité d'enregistrer la teneur en glucides de 500 aliments. Pompe 100% étanche à l'eau.	6 995 $ pour système ping (pompe et lecteur)	1 866 406-4844 www.animas.ca
CareLink Personal (carelink. minimed.com)	Contour^{MD} Link	Système de surveillance du glucose en continu intégré à la pompe (option). Affichage graphique des dernières 3, 6, 12 ou 24 heures. Alarmes (hypo-hyper ainsi qu'un arrêt temporaire en cas d'hypoglycémie avec option de glycémie en continu). Nouveau capteur Enlite (port de 6 jours)	7 000 $ (transmetteur MiniLink 799$ incluant boîte de 5 capteurs Enlite)	1 800 284-4416 www.medtronic diabete.ca
Système de gestion FreeStyle^{MD} CoPilot avec extension OmniPod	Lecteur de glycémie FreeStyle^{MD} intégré dans le GPD (Gestionnaire Personnel du Diabète)	POD sans tubulure, POD étanche à l'eau, système automatique pour l'amorce du POD et processus d'injection	6 300 $ pour GPD, 30$ pour un POD (boîte de 10)	1 855 763-4636 www.myomnipod.ca www.monomnipod.ca

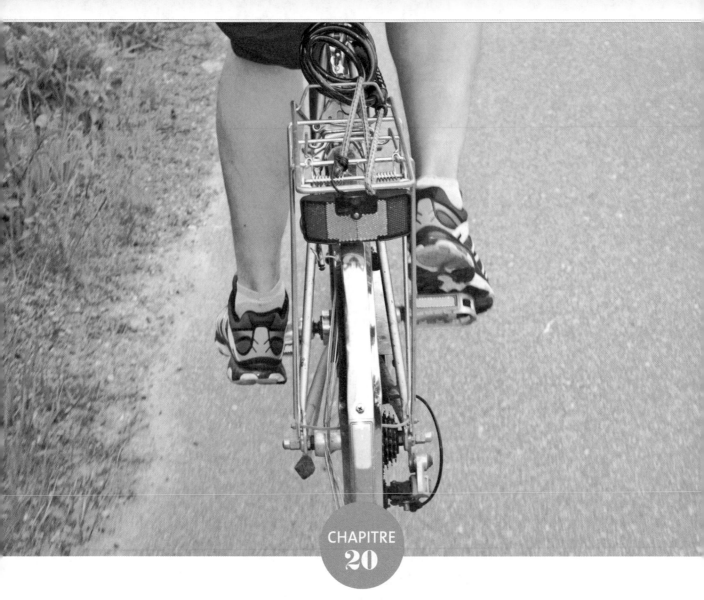

L'activité physique

Qu'est-ce que l'activité physique ?

L'activité physique se définit comme tout mouvement corporel produit par les muscles et entraînant une augmentation de la dépense énergétique. On distingue l'activité physique aérobique et l'activité physique contre résistance. L'activité physique aérobique implique la mise en mouvement continue de grands groupes musculaires (p. ex., la marche, le vélo, la course à pied) pendant au moins 10 minutes. L'activité physique contre résistance se caractérise par la répétition d'exercices brefs avec des poids libres, des machines, des bandes élastiques ou avec son propre poids (p. ex. : *push-ups*).

Quels sont les risques liés à l'inactivité physique ?

- décès prématuré ;
- maladies du cœur ;
- obésité ;
- hypertension artérielle ;
- diabète ;
- ostéoporose ;
- accidents vasculaires cérébraux ;
- dépression ;
- cancer du côlon.

Quels sont les bénéfices de l'activité physique ?

Que l'on soit diabétique ou non, une activité physique pratiquée de façon régulière procure des bienfaits pour la santé :

- meilleure santé, meilleure condition physique, meilleure estime de soi ;
- amélioration de la posture et de l'équilibre ;
- renforcement des muscles et des os ;
- regain d'énergie ;
- contrôle du poids ;
- diminution de la quantité de lipides dans le sang ;
- diminution de la pression artérielle ;
- détente et contrôle du stress ;
- plus grande autonomie au troisième âge.

Les bénéfices de l'activité physique aérobique : L'activité physique aérobique régulière est associée à une réduction de la mortalité notamment cardiovasculaire à la fois chez les diabétiques de type 1 et de type 2. Elle est également associée à un ralentissement de la progression de la neuropathie et à une amélioration du contrôle glycémique chez les diabétiques de type 2.

Les bénéfices de l'activité physique contre résistance : L'activité contre résistance s'accompagne d'une diminution de l'hémoglobine glyquée (A1C), d'une diminution de la résistance à l'insuline, d'une augmentation de la force et de la masse musculaires et d'une élévation de la densité osseuse.

Quels sont les avantages d'une activité physique régulière pour les personnes présentant une intolérance au glucose (état prédiabétique) ou les personnes diabétiques ?

Toutes les formes d'activité sont bénéfiques. Les personnes présentant une intolérance au glucose et les personnes diabétiques en tireront les mêmes avantages que les personnes ayant une tolérance normale au glucose.

Toutefois, pour les personnes présentant une intolérance au glucose, l'activité physique, pratiquée de façon régulière à une intensité modérée, diminue le risque de développer le diabète.

Pour la personne diabétique de type 2, l'activité physique régulière diminue la résistance à l'insuline et aide à mieux contrôler le diabète.

L'activité physique régulière est également bénéfique pour la personne diabétique de type 1. Cependant, il est important que la personne diabétique contrôle bien sa maladie et qu'elle apprenne à ajuster ses doses d'insuline et/ou son alimentation en fonction des activités physiques afin de prévenir l'hypoglycémie ou l'hyperglycémie.

Comment s'y prendre pour adhérer à un programme d'activité physique ?

D'abord, il faut choisir un sport ou une activité que l'on aime. La danse, un cours de gymnastique douce ou de natation, une séance au gymnase, la marche d'un pas rapide, etc., sont autant d'exemples d'activités physiques simples et agréables à pratiquer. L'important est de faire un choix tout en respectant ses goûts. Ainsi, les chances de maintenir cette activité quotidiennement en seront accrues.

Mettre cette activité physique à son horaire quotidien.

La vie quotidienne offre généralement plusieurs occasions à saisir :
- aller à pied ou à vélo à son travail ;
- monter et descendre par les escaliers au lieu de prendre l'ascenseur ;
- revenir à certains travaux manuels comme passer le balai, nettoyer les vitres, jardiner, etc.

Que considère-t-on comme un bon programme d'activité physique pour aider à contrôler le diabète?

Selon des recommandations récentes, tous les adultes de 18 à 65 ans devraient pratiquer au moins 150 minutes d'activité physique d'intensité modérée par semaine.

Cette activité devrait être répartie sur au moins trois jours dans la semaine, sans dépasser deux jours consécutifs d'inactivité. Voici quelques suggestions :

- 50 minutes trois fois par semaine (les lundis, mercredis et samedis par exemple)
- ou 30 minutes cinq fois par semaine
- Il est conseillé d'y associer deux à trois séances par semaine d'activité physique contre résistance.

Au cours d'une même journée, l'activité physique peut se pratiquer en une seule séance ou sur plusieurs périodes d'au moins 10 minutes.

L'exercice le plus accessible demeure la marche d'un bon pas permettant de tenir une conversation sans être essoufflé. À ce rythme, la marche est considérée comme une activité d'intensité modérée.

En raison de la dépense énergétique, l'activité physique régulière aide à maintenir le poids.

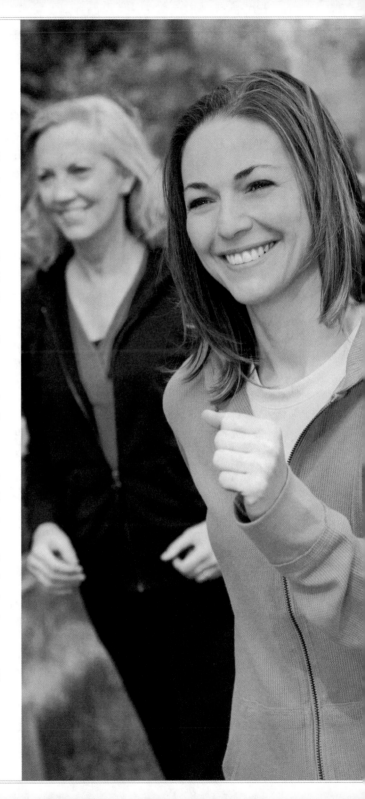

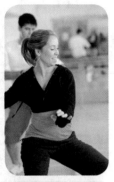

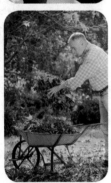

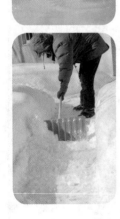

Quelles sont les activités physiques qui demandent des efforts d'intensité faible, modérée et élevée ?

Le tableau suivant donne quelques exemples d'activités physiques selon la durée et l'intensité de l'effort.

MOINS INTENSE PLUS LONG

- Laver et cirer la voiture (45-60 min)

- Laver planchers et fenêtres (45-60 min)

- Jardiner (30-45 min)

- Se déplacer en fauteuil roulant (30-40 min)

- Marcher : 3 km en 35 minutes (12 min/km)

- Danser (danse rapide, 30 min)

- Marcher avec bébé (2,5 km en 30 min)

- Râteler des feuilles (30 min)

- Marcher : 3,5 km en 30 minutes (8 ½ min/km)

- Aérobie aquatique (30 min)

- Natation (20 min)

- Vélo : 6,5 km en 15 minutes

- Course : 2,5 km en 15 minutes (6 min/km)

- Pelleter la neige ou monter des escaliers (15 min)

PLUS INTENSE MOINS LONG

Comment peut-on doser l'intensité de l'effort pour rendre l'activité physique choisie agréable, efficace et sécuritaire, et permettre une progression à son propre rythme ?

Comme il est fortement conseillé de commencer lentement tout programme d'activité physique et d'en augmenter peu à peu le rythme, il faut savoir doser l'effort physique pour apprendre à évaluer ses capacités et progresser. Il y a plusieurs façons de doser l'effort.

Le degré d'essoufflement : il faut rechercher le niveau où la respiration est plus ample et plus profonde qu'au repos tout en permettant de tenir une conversation.

La mesure des pulsations cardiaques ou de la fréquence cardiaque (FC) : pour qu'une activité soit considérée comme étant d'intensité modérée, le calcul des pulsations doit se situer entre 50 % et 70 % de la fréquence cardiaque maximale évaluée par un professionnel de la santé (mesure directe). La figure suivante peut aider à déterminer si l'intensité est appropriée :

LA DURÉE RECOMMANDÉE VARIE SELON L'EFFORT

Intensité très légère	Intensité légère 60 minutes	Intensité moyenne 30-60 minutes	Intensité élevée 20-30 minutes	Intensité très élevée
• Marcher lentement • Épousseter	• Marcher d'un pas modéré • Jouer au volley-ball • Effectuer de légers travaux de jardinage • Faire des exercices d'étirement	• Marcher d'un bon pas • Faire de la bicyclette • Ramasser des feuilles • Nager • Danser • Suivre un cours d'aérobie aquatique	• Suivre un cours de danse aérobique • Faire du jogging • Jouer au hockey • Jouer au basket-ball • Nager ou danser à un rythme continu	• Faire des sprints • Participer à une compétition de course à pied
Sensation de chaleur ? Respiration ?				
• Comme au repos • Respiration normale	• Sensation de chaleur • Respiration un peu plus rapide	• Sensation de chaleur • Respiration plus rapide	• Sensation prononcée de chaleur • Respiration beaucoup plus rapide	• Transpiration abondante • Respiration extrêmement rapide
Les niveaux d'activité pour rester en santé				

Cahier d'accompagnement du *Guide d'activité physique canadien pour une vie active saine, Guide d'activité physique canadien,* Ottawa (Ontario) K1A 0S9; tél. : 1-888-334-9769; site Web: www.guideap.com

L'échelle de perception de l'effort de Borg: elle est facile à utiliser. Il s'agit d'une échelle subjective de perception de l'effort qui s'avère une méthode privilégiée pour évaluer l'intensité de l'activité physique chez les personnes qui prennent des médicaments affectant leur fréquence cardiaque. Une intensité de 12-13 correspond à une intensité modérée (*voir illustration ci-contre*). Bien que cette mesure soit subjective, une estimation de l'effort perçu par une personne peut donner une assez bonne évaluation de la fréquence cardiaque réelle pendant cet effort physique.

Pendant l'effort, se reporter à l'échelle de perception de Borg. Elle va de 6 à 20, où 6 signifie « aucun effort » et 20 « exténuant » (ou « effort maximal »). Prendre le nombre qui correspond le mieux à la perception de l'effort. Il donnera une bonne idée de l'intensité de l'activité physique et permettra d'accélérer ou de ralentir les mouvements pour atteindre l'intensité voulue. Il faut essayer d'apprécier son effort le plus honnêtement possible.

Il est préférable de commencer l'activité physique contre résistance sous la supervision d'un spécialiste de l'activité physique (kinésiologue) afin d'établir un programme progressif concernant le nombre de répétitions à effectuer et le type de poids à utiliser.

Une vidéo concernant ce type d'activité, réalisée par Diabète Québec, est accessible au moyen du lien suivant: http://www.diabete.qc.ca/html/activite/enforme.html.

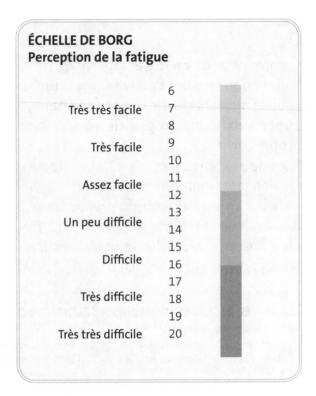

ÉCHELLE DE BORG
Perception de la fatigue

	6
Très très facile	7
	8
Très facile	9
	10
Assez facile	11
	12
Un peu difficile	13
	14
Difficile	15
	16
	17
Très difficile	18
	19
Très très difficile	20

Quand l'activité physique peut-elle être à risque pour la personne diabétique ?

L'activité physique peut être à risque et contre-indiquée surtout chez les personnes diabétiques de type 1, lorsque le diabète est mal contrôlé et que la glycémie est:

- inférieure à 4 mmol/L;
- supérieure à 14,0 mmol/L avec présence de corps cétoniques dans les urines ou le sang;
- supérieure à 17,0 mmol/L avec ou sans présence de corps cétoniques dans les urines ou le sang.

Dans certaines situations, une personne diabétique peut faire de l'activité physique de façon régulière, mais elle devra choisir judicieusement les types d'activités qu'elle peut effectuer.

Ainsi, lorsque :

la personne diabétique a des problèmes cardiaques, elle devra choisir un programme d'activité physique sous supervision médicale ;

la personne diabétique souffre de rétinopathie avec risques d'hémorragie, après avis médical, elle pourra pratiquer des activités physiques comme la natation, la marche et la bicyclette stationnaire, plutôt que des activités de type anaérobie comme l'haltérophilie ou celles où il y a possibilité de coups ou de secousses comme la boxe, les sports de raquette (tennis, badminton) et le jogging ;

la personne est atteinte de neuropathie grave avec perte totale de la sensibilité des pieds, elle pourra pratiquer des activités comme la natation, la bicyclette, le rameur ou machine à ramer, ou faire des exercices avec les bras ou des exercices sur chaise.

En général, même dans ces conditions particulières, la marche pendant de courtes périodes demeure une des activités les moins à risque.

En cas de plaie active sur les pieds, il faudra privilégier les activités sans appui sur la plaie et sans risque de macération (activités avec les bras ou sur chaise).

Quels sont les risques de l'activité physique pour la personne diabétique traitée par certains médicaments antidiabétiques oraux ou par l'insuline ?

La personne diabétique traitée par des médicaments qui stimulent le pancréas à produire plus d'insuline (p. ex., glyburide, gliclazide, glimépiride, repaglinide) ou par l'insuline court plus de risque d'avoir une hypoglycémie, surtout si cette activité est imprévue, d'intensité modérée et prolongée.

Il est important de rappeler que :

- un exercice modéré et soutenu pendant plusieurs heures peut produire une hypoglycémie pendant l'effort mais également jusqu'à 12 à 24 heures après l'activité physique. Par exemple, faire du ski de randonnée, magasiner pendant plusieurs heures et faire un grand ménage sont toutes des activités susceptibles d'augmenter les risques d'hypoglycémie tardive ;
- plus l'activité physique est régulière (horaire, durée et intensité), moins il y a de risque d'hypoglycémie.
- Il faut également souligner qu'une activité physique très intense peut entraîner une hyperglycémie.

Quelles sont les précautions à prendre lorsqu'on veut faire de l'activité physique ?

- Mesurer sa glycémie avant toute activité physique ; cette précaution prévaut pour toutes les personnes diabétiques traitées par des médicaments qui stimulent le pancréas à produire plus d'insuline (p. ex., glyburide, gliclazide, glimépiride, repaglinide) ou par l'insuline.
- Vérifier l'état de ses pieds **avant et après** une activité physique.
- Ne pas consommer d'alcool **avant, pendant et après** une activité physique.
- Porter un bracelet ou un pendentif pour s'identifier comme une personne diabétique.
- Avoir sur soi des sources de glucides rapidement assimilables.
- Pour les personnes traitées par l'insuline, il est conseillé de s'injecter l'insuline dans une région du corps moins sollicitée par l'exercice à exécuter, telle que l'abdomen, par exemple.

Quelles stratégies les personnes diabétiques traitées par l'insuline peuvent-elles utiliser pour prévenir l'hypoglycémie durant une activité physique ?

Les **personnes diabétiques traitées par l'insuline à action très rapide ou rapide** avant les repas doivent savoir adapter leur traitement de façon à éviter l'hypoglycémie lors d'une activité physique.

- Lorsque l'activité physique est prévue et se fait une à deux heures après un repas, il est conseillé de réduire la dose d'insuline avant le repas en fonction du type d'exercice, de sa durée, de son intensité, de l'entraînement et, surtout, de l'expérience.

Supposons qu'une personne diabétique doive s'injecter 10 unités d'insuline avant le repas. Elle prévoit faire une marche d'une heure d'intensité modérée immédiatement après le repas. Elle pourrait réduire sa dose d'insuline de 75 % et s'injecter 2,5 (ou 3) unités avant ce repas :

75 % × 10 unités = 7,5 unités ; donc
10 unités − 7,5 unités = 2,5 (ou 3) unités

Un exemple de diminution de la dose d'insuline avant le repas pourrait se présenter comme suit :

INTENSITÉ DE L'EFFORT	POURCENTAGE DE RÉDUCTION DE LA DOSE D'INSULINE TRÈS RAPIDE OU RAPIDE EN FONCTION DE LA DURÉE DE L'EXERCICE	
	30 minutes	60 minutes
Faible	25 %	50 %
Modérée	50 %	75 %
Élevée	75 %	de 90 % à 100 %

- Lorsque l'activité physique est imprévue et se fait immédiatement avant ou après un repas, ou lorsque l'activité est prévue mais se fait plus de deux heures après un repas, il est conseillé :

  pour une glycémie entre 4 mmol/L et 5,5 mmol/L, de prendre une collation d'aliments glucidiques (de 15 g à 30 g de glucides) au départ, puis probablement toutes les 30 à 45 minutes d'activité ;

  pour une glycémie supérieure à 5,5 mmol/L, de prendre une collation d'environ 15 g de glucides toutes les 30 à 45 minutes d'activité.

Immédiatement après la séance d'activité, on doit toujours mesurer à nouveau sa glycémie pour ajuster les quantités d'insuline et de glucides nécessaires. Dans tous les cas, les besoins en insuline peuvent diminuer aussi après l'exercice, obligeant parfois à réduire la dose d'insuline du prochain repas ou du coucher.

Quelles stratégies les personnes diabétiques traitées par des médicaments antidiabétiques oraux qui stimulent la sécrétion d'insuline peuvent-elles utiliser pour prévenir l'hypoglycémie durant une activité physique ?

Pour les personnes diabétiques **traitées par des médicaments qui stimulent le pancréas à produire de l'insuline** (p. ex., glyburide, gliclazide, glimépiride, repaglinide), la supplémentation en glucides pendant l'activité physique peut diminuer les risques d'hypoglycémie. Parfois, il est préférable de diminuer la dose des médicaments stimulant la production d'insuline. Ceci évitera de prendre des supplémentations en glucides lorsqu'une perte de poids est souhaitable, à condition d'en avoir discuté avec son médecin avant.

On conseille donc :

pour une glycémie entre 4 mmol/L et 5,5 mmol/L, de prendre une collation d'aliments glucidiques (de 15 g à 30 g de glucides) au départ, puis probablement toutes les 30 à 45 minutes d'activité ; **pour une glycémie supérieure à 5,5 mmol/L**, la supplémentation n'est nécessaire qu'en cas d'hypoglycémie durant l'exercice.

Si la supplémentation est nécessaire, prendre une collation d'environ 15 g de glucides toutes les 30 à 45 minutes d'activité. Il est essentiel de connaître sa glycémie avant de prendre une collation afin d'éviter la surconsommation.

Le tableau suivant peut servir de guide pour la supplémentation en glucides pendant l'activité physique. La supplémentation est particulièrement utile pour les exercices imprévus et presque toujours nécessaire pour les exercices de

TYPE D'ACTIVITÉ PHYSIQUE	GLYCÉMIE (mmol/L)	SUPPLÉMENTATION EN GLUCIDES
Courte durée (< 30 min) de faible intensité	≤ 5,5 > 5,5	10 g à 15 g non nécessaire
Durée moyenne (30 à 60 min) d'intensité modérée	≤ 5,5 5,5 - 9,9 10,0 - 13,9	30 g à 45 g 15 g par 30 à 45 min d'exercice non nécessaire
Longue durée (> 60 min) d'intensité élevée	≤ 5,5 5,5 - 9,9 > 9,9	45 g 30 g à 45 g 15 g par heure

Adapté de : Hayes, C. *J. Am. Diet Assoc.* 97 (Suppl 2) : S167-S171, 1997

longue durée ou d'intensité élevée, où la dépense énergétique est importante. Diabète Québec offre un outil intitulé *La roulette de l'activité physique* pour guider la personne diabétique dans la supplémentation en glucides.

Si des hypoglycémies surviennent de façon régulière à la suite d'activités physiques, il est vivement conseillé de consulter son médecin.

Quelles précautions doit prendre la personne diabétique traitée par l'insuline ou par des médicaments antidiabétiques oraux qui stimulent la sécrétion d'insuline ?

Lorsque la personne diabétique est traitée par l'insuline ou par des médicaments antidiabétiques oraux qui stimulent la sécrétion d'insuline, elle doit :

- toujours mesurer sa glycémie avant, pendant et après la séance d'exercice, et plus souvent, dans les 24 heures suivant une activité physique prolongée ;
- toujours avoir sur soi des aliments glucidiques pour corriger une hypoglycémie.

CLASSE DE MÉDICAMENT	RISQUE D'HYPOGLYCÉMIE
Biguanides (p. ex., metformine)	Non
Inhibiteurs des glucosidases (p. ex., acarbose)	Non
Inhibiteurs de la DPP-4 (p. ex., sitagliptine)	Non
Thiazolidinediones (p. ex., pioglitazone)	Non
Sulfonylurées (p. ex., glyburide)	Oui
Méglitinides (p. ex., repaglinide)	Oui
Insuline	Oui

* La prise d'un médicament associé à un risque d'hypoglycémie nécessite une discussion avec le médecin pour savoir comment ajuster le médicament ou la prise de glucides lors d'une activité physique.

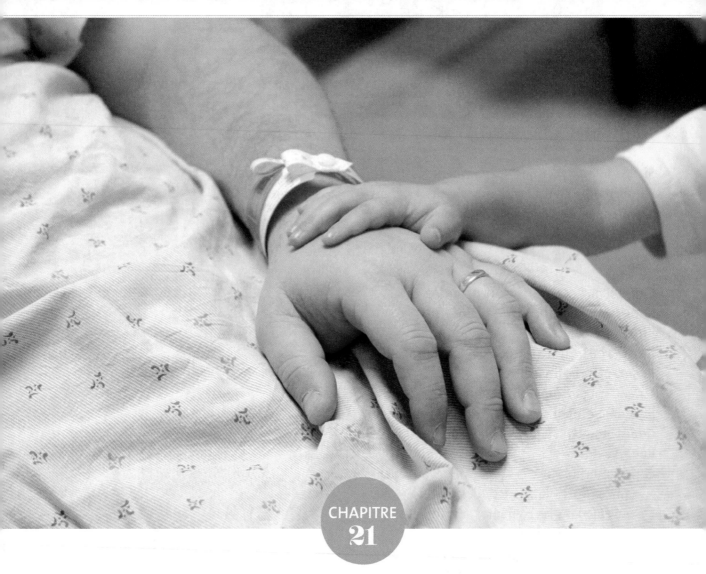

Les urgences hyperglycémiques :

l'acidose diabétique et l'état hyperosmolaire

Quelles sont les urgences hyperglycémiques qui peuvent survenir chez la personne diabétique ?

Deux urgences hyperglycémiques peuvent survenir chez les personnes diabétiques :

- l'acidose diabétique ;
- l'état hyperosmolaire.

Ces deux états sont dus à un manque d'insuline. L'acidose diabétique survient plus souvent chez les personnes diabétiques de type 1. L'état hyperosmolaire survient surtout chez les personnes diabétiques de type 2, qui sont souvent plus âgées. Toutefois, les deux situations peuvent survenir chez la personne atteinte de diabète de type 2 autant que de type 1.

Qu'est-ce que l'acidose diabétique ?

L'acidose diabétique est due à un manque d'insuline. Elle se caractérise par une hyperglycémie et par l'accumulation de corps cétoniques dans le sang. Cela rend le sang acide et peut provoquer une grande fatigue, des douleurs abdominales, des nausées et des vomissements. L'acidose diabétique donne aussi une haleine fruitée, une soif intense, une respiration profonde et rapide, occasionnellement un changement de l'état de conscience avec confusion. Si elle n'est pas traitée, un coma potentiellement mortel peut se produire.

Quelle est la cause de l'acidose diabétique ?

C'est toujours le manque d'insuline dans le sang qui est à l'origine de l'acidose diabétique. Lorsqu'il y a un manque d'insuline, le glucose ne peut plus entrer dans certaines cellules et il s'accumule dans le sang. Le corps doit alors puiser son énergie dans ses réserves de graisse. Avec la dégradation des graisses, il y a production de corps cétoniques par le foie. Ces corps cétoniques, qui sont acides, s'accumulent dans le sang et se déversent dans l'urine.

L'acidose diabétique peut révéler un diabète de type 1.

Les facteurs favorisant cette complication du diabète sont :

- l'omission de certaines injections d'insuline, un ajustement inadéquat des doses d'insuline, une panne de la pompe à insuline ;
- certaines situations augmentant les besoins en insuline (infection, infarctus du myocarde, maladie abdominale aiguë, traumatisme, hyperthyroïdie, prise de médicaments tels que la cortisone, les antipsychotiques atypiques, consommation de drogues surtout cocaïne, stress important).

Comment l'acidose diabétique peut-elle être détectée ?

L'acidose diabétique peut être détectée par la **présence de corps cétoniques** dans les urines ou dans le sang ; elle est accompagnée d'une glycémie élevée, souvent supérieure à **20 mmol/L**.

Comment peut-on éviter l'acidose diabétique chez la personne diabétique de type 1 ?

En général, l'acidose diabétique peut être évitée en prenant les précautions suivantes :

- **Vérifier régulièrement sa glycémie** et le faire plus fréquemment en période de maladie, de stress important.
- Si la glycémie est **supérieure à 14 mmol/L**, vérifier la présence de corps cétoniques dans les urines (bandelettes Chemstrip uG/K^{MD}, Kéto-Diastix^{MD} ou Kétostix^{MD}) ou vérifier le taux de corps cétoniques présents dans le sang (cétonémie) prélevé sur le bout d'un doigt (avec les bandelettes nova Max^{MD} Plus^{MC} ou Precision Xtra^{MC}).
- Respecter le plan d'alimentation recommandé par la diététiste.
- Injecter les doses d'insuline tel que prescrit.
- Suivre les recommandations du médecin pour les doses d'insuline à injecter les jours de maladie ou lorsque l'alimentation normale est impossible.

Il existe différentes méthodes pour établir les doses de correction les jours de maladie. Il est donc important d'avoir établi avec votre médecin un plan d'action personnalisé afin de savoir quelles doses supplémentaires vous administrer, à quel moment et dans quelles circonstances.

Les doses de correction se donnent avec la même insuline que celle utilisée lors des repas (action rapide ou très rapide).

Communiquer avec le médecin ou se faire conduire à l'urgence si une des cinq conditions suivantes se présente :

- la glycémie est supérieure à 20 mmol/L ;
- le résultat de l'analyse des corps cétoniques dans les urines est moyen (4 mmol/L) ou fort (8 mmol/L-16 mmol/L) (*voir page 201*) ;
- le résultat de l'analyse des corps cétoniques sur le bout d'un doigt (taux de cétonémie) est supérieur à 3 mmol/L (*voir page 201*) ;
- les vomissements sont continuels avec incapacité de retenir les liquides ;
- les malaises suivants persistent malgré le traitement : grande fatigue, douleurs abdominales, nausées et vomissements, haleine fruitée, soif intense, respiration profonde et rapide.

Qu'est-ce qu'un état hyperosmolaire ?

Un état hyperosmolaire peut se présenter chez le **diabétique de type 2** qui manifeste une **résistance accrue à l'insuline**. Du fait de cette résistance à l'insuline, le **glucose** entre moins bien dans les cellules et **s'accumule dans le sang**.

Si la fonction des reins est compromise, le sucre en surplus dans le sang est éliminé plus difficilement dans les urines et peut donc s'accumuler dans le sang pour atteindre un taux très élevé (plus de 30 mmol/L), surtout si la personne ne boit pas suffisamment. Le peu d'insuline présent dans le sang suffit toutefois à prévenir la dégradation des graisses et, en général, il n'y a pas d'acidose diabétique chez cette personne.

Donc, la glycémie s'élève et la personne ressent une grande fatigue ainsi qu'une soif intense (il arrive que les personnes âgées ne ressentent pas la soif); les urines sont fréquentes et abondantes, ce qui peut conduire à une déshydratation. Il peut s'ensuivre une chute de la pression sanguine et, éventuellement, un changement de l'état de conscience qui peut conduire au coma et parfois à la mort si cela n'est pas traité.

Quelle est la cause de l'état hyperosmolaire ?

C'est le manque d'insuline dans le sang qui est à l'origine de l'état hyperosmolaire. Comme ce manque n'est pas complet, il n'y a pas de formation de corps cétoniques ni d'acidose diabétique.

Un état hyperosmolaire nouvellement diagnostiqué peut révéler un diabète de type 2.

Cette complication du diabète peut survenir :
- Si la personne diabétique oublie de prendre les médicaments antidiabétiques (pilules, injections) ou l'insuline.
- Dans certaines situations augmentant les besoins en insuline (infection, infarctus du myocarde, maladie abdominale aiguë, traumatisme, hyperthyroïdie, prise de médicaments tels que la cortisone, les diurétiques, le lithium, les antipsychotiques atypiques, consommation de drogues surtout cocaïne, stress important).

Parfois, l'état hyperosmolaire apparaît chez les personnes qui ne ressentent pas la soif ou qui ne peuvent pas s'hydrater elles-mêmes, ce qui est parfois le cas des personnes âgées ou des personnes en perte d'autonomie.

Comment l'état hyperosmolaire peut-il être détecté ?

L'état hyperosmolaire peut se manifester en général par une soif intense et des urines fréquentes et abondantes. Il se caractérise surtout par une glycémie supérieure à 30 mmol/L. En général, il n'y a pas d'accumulation de corps cétoniques dans le sang ou les urines.

Comment peut-on éviter l'état hyperosmolaire ?

Les conseils suivants permettent généralement d'éviter l'état hyperosmolaire.

- **Vérifier régulièrement sa glycémie** et le faire plus fréquemment en période de maladie ou de stress important.
- **Bien s'hydrater** en buvant 250 mL d'eau toutes les heures si la glycémie est supérieure à 14 mmol/L ou en cas d'augmentation de la quantité et de la fréquence des urines à cause d'une glycémie élevée.
- **Respecter le plan d'alimentation** recommandé par la diététiste.
- **Prendre les médicaments** antidiabétiques (pilules, injections) ou l'insuline, tel que prescrit.
- **Suivre les recommandations** du médecin et de la diététiste au sujet des **aliments** à consommer sous forme solide ou liquide et des doses de **médicaments** antidiabétiques (pilules, injections) ou d'insuline à prendre lorsqu'une maladie rend l'alimentation normale impossible.
- **Ne pas étancher sa soif** avec du jus de fruit ou des boissons gazeuses ordinaires.

Communiquer avec le médecin ou se rendre à l'urgence si l'une des quatre conditions suivantes se présente :

- la glycémie est supérieure à 30 mmol/L ;
- vous êtes atteint d'insuffisance cardiaque ou rénale et vous devez respecter une restriction liquidienne ;
- une maladie rend la prise normale d'aliments et surtout de liquides impossible ;
- les malaises suivants persistent malgré le traitement : grande fatigue, soif intense, urines fréquentes et abondantes, respiration anormale.

EN RÉSUMÉ

La conduite à tenir dépend :

des glycémies

de la présence ou de l'absence
de corps cétoniques dans les urines
ou dans le sang

de la présence de signes
et symptômes.

DÉMARCHES SUGGÉRÉES POUR LE DÉPISTAGE ET LE TRAITEMENT DE L'ACIDOSE DIABÉTIQUE ET/OU DE L'ÉTAT HYPEROSMOLAIRE

Glycémie (mmol/L)	Taux de corps cétoniques (mmol/L) dans les urines (avec les bandelettes Kéto-Diastix[MD] ou Kétostix[MD]) ou dans le sang (avec les bandelettes Precision Xtra[MC])	Symptômes	Démarche suggérée
13 - 14	• Négatif ou traces • Urine : 0,5 • Sang : moins de 0,6	• Urines fréquentes • Soif intense	• Boire 250 mL d'eau toutes les heures. • Mesurer ses glycémies toutes les 6 heures.
14 - 20	• Faible • Urine : 1,5 • Sang : 0,6 à 1,5	• Urines fréquentes • Soif intense	• Boire 250 mL d'eau toutes les heures. • Mesurer la glycémie et les corps cétoniques toutes les 4 heures. • Ajuster les doses d'insuline selon les recommandations de votre médecin. • Ou communiquer avec le médecin.
14 - 20	• Moyen • Urine : 4 • Sang : 1,5 à 3	• Urines fréquentes • Soif intense • Nausées • Vomissements • Douleurs abdominales (diarrhées)	• Mesurer la glycémie et les corps cétoniques toutes les 4 heures. • Ajuster immédiatement la dose d'insuline selon les recommandations de votre médecin pour les jours de maladie. • Communiquer avec le médecin ou aller à l'hôpital s'il n'y a pas d'amélioration.
Plus de 20	• Moyen à fort • Urine : 8 à 16 • Sang : plus de 3	• Nausées • Vomissements • Douleurs abdominales (diarrhées) • Haleine fruitée	Aller à l'hôpital. Il s'agit d'une acidose diabétique.
Plus de 30	• Négatif ou faible • Urine : 0 à 1,5 • Sang : 0 à 0,6	• Urines fréquentes • Soif intense • Faiblesse marquée	Aller à l'hôpital. Il s'agit d'un état hyperosmolaire.

Recherche de corps cétoniques urinaires avec les bandelettes réactives Chemstrip uG/K[MD] : se référer à la marche à suivre indiquée dans la brochure du produit.
Recherche de corps cétoniques dans le sang avec le lecteur nova Max[MD] Plus[MC] : se référer à la marche à suivre indiquée dans la brochure du produit.

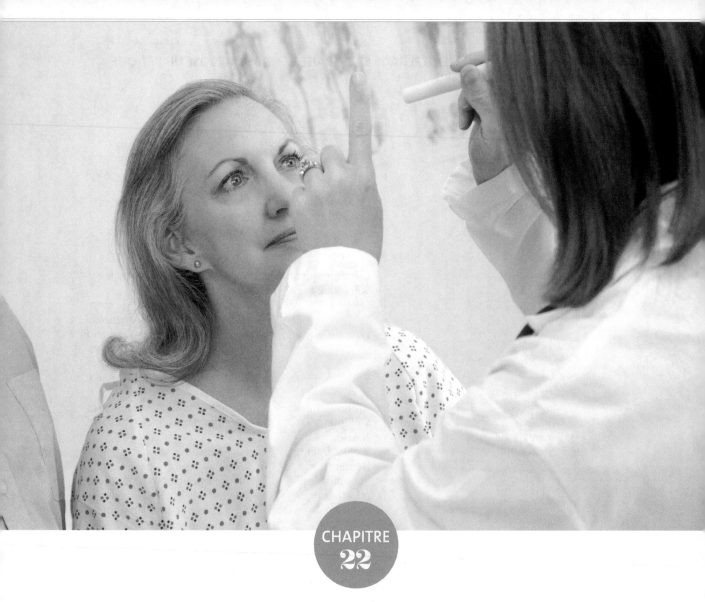

Les complications chroniques

Quelles sont les complications qui peuvent être associées au diabète à long terme ?

Après plusieurs années, si la glycémie n'est pas bien contrôlée, le risque que certaines complications apparaissent est augmenté. Ces complications affectent :

- **les yeux** (rétinopathie diabétique) ;
- **les reins** (néphropathie diabétique) ;
- **les nerfs** (neuropathie diabétique) ;
- **le cœur et les vaisseaux sanguins** (athérosclérose cardiaque ou périphérique).

De quelle façon le diabète peut-il affecter les yeux ?

Avec le temps, l'hyperglycémie peut provoquer des **changements dans les petits vaisseaux du fond de l'œil**, ce qui risque de compromettre la circulation sanguine et de produire des hémorragies : c'est la **rétinopathie diabétique**. Si le diabète et la rétinopathie ne sont pas traités de façon adéquate, cela peut conduire à la perte de la vue. La rétinopathie diabétique est la première cause de cécité dans le groupe d'âge des 20 à 64 ans.

Quand doit-on se faire examiner les yeux ?

En présence de problèmes de vision : La personne a l'impression de voir des **toiles d'araignée** ou des **taches** dans son champ de vision.

En l'absence de problèmes de vision : Les changements dans le fond de l'œil peuvent se produire sans provoquer de problèmes de vision.

C'est pourquoi, il est **important de consulter régulièrement un ophtalmologiste ou un optométriste**, qui effectuera un examen avec dilatation de la pupille pour bien visualiser la rétine. Des examens de dépistage avec des caméras numériques spéciales prennent des photos du fond d'œil. En cas d'anomalie, un examen par un ophtalmologiste confirmera le diagnostic.

En ce qui concerne le diabète de type 1, il est recommandé de consulter l'ophtalmologiste ou l'optométriste cinq ans après le diagnostic et tous les ans par la suite. Pour le diabète de type 2, il est recommandé de les consulter au moment du diagnostic et, en général, tous les ans ou tous les deux ans par la suite. Par contre, pour les deux types de diabète, il est parfois nécessaire de consulter l'ophtalmologiste plus souvent en cas de signes d'atteinte aux yeux.

Des altérations temporaires de la vision (vision embrouillée) peuvent résulter des variations du taux de sucre dans le sang. **L'hyperglycémie et l'hypoglycémie peuvent donner une vision embrouillée.** Cela se corrige en normalisant la glycémie.

Comment peut-on protéger ses yeux ?

On peut protéger ses yeux :

- en maintenant sa **glycémie** le plus près possible de la normale ;
- en consultant régulièrement un **ophtalmologiste** ou un **optométriste** ;
- en contrôlant sa **pression artérielle** ;
- en **cessant de fumer**, s'il y a lieu.

De quelle façon le diabète peut-il affecter les reins à long terme ?

À long terme, l'hyperglycémie peut entraîner des **changements dans les petits vaisseaux des reins** et compromettre leur fonction de filtration du sang et d'épuration des déchets sanguins : c'est la **néphropathie diabétique**. Si le diabète n'est pas bien contrôlé, cela peut aller jusqu'à la perte totale de la fonction rénale. La personne diabétique doit alors être traitée par dialyse (rein artificiel) ou subir une transplantation de rein. Le diabète est la première cause de dialyse dans le monde occidental.

Comment peut-on savoir si les reins sont atteints par le diabète ?

L'atteinte des reins par le diabète ne peut être détectée que par des analyses de laboratoire, qui révèlent principalement la présence de microalbuminurie (c'est-à-dire de petites quantités d'albumine dans les urines). Un dépistage de la **microalbuminurie** doit être effectué dès le diagnostic de diabète de type 2, et 5 ans après le diagnostic de diabète de type 1. La recherche de microalbuminurie doit ensuite être répétée chaque année. Cela peut se faire à partir d'un simple échantillon d'urine. Dans certains cas, le médecin pourra demander une collecte urinaire de 24 heures pour mieux évaluer la gravité de la néphropathie. L'apparition d'une pression artérielle élevée peut également annoncer le début d'une atteinte des reins.

Comment peut-on protéger ses reins ?

On peut protéger ses reins :

- en maintenant sa **glycémie** le plus près possible de la normale ;
- en faisant vérifier la présence d'**albumine** dans les urines une fois par an ;
- en faisant vérifier sa **pression artérielle** régulièrement et en la traitant énergiquement si elle est élevée ;
- en **cessant de fumer** ;
- en **prenant des médicaments** pour ralentir la progression de la néphropathie. Il s'agit des médicaments qu'on utilise également pour le contrôle de l'hypertension artérielle ou de l'insuffisance cardiaque. Le médecin pourra les proposer, le cas échéant.

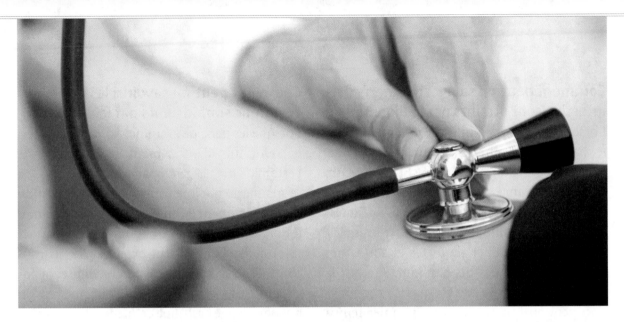

De quelle façon le diabète peut-il affecter les nerfs à long terme ?

À long terme, l'hyperglycémie peut causer des **dommages aux nerfs**, surtout aux extrémités, mais également à des organes tels que les intestins, l'estomac, la vessie, le cœur et les parties génitales : c'est la **neuropathie diabétique**.

Comment peut-on savoir si les nerfs des extrémités sont atteints par le diabète ?

Le plus souvent, l'atteinte des nerfs se manifeste par une **diminution de la sensibilité à la douleur, à la chaleur et au froid** au niveau des extrémités. Elle peut également se manifester par des picotements ou par une sensation de brûlure ou douleur neuropathique. Le diagnostic sera confirmé par l'examen du médecin ou par un examen spécial appelé « électro-myogramme » (EMG). Ce type d'atteinte est aussi connu sous le nom de « neuropathie diabétique périphérique » et affecte plus souvent les membres inférieurs que les membres supérieurs.

Si les symptômes de douleur neuropathique sont invalidants, un traitement approprié pourra être prescrit (*voir chapitre 23*).

Quel est le danger majeur de l'atteinte des nerfs des extrémités ?

(voir chapitre 23)

Le danger majeur de la perte de sensibilité, surtout des pieds, est de **se blesser** (mauvaises chaussures, eau chaude, aiguille, etc.) **sans s'en rendre compte** ; une telle blessure peut s'infecter et, si la circulation est compromise, cela peut conduire à la gangrène et à l'amputation.

Comment peut-on savoir si les nerfs des intestins sont atteints par le diabète ?

Lorsque les nerfs de l'intestin sont atteints par le diabète, il y a un ralentissement dans l'évacuation des selles : c'est la **constipation**. À un stade plus avancé, lorsque les selles stagnent dans le côlon, les bactéries normales de l'intestin peuvent se multiplier et liquéfier les selles, ce qui peut entraîner de fortes et soudaines diarrhées plusieurs fois par jour, surtout la nuit : c'est la **diarrhée diabétique**. La constipation peut être traitée dans un premier temps par l'alimentation. Il s'agit alors d'augmenter graduellement la consommation de fibres et de boire beaucoup d'eau. Des suppléments de fibres alimentaires sous forme de capsules ou de poudre (p. ex., Metamucil^MD) peuvent faciliter l'évacuation des selles tout en les rendant plus consistantes. Si la consommation de fibres et d'eau ne suffit pas, on peut alors traiter à l'aide de médicaments. La constipation peut être traitée par des médicaments laxatifs tels que le docusate sodique ou les sennosides. Pour la diarrhée diabétique, on peut traiter par des antibiotiques tels que la tétracycline ou l'érythromycine. Parfois, on doit ajouter des antidiarrhéiques tels que le lopéramide ou le diphénoxylate.

Comment peut-on savoir si les nerfs de l'estomac sont atteints par le diabète ?

Lorsque les nerfs de l'estomac sont atteints, cela entraîne un ralentissement de la vidange de l'estomac : c'est la **gastroparésie diabétique**. Cela se manifeste habituellement par une sensation de ballonnement et/ou des régurgitations après les repas. L'absorption des aliments se fait de façon irrégulière et peut expliquer le mauvais contrôle de la glycémie (hyperglycémie et hypoglycémie). Le diagnostic sera confirmé par un test de vidange gastrique en médecine nucléaire.

La gastroparésie peut être traitée par la prise de petits repas fréquents et, au besoin, par des médicaments qui font contracter l'estomac, tels que la dompéridone ou le métoclopramide. Dans certains cas très graves, l'installation d'un stimulateur (*pacemaker*) gastrique peut, parfois, améliorer les symptômes.

Comment peut-on savoir si les nerfs de la vessie sont atteints par le diabète ?

Lorsque les nerfs de la vessie sont atteints par le diabète, on ne sent pas que la vessie est pleine et elle ne se vide pas complètement lors des mictions : c'est la **vessie neurogène**. Cela peut occasionner des pertes d'urine par regorgement et, de plus, si l'urine stagne dans la vessie, une infection urinaire risque aussi de s'étendre aux reins. On peut confirmer le diagnostic de vessie neurogène par une échographie de la vessie en fin de miction visant à montrer une rétention d'urine. Pour éviter des pertes d'urine par regorgement, on conseille à la personne diabétique d'uriner régulièrement en exerçant une pression sur la vessie. Si la rétention d'urine est importante, on peut ajouter des médicaments, tels que le bétanéchol, qui aident la vessie à se contracter.

La « vessie hyperactive » est une autre manifestation de l'atteinte neuronale caractérisée par :
- l'augmentation de la fréquence des mictions ;
- l'urgence mictionnelle ;
- l'incontinence urinaire.

Cela résulte de dommages subis par les nerfs qui envoient à la vessie le signal de se contracter à des moments inappropriés. Des médicaments tels que l'oxybutinine (Ditropan^MD, Oxytrol^MD) peuvent aider à contrôler ces symptômes.

Comment peut-on savoir si les nerfs du cœur sont atteints par le diabète ?

Le plus souvent l'atteinte des nerfs du cœur est asymptomatique. On pourra parfois noter une accélération du rythme cardiaque (tachycardie) et parfois des arythmies. Il n'y a pas de traitement spécifique. Si le rythme cardiaque accéléré persiste, on peut prescrire des bêta-bloquants tels que le métoprolol, l'aténolol, etc.

Comment peut-on savoir si les nerfs des organes génitaux de l'homme sont atteints par le diabète ? (voir chapitre 27)

Lorsque les nerfs des organes génitaux sont atteints, l'homme diabétique a de la difficulté à obtenir et à maintenir une érection, rendant difficiles ou impossibles les relations sexuelles : c'est le **dysfonctionnement érectile**. Cela peut se traiter par la prise de certains médicaments oraux tels que Viagra^MD, Cialis^MD et Levitra^MD. Parfois, on doit recourir à des traitements locaux, tels que l'administration de prostaglandine à l'aide d'un suppositoire (p. ex., Muse^MD) que l'on introduit dans l'urètre (conduit urinaire) ou par une injection à la base du pénis (p. ex., Caverject^MD).

Comment peut-on prévenir l'atteinte des nerfs et ses complications ?

- en maintenant sa **glycémie** le plus près possible de la normale ;
- en examinant ses pieds régulièrement, en prenant des mesures pour éviter des **traumatismes aux pieds**, en consultant le **médecin** à la moindre lésion (voir chapitre 23) ;
- en signalant tout **problème digestif** ;
- en signalant tout **problème de vessie** ;
- en signalant tout **problème de dysfonctionnement érectile** ;
- en signalant tout **problème de rythme cardiaque** accéléré ou irrégulier ;
- en traitant énergiquement la **pression artérielle** si elle est élevée.

Comment le diabète peut-il affecter le cœur et les vaisseaux sanguins ?

Le diabète peut affecter le cœur et les vaisseaux sanguins en accélérant le vieillissement des artères (durcissement des artères) et le processus d'**athérosclérose**, c'est-à-dire l'épaississement de la paroi des artères et leur obstruction par des plaques d'athérome (composées de graisses, de cellules sanguines et inflammatoires). Ceci peut entraîner un blocage de la circulation sanguine dans certaines parties du corps, comme le cœur, les membres inférieurs ou le cerveau. L'atteinte des vaisseaux du cœur est la première cause de morbidité et de mortalité chez les personnes diabétiques.

Quelles sont les complications possibles de cette atteinte du cœur et des vaisseaux sanguins ?

Les complications dépendent de la partie du corps affectée :

- si le cœur est atteint, cela peut entraîner de l'angine, un **infarctus du myocarde**, une insuffisance cardiaque ou de l'arythmie ;
- si le cerveau est atteint, cela peut conduire à un **accident vasculaire cérébral pouvant se manifester par une paralysie, de la difficulté à parler** ou des vertiges ;
- si les membres inférieurs sont atteints, cela peut entraîner de la **douleur à la marche, la gangrène et l'amputation**.

Comment peut-on savoir si le cœur et les vaisseaux sanguins sont atteints par le diabète ?

Certains signes peuvent révéler la présence d'athérosclérose et de troubles de la circulation :

- **douleur à la poitrine** et/ou **difficulté à respirer** lors d'un effort ;
- **douleur au mollet** à la marche (claudication).

Toutefois, la présence d'athérosclérose peut être silencieuse, surtout au début. Votre médecin peut demander des examens spéciaux de dépistage tels que l'électrocardiogramme au repos ou à l'effort, une échographie cardiaque à l'effort, un scanner coronaire, une scintigraphie cardiaque (MIBI), un doppler (étude de l'état des vaisseaux à l'aide d'un appareil à ultrasons) des vaisseaux du cou, de l'aorte ou des membres inférieurs.

Comment peut-on prévenir l'atteinte du cœur et des vaisseaux sanguins par le diabète ?

- en maintenant sa **glycémie** le plus près possible de la normale surtout dans les années qui suivent le diagnostic de diabète ;
- en vérifiant sa **pression artérielle** régulièrement et en traitant énergiquement toute hypertension ;
- en diminuant le plus possible sa consommation de **graisses saturées** (d'origine animale surtout) ;

- en faisant vérifier régulièrement ses **taux de lipides sanguins** et en traitant énergiquement toute anomalie ;
- en **cessant de fumer**, s'il y a lieu ;
- en faisant de l'**activité physique** ;
- la prise d'aspirine n'est plus recommandée de façon systématique à la personne diabétique indemne de maladie cardiovasculaire ; le médecin lui en prescrira si elle doit en prendre. En revanche, la prise d'aspirine est toujours recommandée au sujet diabétique qui a déjà eu une maladie cardiovasculaire.

Qu'est-ce qu'une pression artérielle élevée ?

Dans la population générale, on considère qu'une pression artérielle est élevée si elle est égale ou supérieure à 140/90. Par contre, pour la personne souffrant de diabète, on est plus exigeant et on considère que la pression artérielle est élevée si elle est égale ou supérieure à 130/80.

Pourquoi doit-on traiter énergiquement l'hypertension artérielle chez la personne diabétique ?

L'hypertension artérielle augmente de façon significative les complications du diabète, tant celles qui affectent les yeux, que celles qui affectent les nerfs, les reins, le cœur et les vaisseaux sanguins. Il a été bien démontré que le traitement de l'hypertension artérielle chez les personnes diabétiques diminue de façon importante l'apparition et la progression des complications liées au diabète.

Quand et pourquoi doit-on commencer un traitement pour les lipides sanguins chez la personne diabétique ?

Les lipides sanguins, surtout le mauvais cholestérol (LDL-cholestérol) sont des facteurs de risque majeurs de maladies cardiovasculaires. Les personnes diabétiques ayant un risque plus élevé de maladies du cœur et des vaisseaux, leur taux de LDL-cholestérol doit être plus bas que celui des personnes non diabétiques. Des études ont montré qu'un traitement par statine permettait de réduire la survenue de maladies du cœur et des vaisseaux chez les personnes diabétiques.

Selon les nouvelles recommandations 2013 de l'Association canadienne du diabète, on doit commencer un traitement par statines chez :
- tous les diabétiques âgés de plus de 40 ans ;
- tous les diabétiques ayant déjà une complication cardiovasculaire quel que soit leur âge ;
- tous les diabétiques ayant une rétinopathie, une néphropathie ou une neuropathie quel que soit leur âge ;
- les diabétiques âgés de plus de 30 ans, sans complications connues, avec un diabète évoluant depuis plus de 15 ans.

L'objectif est d'obtenir un LDL-cholestérol inférieur à 2 mmol/L ou une réduction de son taux actuel de 50 %.

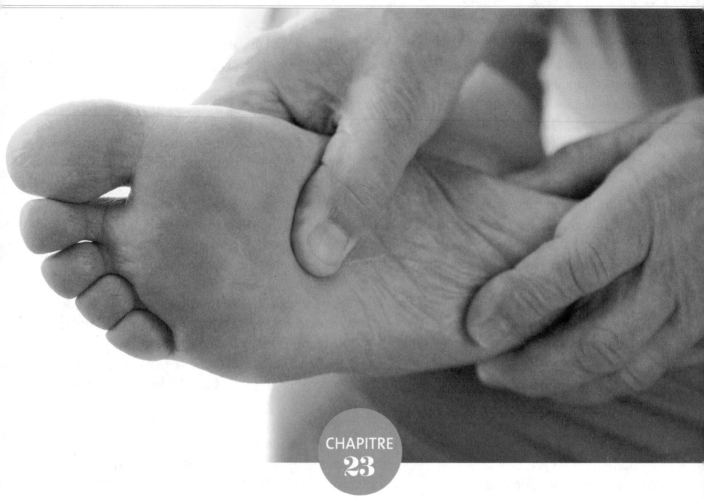

Les soins des pieds et les mesures d'hygiène générale

Pourquoi le pied diabétique est-il un problème de santé publique ?

Le pied diabétique est un problème majeur de santé publique parce qu'il demeure la première cause d'amputation non traumatique. À long terme, un diabète mal maîtrisé est associé à une neuropathie périphérique, surtout au niveau des pieds, se manifestant par une perte de la sensibilité au toucher, à la douleur, à la chaleur et au froid. À cause de cette perte de sensibilité, la personne diabétique peut se blesser sans s'en rendre compte. Cette lésion peut s'infecter et, en présence d'un problème de circulation sanguine, la gangrène peut s'installer, ce qui nécessitera une amputation. Pourtant, en prenant bien soin des pieds, 80 % de ces amputations peuvent être évitées. D'où l'importance de bien s'informer sur la façon de prendre soin de ses pieds.

Quels sont les problèmes pouvant conduire à des complications du pied diabétique ?

Les pieds de la personne diabétique sont plus fragiles que ceux de la personne non diabétique. En effet, à la longue, l'hyperglycémie peut entraîner les problèmes suivants aux pieds :

- une **atteinte des nerfs** avec perte de la sensibilité au toucher, à la douleur, à la chaleur et au froid ;
- **la peau a tendance à devenir plus fine et plus sèche**, à s'irriter plus facilement et à former des cors (corne) aux points de compression ;
- **les artères ont tendance à s'épaissir et à durcir**, diminuant ainsi la circulation sanguine au niveau des pieds ;
- une **tendance à l'infection** parce que l'organisme se défend moins bien contre les microbes lorsque la glycémie est élevée.

Comment s'examiner les pieds ?

La personne diabétique partage la responsabilité du soin des pieds avec l'équipe soignante afin de prévenir les complications. Elle doit :

- s'examiner attentivement les pieds tous les jours, après un bain ou une douche ;
- utiliser une bonne source de lumière et, bien assise, examiner ses deux pieds (dessus, dessous et entre les orteils) ;
- utiliser un miroir pour examiner la plante des pieds, si elle manque de souplesse ;
- demander l'aide d'un proche si elle a des problèmes de vue ou si elle ne peut atteindre ses pieds à l'aide de ses mains ;
- compléter son auto-examen par un examen minutieux fait par le médecin, le podiatre ou une infirmière spécialisée en soins de pieds à chaque visite.

Que doit-on surveiller ?

On doit surveiller attentivement s'il y a :

1 des **lésions entre les orteils** causées par des champignons et favorisées par l'humidité et la macération (pied d'athlète) ;

2 des **durillons** ; l'excès de corne (souvent sous le pied) comprime la peau, la rend plus fragile et facilite la multiplication des microbes ;

3 des **cors** :

- sur les orteils : ils sont favorisés par le frottement avec les chaussures ;
- entre les orteils (œil-de-perdrix) : ils sont favorisés par la compression des orteils les uns contre les autres ;

4 des **crevasses** : ces fentes dans la corne (souvent au niveau des talons) sont particulièrement accueillantes pour les microbes. Ces excès de corne ont toujours une cause :

- une mauvaise statique au pied (position, compression) ; ne pas hésiter à consulter son médecin ;
- l'utilisation d'instruments pouvant blesser le pied : lames de rasoir, couteaux, râpes ou préparations pour enlever les cors (coricides) ; éviter d'utiliser de tels instruments ou produits ;
- la présence, dans les chaussures de corps étrangers ou de coutures qui pourraient blesser le pied ; vérifier ses chaussures en passant la main à l'intérieur afin de les détecter.

Comment reconnaître les premiers signes de problèmes aux pieds ?

On doit examiner également ses pieds pour détecter la présence des problèmes suivants :

- changement de couleur de la peau, rougeur inhabituelle ;
- chaleur inhabituelle de la peau ;
- enflure des pieds ou des chevilles ;
- douleurs dans les jambes ou les pieds ;
- ongles incarnés ;
- champignons sous les ongles des orteils ;
- plaies ouvertes lentes à cicatriser ;
- callosités qui saignent ou qui présentent des signes d'infection ;
- peau sèche et fissurée, en particulier autour du talon ;
- égratignures ;
- oignons (déformation du pied) ;
- verrues ;
- perte de sensation aux pieds.

Comment la personne diabétique peut-elle réduire les risques de problèmes aux pieds ?

On peut limiter les risques de problèmes aux pieds en prenant les mesures suivantes :

- maintenir la glycémie le plus près possible des valeurs normales ;
- cesser de fumer, le cas échéant ;
- perdre du poids au besoin ;
- réduire la consommation d'alcool, s'il y a lieu ;
- faire régulièrement de l'activité physique ;
- consulter le médecin, le podiatre, une infirmière spécialisée en soins des pieds ou, au besoin, tout autre intervenant spécialisé.

Quels sont les 10 conseils à donner à une personne diabétique en ce qui concerne les soins des pieds ?

1 **S'examiner les pieds tous les jours** et, au besoin, demander l'aide d'un proche :
- s'examiner les pieds attentivement pour détecter toute lésion ou malformation ;
- vérifier régulièrement la sensibilité de ses pieds (selon les recommandations du médecin) :
- mettre un pois (non cuit) dans le soulier et faire quelques pas pour vérifier si on peut ressentir la présence d'un corps étranger, retirer immédiatement le pois pour ne pas se blesser.

2 **Ne jamais marcher pieds nus**, même à la maison, et en particulier à la plage ou dans un endroit public :
- mettre des pantoufles dès qu'on se lève ;
- le jour, porter des chaussures assurant un bon confort.

3 **Se laver les pieds tous les jours** :
- vérifier la température de l'eau avec le poignet, le coude ou à l'aide d'un thermomètre ; l'eau doit être tiède (moins de 37 °C) ;
- se laver les pieds avec un savon doux (p. ex., Dove^MD non parfumé, Aveeno^MD, Cetaphil^MD, Neutrogena^MD, Keri^MD, etc.) ;
- éviter les bains de pieds prolongés (idéalement moins de 10 minutes) pour éviter la macération et le ramollissement de la peau ;
- se sécher soigneusement les pieds, surtout entre et sous les orteils ; l'humidité favorise le développement de champignons, comme dans le pied d'athlète.

4 **Vérifier si la peau est très sèche** :
- appliquer une crème hydratante neutre (non parfumée) en couche mince, sauf entre les orteils (p. ex., Lubriderm^MD, Nivea^MD, Vaseline Soins intensifs^MD (Lotion), Glycerodermine^MD, etc.) ;
- poncer les zones d'hyperkératose (épaississement de la peau) une ou deux fois par semaine après le bain ou la douche à l'aide d'une pierre ponce mouillée ; faire des mouvements continus sans va-et-vient ; la râpe de métal est à proscrire car elle pourrait vous blesser.

5 Garder les ongles suffisamment longs :

- tailler les ongles en ligne droite, un peu plus longs que le bout de l'orteil et limer les coins après le bain ou la douche ; cela évite la formation d'ongles incarnés et les blessures ;
- limer les ongles plutôt que les couper ; une lime d'émeri évite les blessures ;
- utiliser avec prudence les ciseaux à bouts ronds et les coupe-ongles ; éviter de les utiliser s'il y a un problème de dextérité ou si la vision est réduite ;
- ne jamais arracher les ongles.

6 Ne jamais traiter soi-même durillons, cors ou ampoules :

- pas de « chirurgie de salle de bains » ; ne jamais utiliser ciseaux pointus, pinces coupantes de tous genres, lames de rasoir, bistouris ou limes métalliques pour enlever un cor ;
- ne jamais utiliser de produits (en vente libre dans les pharmacies) présentés sous forme de solutions ou de pansements à base d'acide salicylique ; cela pourrait causer une nécrose des tissus ;
- consulter un professionnel spécialisé en soins des pieds ; l'informer que l'on est diabétique.

7 Changer de chaussettes tous les jours :

- porter des chaussettes (ou des bas) propres ; les laver tous les jours ;
- porter des chaussettes de la bonne taille ; les choisir assez larges à l'avant-pied et assez longues pour ne pas comprimer les orteils ; éviter de porter des chaussettes serrées qui marquent les mollets et coupent la circulation ;
- éviter les plis ; si les chaussettes ont des coutures, les porter à l'envers ;
- éviter les chaussettes trouées ou rapiécées, qui peuvent créer des points de frottement ;
- porter de préférence des chaussettes qui gardent les pieds au sec, faites d'un mélange de coton et de fibres synthétiques (acrylique, orlon, polypropylène, Coolmax, etc.) ; les personnes qui transpirent beaucoup devraient éviter de porter des chaussettes contenant du nylon.

8 Choisir les chaussures avec soin :

- toujours porter des chaussettes avec les chaussures ;
- choisir des chaussures fermées par des lacets, des boucles ou des fermetures velcro, en cuir souple ou en toile, et assez grandes pour permettre de bouger les orteils ;
- choisir une semelle antidérapante ;
- acheter les chaussures en fin d'après-midi ; les pieds étant plus enflés, il est plus facile de choisir des chaussures de la bonne pointure ;
- assouplir graduellement les chaussures neuves ; les porter une demi-heure par jour au début ;
- examiner l'intérieur des chaussures avant de les porter ; passer la main à l'intérieur pour détecter des corps étrangers ou des coutures qui pourraient blesser le pied ;
- éviter les talons hauts (pas plus de 3 cm) et les bouts pointus.

9 Prendre garde aux risques de brûlures ou de gelures :

- porter des chaussettes, même au lit, si on a froid aux pieds ; éviter bouillotte, coussin électrique, eau chaude ;
- utiliser les crèmes solaires ayant un facteur de protection d'au moins 15, pour éviter les coups de soleil ;
- ne jamais utiliser de produits puissants, ni de coricides ni de produits irritants (p. ex., eau de Javel ou autre) ;
- couvrir la peau, particulièrement l'hiver, lorsque le temps est froid et sec.

10 Signaler immédiatement au médecin, au podiatre ou à l'infirmière spécialisée en soins des pieds, toute lésion, coloration anormale ou insensibilité.

Toutes les personnes diabétiques devraient se soumettre à un examen des pieds au moins deux fois par an. L'examen devrait être plus fréquent dans le cas des personnes à risque élevé.

Quelles crèmes hydratantes peut utiliser la personne diabétique pour les soins des pieds ?

Lorsque la peau a tendance à s'assécher, l'utilisation quotidienne d'une crème hydratante est recommandée. Il est préférable d'utiliser des produits sans colorant ni parfum. Il faut éviter d'appliquer la crème entre les orteils de façon à éviter la macération de la peau. Appliquer une couche mince après le bain ou la douche.

Il existe trois principales catégories de produits hydratants :

- les **produits hydratants humectants** qui adoucissent la peau et diminuent les fines ridules. Par exemple, Nivea^MD, Glycerodermine^MD, Glaxal Base^MD, Aquatain^MD, Complex-15^MD, etc. ;
- les **produits antidéshydratants**, qui réduisent l'évaporation de l'eau en formant une pellicule à la surface de la peau. Par exemple, Moisturel^MD, Lubriderm^MD (Lotion), Cetaphil^MD, Aveeno^MD (Lotion), Keri^MD (Lotion), Vaseline Soins intensifs^MD (Lotion), Neutrogena^MD, Aquaphor^MD, Prévex^MD, Barrier Creme^MD, Akildia^MD, Curel^MD, Eucrin^MD, Elta^MD, etc. ;
- les **produits hydratants aux propriétés kératolytiques et exfoliantes**, qui favorisent l'élimination des cellules mortes. Ces produits sont à utiliser **avec précaution uniquement sur la couche cornée de la peau.** L'urée peut provoquer une sensation de brûlure ou de picotement sur une peau sèche et fendillée. Par exemple, Urémol-10^MD, Urémol-20^MD, Dermal Therapy^MD à 10 %, 15 %, 20 % ou 25 % d'urée, Lacticare^MD (Lotion), Lac-Hydrin^MD (Lotion), Urisec^MD, etc.

Quels produits antiseptiques peut utiliser la personne diabétique pour soigner une blessure aux pieds ?

Laver immédiatement la plaie avec de l'eau et du savon doux, bien rincer et essuyer.

1 **Désinfecter la peau avec un antiseptique** (selon la recommandation du médecin) :
   - tampon d'alcool à 70 % ;
   - tampon de proviodine ;
   - gluconate de chlorhexidine 0,05 % (p. ex. : Hibidil^MD, Baxedin^MD).

2 **En présence d'une inflammation,** appliquer trois ou quatre fois par jour une compresse imprégnée de sérum physiologique. Surveiller les signes d'infection pendant 24 à 48 heures. Éviter d'appliquer un ruban adhésif directement sur la peau. Si la rougeur augmente ou s'il y a du pus, consulter le médecin immédiatement.

3 **Si le médecin prescrit des bains de pieds,** utiliser un des produits suivants dans un litre d'eau bouillie tiède pendant 10 minutes au maximum :
   - 15 mL (1 c. à table) de proviodine ;
   - 15 mL (1 c. à table) d'Hibitane^MD 4 % (gluconate de chlorhexidine 4 %) ;
   - 30 mL (2 c. à table) d'Hibitane^MD 2 % (gluconate de chlorhexidine 2 %).

Relaver les pieds à l'eau courante et bien les sécher, surtout entre les orteils. Consulter le médecin s'il n'y a pas d'amélioration de la plaie.

Il faut toujours chercher la cause du problème pour éviter qu'il se reproduise.

Comment peut-on faciliter la circulation sanguine dans les pieds ?

Il existe différents moyens simples et à la portée de tous pour faciliter la circulation et maintenir ou améliorer la souplesse articulaire du pied.

1 Éviter de fumer.

2 Ne pas croiser les jambes lorsqu'on est assis.

3 Bouger : ne pas rester trop longtemps sur place, debout ou assis.

4 Marcher en tenant compte de ses limites.

5 Surélever les jambes sur un tabouret le plus souvent possible lorsqu'on est assis.

6 Pratiquer régulièrement des exercices pour les pieds – les répéter 20 fois :
   - poser une serviette sur le plancher et essayer de la saisir avec les orteils ;
   - soulever le poids du corps sur la pointe des pieds, puis ramener le poids du corps sur les talons ; utiliser un appui si nécessaire (attention aux chutes) ;
   - pointer le pied de haut en bas à partir de la cheville ;
   - effectuer des mouvements de rotation avec les pieds, d'abord dans un sens, puis dans l'autre ;
   - se bercer dans un fauteuil en poussant avec les orteils.

Qu'est-ce que la douleur neuropathique diabétique ?

Le terme « neuropathie diabétique » sert à désigner les maladies des nerfs associées au diabète. L'atteinte des nerfs peut provoquer de la douleur ; on parle alors de douleur neuropathique.

Quels sont les symptômes de la douleur neuropathique diabétique ?

Certaines personnes diabétiques atteintes d'une douleur neuropathique la décrivent autrement que comme une douleur. La douleur neuropathique peut être accompagnée :

- d'une sensation de brûlure ;
- d'engourdissements ;
- d'élancements ;
- de picotements ;
- d'une sensation de choc électrique ;
- d'une sensibilité au toucher ou au froid ;
- de fourmillements ;
- d'une sensation d'écrasement ;
- d'une douleur profonde et lancinante ;
- d'une sensation de marcher sur de la ouate.

Comment traiter la douleur neuropathique diabétique ?

Les personnes diabétiques peuvent réduire le risque de complications neuropathiques par une bonne maîtrise de la glycémie. Dans certains cas, bien maîtriser son diabète, faire de l'exercice physique, suivre son plan d'alimentation, pratiquer des exercices de relaxation associés à un traitement médicamenteux peut aider à diminuer la douleur. Certains médicaments, tels que l'amitriptyline, la gabapentine (Neurontin^MD), la prégabaline (Lyrica^MD) et la duloxétine (Cymbalta^MD), peuvent être prescrits par votre médecin.

Qu'est-ce que le mal perforant plantaire ?

Le **mal perforant plantaire** est un exemple de plaie du pied diabétique résultant de la neuropathie qui se développe sur un point de compression à cause de certaines déformations du pied ou de la présence de corne. La personne diabétique, souvent insensible à la douleur, ne s'en rend pas compte, continue de marcher sur la plaie en formation et se blesse. À ce stade, on peut voir apparaître la plaie au centre de la corne. La plaie peut s'aggraver, même s'infecter, surtout si la glycémie est mal maîtrisée ; si la plaie n'est pas traitée adéquatement, elle peut conduire à la gangrène et nécessiter une amputation.

S'il y a un doute quant à la nature de la plaie, il faut rapidement consulter votre médecin, car on peut guérir un mal perforant plantaire avec des soins appropriés.

Pourquoi la personne diabétique doit-elle prendre certaines mesures d'hygiène pour ses dents ?

Comme pour la peau ou les pieds, la bouche doit faire l'objet d'une hygiène rigoureuse par la personne diabétique, et ce, pour deux raisons majeures :

- Le risque de caries dentaires, de blessures aux gencives ou de plaies infectées est plus élevé lorsque le diabète est mal maîtrisé.
- Toute infection peut augmenter la glycémie et causer une mauvaise maîtrise du diabète.

Quelles sont les principales lésions buccodentaires ?

Les caries dentaires Les caries dentaires détruisent les dents. La principale cause de la carie est la plaque dentaire. C'est un dépôt blanchâtre qui se colle à l'émail. Le développement de la plaque dentaire est favorisé par les aliments sucrés, le mauvais brossage des dents et des gencives ainsi que l'alcool qui réduit l'acidité de la bouche.

La gingivite La gingivite est due à la présence de dépôts de bactéries qui forment une plaque au niveau du collet de la dent. La gencive est rouge, brillante, enflammée, gonflée et a tendance à saigner au moindre contact.

La parodontite La parodontite fait suite à une gingivite négligée. Les germes se multiplient le long de la racine des dents atteintes. L'inflammation gagne les zones profondes et l'os de soutien de la dent. Les dents deviennent mobiles et peuvent tomber, même sans douleur.

Quelles sont les mesures d'hygiène préventives que la personne diabétique doit prendre pour ses dents ?

Les principales mesures d'hygiène préventive pour prendre soin de ses dents sont les suivantes :

- maintenir la glycémie le plus près possible des valeurs normales.
- se brosser soigneusement les dents après chaque repas.
- utiliser la soie dentaire chaque jour.
- consulter systématiquement le dentiste deux fois par an ou plus souvent, au besoin.
- consulter le denturologiste tous les cinq ans pour faire ajuster la prothèse dentaire, le cas échéant.
- consommer de l'alcool avec modération afin de ne pas réduire l'acidité de la bouche.
- éviter de fumer.

Il est recommandé de prévenir les professionnels de la santé que vous êtes diabétique. Il est possible que l'on vous prescrive des antibiotiques pour prévenir les infections si une intervention est prévue.

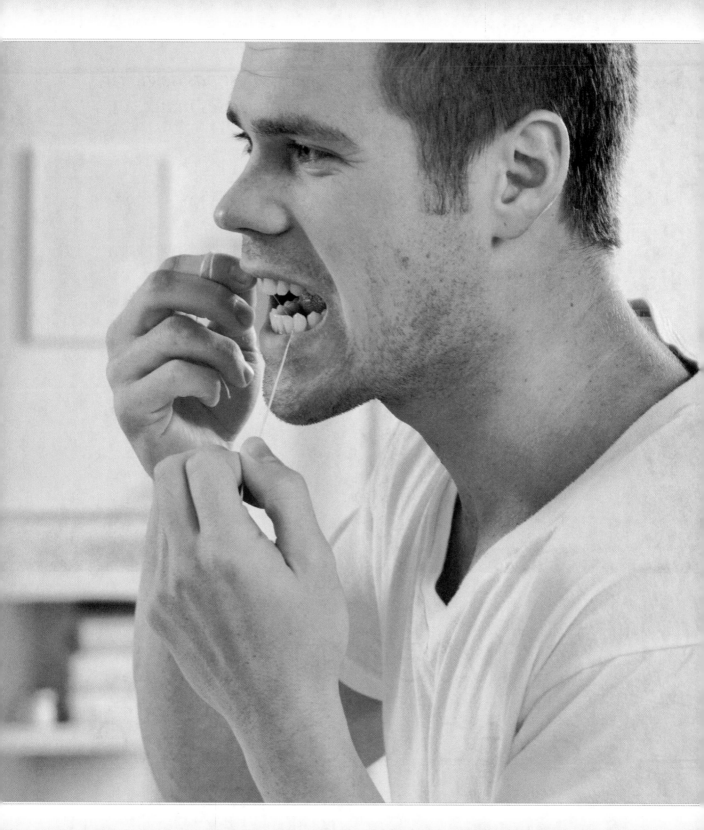

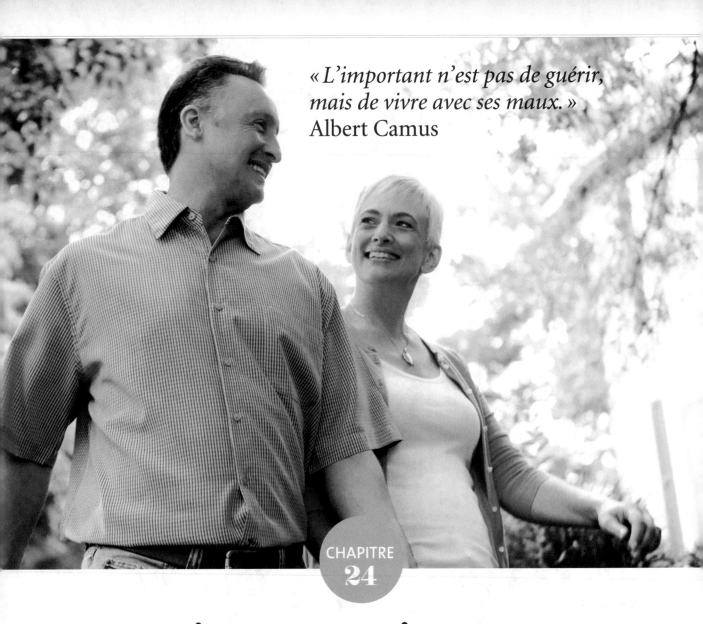

« *L'important n'est pas de guérir,
mais de vivre avec ses maux.* »
Albert Camus

Vivre mieux...
avec le diabète

Dans les chapitres 24, 25 et 26, nous abordons trois défis psychologiques liés au diabète : l'adaptation à la maladie, la gestion du stress et la motivation au changement d'habitudes de vie. Nous explorons en premier lieu la détresse psychologique quotidienne des personnes atteintes de diabète. Nous abordons ensuite le processus d'acceptation active permettant de mieux intégrer le diabète et son traitement dans la vie de tous les jours. Finalement, nous présentons les symptômes psychologiques qui peuvent survenir et compliquer l'adaptation au diabète, comme la dépression, l'anxiété et les troubles alimentaires. Ce faisant, nous avancerons quelques pistes de solutions et orienterons certaines réflexions afin de guider les personnes diabétiques vers des changements visant à mieux vivre leur vie… avec le diabète et son traitement.

Qu'est-ce que le diabète nous fait vivre au quotidien ?

« *Tirons notre courage de notre désespoir même.* » Sénèque

De façon surprenante, malgré les exigences quotidiennes liées à l'autogestion du diabète, certaines personnes diabétiques affirment que le diabète est la « meilleure chose » qui leur soit arrivée dans la vie. Elles se disent même en meilleure santé qu'avant d'avoir reçu le diagnostic. Pour d'autres, le diabète a surtout permis un mieux-vivre en les amenant à améliorer leurs habitudes de vie. Ce discours peut paraître étonnant chez la plupart des personnes qui viennent de recevoir leur diagnostic ou celles qui, depuis des années, vivent difficilement avec cette maladie. En effet, comment le diabète, qui est une maladie chronique aux conséquences médicales sérieuses, peut-il favoriser un mieux-être et l'amélioration de la qualité de vie. Comment certaines personnes diabétiques arrivent-elles à tirer des bénéfices de leur maladie tant sur le plan de la santé physique que psychologique ?

Avant d'arriver à une vision réaliste du diabète et de son autogestion, les personnes ayant reçu un diagnostic de diabète ont rencontré des obstacles, surmonté des difficultés et possiblement vécu des moments d'inquiétude, de colère, de découragement et de tristesse. Passer par toute cette gamme d'émotions constitue d'ailleurs une étape importante qui peut mener à une meilleure adaptation psychologique au diabète.

Des recherches récentes en endocrinologie, en psychiatrie, en psychologie et en soins infirmiers ont permis de comprendre que les personnes diabétiques sont plus susceptibles de vivre de la détresse psychologique que les personnes non diabétiques[17, 3]. Il ressort de ces études une meilleure connaissance de la « détresse psychologique » liée au diabète, concept que l'on doit au chercheur William Polonsky et à son équipe[12]. Faisant l'objet de plusieurs études depuis une dizaine d'année, la détresse psychologique liée au diabète est associée à un pauvre contrôle glycémique, de façon plus significative encore que la dépression[6, 7, 3]. De plus, les symptômes de détresse psychologique pourraient se présenter en même temps que la dépression et même y mener[19, 9, 11, 20]. Il est important de reconnaître et d'évaluer régulièrement cette détresse psychologique afin de l'apprivoiser et ainsi en limiter les effets négatifs sur la santé physique et psychologique, et faciliter à long terme une adaptation optimale au diabète et à son traitement[3].

Qu'est-ce que la détresse psychologique liée au diabète ?

« Le courage consiste à dominer sa peur, non pas à ne pas avoir peur. » François Mitterrand

La détresse psychologique liée au diabète peut se définir différemment selon chaque individu. Généralement, elle consiste en une détresse émotionnelle qui est ressentie à l'annonce du diagnostic, et quotidiennement par la suite, devant la pression de l'« autogestion des soins du diabète » par la personne diabétique elle-même. Voici quelques exemples – tirés du questionnaire *Problem areas in diabetes scale*[13] adapté et validé en français par Sultan et Heurtier-Hartemann[21] – de problèmes associés au diabète qui contribuent à la détresse psychologique de la personne diabétique se consacrant, à long terme, aux activités d'autogestion de cette maladie:

• Difficulté d'acceptation du diabète et de son traitement.

• Peur, inquiétude, anxiété, sentiment de colère, découragement et sentiments dépressifs à la pensée de vivre avec le diabète.

• Inquiétude à propos des hypoglycémies ou des hyperglycémies.

• Découragement par rapport au traitement médical du diabète (prise de glycémie capillaire, prise de médication antidiabétique orale, injection d'insuline, etc.).

• Préoccupation constante, perte de plaisir et de liberté ou sentiment de frustration à propos de la nourriture, des repas et de l'alimentation.

- Sentiment de culpabilité et d'inquiétude quand on a l'impression de perdre le contrôle de la gestion du diabète.
- Sentiment d'être dépassé, envahi ou de ne pas avoir de buts précis concernant le traitement du diabète.
- Épuisement devant les efforts constants requis pour la gestion du diabète.
- Incapacité de déterminer si ce que l'on ressent peut être attribuable à des variations de la glycémie.
- Inquiétudes quant aux réactions de l'entourage ou aux interactions stressantes avec les autres au sujet du diabète.
- Sentiment que les parents ou les amis ne soutiennent pas nos efforts de gestion du diabète ou sentiment de solitude face au diabète.
- Sentiment d'insatisfaction dans la relation avec les médecins (omnipraticien, spécialiste du diabète, ophtalmologue, etc.) et les professionnels de la santé (infirmière, nutritionniste, pharmacien, psychologue, etc.).
- Inquiétudes actuelles ou futures à propos des complications du diabète.

La vigilance requise pour l'autogestion du diabète exerce une pression quotidienne et sollicite des ressources personnelles. Vivre avec le diabète requiert à long terme une saine gestion de nos énergies et de nos ressources afin d'accorder à l'autogestion de la maladie la place qui lui revient dans notre vie. Certes, il convient de réévaluer nos priorités afin de tenir compte de la détresse

psychologique liée au diabète et de prévenir un épuisement[14], voire l'apparition de problèmes psychologiques sérieux tels que la dépression, les troubles anxieux et les troubles alimentaires. Voici un exemple de réflexion susceptible d'aider en cas de détresse psychologique : « Puisque je vis avec le diabète et que cela occasionne une certaine détresse au quotidien, je vais porter une attention particulière à prendre soin de moi sur le plan psychologique et à profiter sainement des plaisirs de la vie afin de mieux m'adapter à la maladie et de m'assurer une qualité de vie optimale le plus longtemps possible ».

Quelles sont les différentes réactions psychologiques à l'annonce d'un diagnostic de diabète ?

« Qu'est-ce que le courage ? Sinon garder devant le danger une âme sereine et un esprit libre. » Paul Cazin

À l'annonce du diagnostic de diabète, la personne subit un choc émotionnel, et ce, même si elle n'en est pas vraiment consciente. Ce choc émotionnel est causé par l'obligation de faire face à la réalité : la maladie entraîne inévitablement des pertes. En ce qui concerne le diabète, qu'il soit de type 1 ou de type 2, les pertes perçues ou anticipées peuvent être diverses : perte de la santé, du plaisir, de la liberté, de la spontanéité, d'une impression de force, du sentiment de toute-puissance, de l'autonomie, du sentiment d'être comme les autres, du sentiment d'appartenance sociale, du sentiment d'efficacité personnelle, etc. Ce qu'elle a l'impression de perdre, c'est la possibilité de mettre en œuvre une ou plusieurs valeurs qui donnent un sens à sa vie jusqu'à ce jour.

C'est ce choc émotionnel qui va déclencher un travail de deuil comme on le vit lors du décès d'un proche ou de la perte d'un emploi. En d'autres termes, la personne diabétique doit d'abord faire le deuil de sa vie telle qu'elle était avant le diagnostic : une vie sans le diabète. Sa vie ne sera plus jamais la même; elle devra nécessairement changer. Ce travail de deuil conduit plus ou moins rapidement à l'acceptation active du diagnostic et, par la suite, à l'acceptation active des exigences du traitement du diabète. Il faut un temps, en moyenne un an après l'annonce du diagnostic, pour que la personne diabétique vive plus intensément certaines émotions et repense ses valeurs et ses habitudes afin d'intégrer le diabète dans sa vie de la façon la plus harmonieuse possible. Ainsi, elle apprendra à tenir compte de qui elle était, de qui elle est et de ce qu'elle souhaite devenir.

Ce travail de deuil s'effectuera en plusieurs étapes qui correspondent aux différentes émotions plus ou moins intenses, plus ou moins durables, que la personne diabétique peut éprouver dans de telles circonstances. Ces émotions, qu'il est tout à fait normal de ressentir, serviront à la faire évoluer vers un nouvel équilibre émotionnel et vers une acceptation concrète par le moyen d'actions quotidiennes.

Quelles sont les étapes qui mènent vers une acceptation active du diabète ?

Le tableau ci-contre présente les cinq étapes du deuil. Selon les personnes, ces étapes peuvent se présenter dans un ordre différent, être vécues plus ou moins rapidement, plus ou moins consciemment et plus ou moins intensément. Il arrive que la personne diabétique revive certaines de ces étapes lorsque survient un changement dans le traitement ou des complications. Par exemple, la proposition d'une nouvelle médication (médicament antidiabétique oral, début de l'insulinothérapie, passage à la pompe à insuline) ou encore l'exigence d'ajustements alimentaires pourraient lui faire revivre un sentiment d'injustice ou de colère. De même, des émotions comme la tristesse ou le découragement peuvent l'envahir à l'apparition de complications comme des douleurs neuropathiques ou une détérioration de la vision.

ÉTAPES DU PROCESSUS D'ACCEPTATION ACTIVE DE LA MALADIE CHRONIQUE

Étape	Description	Exemples de témoignages
Le déni ou la négation	• Ignorer ou banaliser les aspects insupportables de la maladie ou du traitement. • Faire comme si on n'était pas malade ou si la maladie n'était pas grave. • Nier complètement ou partiellement la maladie.	• « Ça ne se peut pas que je sois diabétique, je ne me sens pas malade. » • « Ne t'inquiète pas, je fais juste un petit peu de sucre. » • « Je ne suis pas diabétique. Je suis à la limite. » • « Ce n'est pas grave si je ne prends pas mes glycémies régulièrement. »
L'indignation ou la révolte	• Voir la maladie comme une injustice. • En vouloir à tout le monde. • Mettre la faute sur le dos des autres. • Ne voir que les aspects négatifs du traitement.	• « Le diabète, c'est la pire des maladies, ça m'empêche de vivre. » • « Pourquoi ça m'arrive à moi ? » • « Aucun de mes frères et sœurs n'a le diabète. J'en veux à mes parents qui m'ont transmis cette maladie. » • « Mon médecin ne m'a pas dit clairement que j'étais diabétique. Il aurait dû m'orienter d'abord vers une nutritionniste. »
La négociation ou le marchandage	• Tendre à prendre ce qui fait notre affaire et à laisser de côté ce qui ne nous convient pas. • L'acceptation reste très conditionnelle.	• « Je prends des pilules pour faire baisser le taux de sucre dans le sang, alors je n'ai pas besoin de faire attention à ce que je mange. » • « Je prends mon insuline sauf si je vais dans des dîners d'affaires. » • « Je suis à la pompe à insuline pour ne pas avoir à m'injecter avec un stylo-injecteur. Mais je refuse de prendre mes glycémies six fois par jour. »
La réflexion, la résignation ou les sentiments dépressifs	• Prise de conscience de l'inutilité de refuser la réalité de la maladie. • Perception dramatisante des limitations. • Apparition possible d'un sentiment d'incapacité ou d'un retrait dans la dépendance aux autres.	• « Quoi que je fasse, la maladie reste là. » • « Même si je le voulais, je ne peux jamais prendre de vacances de mon diabète. » • « Est-ce que ça vaut la peine de vivre une vie comme celle-là ? » • « J'ai l'impression que je ne serai plus jamais la même personne. » • « Je crains d'être un poids pour les autres. »
L'acceptation active	• Perception réaliste de la maladie et de son traitement. • Décision de prendre des mesures concrètes et positives qui tiennent compte de la réalité de la maladie et du traitement.	• « J'aimerais mieux ne pas être diabétique, mais je n'ai pas le choix, alors il me reste à faire de mon mieux. » • « Même si je suis diabétique, je suis en santé. Je fais plus d'activité physique et je mange plus sainement qu'avant. »

Comment arriver à traverser ce processus émotionnel de deuil pour aller vers l'acceptation active ?

« Il n'est qu'une réalité : vivre. Mais il est mille façons de vivre. » Gilbert Choquette

La gestion des émotions vécues dans le processus de deuil est une première étape difficile, mais nécessaire. La prise de conscience des émotions ressenties dans le corps permet de les nommer plus précisément (émotions liées à l'anxiété, à l'hostilité, à la culpabilité, à la honte ou à la tristesse) et de cerner les pensées automatiques qui sont à l'origine de ces émotions. Le tableau ci-contre présente les différentes émotions qui peuvent être associées aux étapes du deuil, ainsi que les pensées qui les sous-tendent. Ce tableau peut aider à nommer plus précisément nos émotions. Une saine gestion émotionnelle voudrait ensuite que l'on accepte et qu'on ne juge pas les émotions que l'on ressent. En effet, bien que cette maladie soit de plus en plus répandue dans la population, il n'est pas facile de vivre avec le diabète car ses retombées sont malheureusement trop souvent banalisées ou au contraire exagérées. Accueillir l'émotion de manière bienveillante donne le droit de la ressentir et lui permet d'exister à l'intérieur de soi tout simplement.

Enfin, il est important que la personne diabétique exprime ses émotions dans la modalité qui lui convient, que ce soit par l'écrit, par la parole ou par des moyens d'expression artistique. Il est préférable de faciliter l'expression émotionnelle saine. Supprimer ou empêcher l'expression émotionnelle, par exemple tenter de la réprimer en soi et de la cacher aux autres, faire en sorte que son visage ne montre pas ses véritables émotions demande beaucoup d'attention et d'énergie. De plus, cela ne diminue pas l'intensité des émotions ressenties[16, 10]. Lorsque la personne diabétique exprime clairement et sainement ce qu'elle ressent, cela lui permet d'en réguler l'intensité tout en limitant les pertes d'énergie, ce qui la rend plus attentive, un peu plus disponible, en quelque sorte libérée du poids de l'intensité des émotions. Cette énergie libérée lui sert alors à mieux s'adapter au diabète, c'est-à-dire à bien comprendre les recommandations qui lui sont faites au sujet de la gestion de la maladie et à s'atteler aux divers changements requis au quotidien.

FAMILLES DES ÉMOTIONS ET PENSÉES AUTOMATIQUES À LEUR ORIGINE, ADAPTÉES AU CONTEXTE DU DIABÈTE

Familles d'émotions	Exemples de pensées à l'origine de ces émotions
ANXIÉTÉ Angoisse, inquiétude, crainte, appréhension, peur, stress, panique, préoccupation	• « Le diabète menace ma santé. Je ne pourrai pas éviter les risques de complications. » • « Je ne peux pas décider d'être diabétique ou non. Mon seul pouvoir est donc d'en nier tout simplement l'existence à l'intérieur de moi. » • « Le diabète a été la cause de la mort d'un de mes proches. »
HOSTILITÉ Impatience, irritation, colère, rage, haine, rancune, révolte, désir de vengeance, agressivité	• « Le diabète est arrivé parce qu'une personne a tardé à m'annoncer que j'étais à risque. » • « Le diabète ne devrait pas faire partie de ma vie. Je ne le mérite pas. »
CULPABILITÉ, AUTO-DÉVALORISATION, HONTE Regrets, remords, auto-accusation, sentiment d'impuissance, de méfiance	• « Le diabète est de ma faute. J'ai peu fait attention à moi. » • « Je n'aurais pas dû remettre à plus tard mes visites médicales. Moi, qui m'occupe de la santé des autres, j'aurais dû savoir prévenir ce qui m'arrive. » • « Je ne serai plus perçu de la même manière par mes collègues de travail s'ils apprennent que je suis diabétique. »
TRISTESSE Déception, abattement, découragement, désespoir	• « Je ne peux revenir en arrière et changer le cours des événements. J'ai bel et bien reçu un diagnostic de diabète. » • « J'ai une maladie chronique, ce qui signifie que je devrai vivre avec cela pour toujours. Je n'y arriverai pas ! »
JOIE, AMOUR, FIERTÉ	• « Le traitement du diabète est bon pour moi. » • « J'ai su exprimer mes besoins à mon médecin et il m'a aidé à prévenir les hypoglycémies. » • « J'ai réussi à faire plus d'activité physique! Je suis capable. » • « Je comprends comment calculer les glucides et je prends soin de moi en m'injectant mon insuline en conséquence. »

Adaptation libre du tableau (page 190) tiré de Chaloult, L. (2008). *La thérapie cognitivo-comportementale : Théorie et pratique.* Montréal, QC: Gaëtan Morin éditeur.

Est-il vrai que la personne diabétique change de caractère et devient colérique ou agressive ?

Non. La colère n'est pas un trait caractéristique de la personnalité de la personne diabétique. Il peut certes exister des personnes diabétiques qui ont un tempérament colérique, mais cela n'a rien à voir avec le fait qu'elles soient diabétiques.

La colère est une émotion de la famille de l'hostilité (*voir tableau, page 227*) que tout le monde peut éprouver dans la vie, mais qui fait également partie d'un processus normal d'acceptation active de la maladie chronique. Ce phénomène n'est pas propre au diabète ; il survient chez n'importe quelle personne atteinte d'une maladie chronique qui n'accepte pas son état. Ainsi, la présence d'une humeur irritable peut être la manifestation d'une difficulté à accepter activement la maladie.

Ainsi, la personne diabétique qui se sent irritable ou en colère signale qu'un de ses besoins, qu'elle juge important, n'est pas comblé, partiellement ou totalement, pour ce qui touche au diabète et à son traitement. Il est conseillé de définir et de nommer précisément cette émotion, d'accepter de la ressentir et de l'exprimer sainement, c'est-à-dire exprimer verbalement son émotion et son besoin en utilisant le « je ». La colère donne l'énergie de tenter de satisfaire ses besoins et ses valeurs de manière constructive en tenant compte de la réalité de la maladie et de l'entourage.

Cependant, le changement de caractère ou le changement d'humeur soudain se manifestant par de l'irritabilité ou de la colère peuvent être le signe d'une hypoglycémie. Ces signes disparaîtront dès que l'hypoglycémie sera corrigée. Dans ce cas, la colère ou l'irritabilité signalent alors un besoin physiologique de redonner de l'énergie au corps et au cerveau. Il convient alors de prendre sa glycémie et de procéder à la correction de l'hypoglycémie recommandée.

La personne diabétique observe aussi des changements d'humeur quand elle est très fatiguée parce que son taux de sucre sanguin est très élevé (hyperglycémie) ou est très fluctuant (il passe rapidement d'une hyperglycémie à une hypoglycémie ou l'inverse). Ces changements d'humeur cessent habituellement assez rapidement quand le contrôle glycémique s'améliore et qu'elle retrouve son énergie.

Il est important aussi que son entourage soit capable de discerner les différentes raisons de ses changements d'humeur pour mieux la comprendre et l'aider. Un climat d'acceptation et de respect mutuel peut faciliter la régulation de la colère ou de l'irritabilité chez la personne diabétique.

Comment atteindre la dernière étape, qui est celle de l'acceptation active ?

« Il faut plus de courage pour changer son point de vue que lui rester fidèle.»
Friedrich Hebbel

Pour favoriser une saine gestion des émotions et, ultimement, vivre la maladie de la manière la plus réaliste et positive possible, la personne diabétique devra procéder à des changements dans ses croyances et ses comportements.

Ce processus de changement sera facilité, entre autres, par une meilleure connaissance du diabète. Il est donc important qu'elle se tienne informée sur le diabète, en consultant des ouvrages sur le sujet comme ce livre, ou en participant à des ateliers d'information sur le diabète et en consultant son médecin ou un professionnel de la santé, car de nombreux mythes subsistent encore sur cette maladie. Ces mythes peuvent encourager des réactions initiales de banalisation ou de crainte excessive face à la maladie. Ils peuvent mettre en lumière le mauvais côté de la médaille et l'empêcher d'accéder aux ressources et aux moyens à sa disposition pour mieux s'y adapter.

Une meilleure connaissance du diabète peut conduire à détruire ces mythes et à modifier les croyances et les attitudes face à la maladie et à l'autogestion. Forts des nouvelles connaissances sur le diabète, la personne diabétique peut modifier ses comportements en faisant les bons choix de traitement, en collaboration avec le médecin et l'équipe soignante. Adapter ses pensées et ses comportements face au diabète peut apaiser certaines de ses craintes et de ses frustrations tout en diminuant le sentiment d'impuissance. Par la suite, pour favoriser l'acceptation active de la maladie à long terme, il est important qu'elle reste motivée au quotidien et qu'elle pose des actions qui auront des retombées positives sur la glycémie. Les bénéfices obtenus grâce à ses efforts susciteront un sentiment de fierté et de confiance.

Finalement, adapter ses croyances et ses comportements face au diabète et à son traitement peut avoir un effet positif sur ses émotions, sa qualité de vie, son niveau d'énergie et son bien-être psychologique présent et futur.

Comment aider une personne qui vient d'apprendre qu'elle est diabétique ?

L'année qui suit l'annonce du diagnostic, la personne nouvellement diabétique, n'a pas encore la conviction que le traitement du diabète lui est bénéfique ni en ce qui concerne l'humeur et l'énergie à court terme, ni en matière de prévention des complications du diabète à moyen et long terme. C'est donc la connaissance des avancées scientifiques en matière de diabète, dont témoignent les récentes *Lignes directrices de pratique clinique* de l'Association canadienne du diabète[3] – puisqu'elles sont fondées sur la recherche – qui permet d'être optimistes, de nourrir des espoirs et d'acquérir la conviction que :

- le diabète est une maladie **qui peut être bien contrôlée** ;
- un bon contrôle de la glycémie diminue considérablement les risques d'apparition de complications graves à long terme ;
- l'existence de ressources d'information et de formation, telles que les programmes d'enseignement sur le diabète – qu'ils soient individuels ou de groupe – favorise et soutient l'acquisition des compétences nécessaires **pour adapter le traitement du diabète aux variations de la vie quotidienne et aux besoins individuels** ;
- le diabète peut être **une occasion d'apprendre** à mieux manger, à faire régulièrement de l'activité physique, à mieux gérer le stress, à mieux réguler ses émotions et à améliorer sa qualité de vie, donc à mieux vivre.

Par la suite, c'est en vivant avec le diabète au quotidien, **en expérimentant les effets bénéfiques du traitement** que la personne diabétique pourra opérer des changements et autogérer au quotidien sa glycémie et le diabète. Par conséquent, il est raisonnable de croire que la majorité des personnes diabétiques peuvent envisager de vivre une vie longue, active, saine et satisfaisante en cultivant l'écoute de soi, la tolérance et la persévérance.

En résumé, comment une personne diabétique peut-elle arriver à « accepter » activement le diabète ?

Il est possible qu'elle ne soit jamais d'accord avec le fait d'être diabétique. Toutefois, elle peut arriver à intégrer les exigences du diabète et de son traitement de la manière la plus harmonieuse possible dans sa vie. La personne diabétique saura si elle accepte activement le diabète en observant si elle pose des gestes quotidiens qui tiennent compte de la maladie et de son traitement, mais aussi de ses besoins personnels et de ses valeurs propres.

L'acceptation active du diabète exige de la personne diabétique :

- une saine gestion de ses émotions ;
- une remise en cause de ses croyances et de sa perception de la maladie et du traitement, de manière à les rendre plus réalistes ;
- une réorganisation de ses priorités et de ses valeurs personnelles, au besoin ;
- la conviction que le traitement est bénéfique sur la base des expériences personnelles d'autogestion du diabète ;
- la conviction qu'elle peut surmonter les obstacles au traitement, qu'elle peut résoudre les difficultés et ainsi acquérir un sentiment d'efficacité personnelle face au diabète ;
- une connaissance à jour sur le diabète et, par la suite, un passage réussi de la parole à l'action afin d'arriver à une saine autogestion du diabète ;

- la préservation autant que possible de sa qualité de vie en comblant ses besoins et en restant fidèle à ses valeurs, tout en tenant compte de la maladie au jour le jour.

Pour faciliter cette démarche d'acceptation active du diabète, un petit guide ayant remporté le prix « Document gagnant du Concours de matériel éducatif 2008 de Diabète Québec » propose des exercices pratiques pour mieux se situer dans ce processus d'acceptation. Ces exercices permettent de remettre en cause certaines croyances sur le diabète et de rétablir la confiance à effectuer certains changements. Bien que conçus pour les personnes diabétiques de type 2, les exercices proposés sont aussi utiles aux personnes diabétiques de type 1.

On peut commander ce guide auprès de Diabète Québec par la poste, par télécopieur ou en ligne sur leur site internet :
- http://www.diabete.qc.ca/html/materiel_publications/prod_edu.html#suivez
- Lapointe, J. (2008). *Accepter son diabète : suivez le guide. À l'intention des personnes diabétiques de type 2 pour les aider à accepter et à prendre en charge leur diabète.* Diabète Québec, 24 pages.

Existe-t-il des troubles émotifs que l'on rencontre plus souvent chez les personnes diabétiques ?

Oui. On sait que la dépression, l'anxiété et les troubles alimentaires affectent bon nombre de personnes dans la population en général. Cependant, des études permettent de penser que la dépression, les troubles anxieux et les troubles alimentaires (anorexie, boulimie, hyperphagie boulimique) affectent plus fréquemment les personnes diabétiques[3].

On estime que les symptômes dépressifs affectent jusqu'à trois fois plus les personnes diabétiques que la population en général. Selon les *Lignes directrices de pratique clinique* de l'Association canadienne du diabète[3], environ 30 % des personnes diabétiques présentent des symptômes dépressifs et 10 % seraient atteints de dépression majeure (deux fois plus que chez les personnes n'ayant aucune maladie chronique). Certaines études soulignent que jusqu'à 25 % des personnes diabétiques seraient touchées par la dépression[8].

De même, les troubles anxieux seraient plus fréquents chez les personnes diabétiques. Une étude citée par l'Association canadienne du diabète[3] démontre que 14 % des personnes diabétiques présenteraient également un trouble d'anxiété généralisée (presque trois fois plus que dans la population générale). Les symptômes d'anxiété seraient jusqu'à deux à trois fois plus fréquents chez les personnes diabétiques (de 30 % à 40 %).

L'anxiété et la dépression se présenteraient souvent simultanément.

Les troubles alimentaires (anorexie, boulimie, hyperphagie boulimique), se retrouvent plus fréquemment chez les personnes diabétiques de type 1 et de type 2 que dans la population en général[3]. Les personnes diabétiques se préoccupent en effet souvent de leur poids et de leur alimentation. De plus, elles ont souvent l'impression qu'elles «mangent leurs émotions». Une étude montre que les personnes diabétiques sont plus susceptibles d'avoir des compulsions alimentaires (ou hyperphagie boulimique) pour apaiser leur détresse émotionnelle[5]. Avoir des compulsions alimentaires serait aussi lié à des difficultés à contrôler la glycémie, à l'inactivité physique et à l'obésité. De plus, chez les personnes atteintes d'hyperphagie boulimique, la dépression (entre 60 % et 70 % des cas) et l'anxiété (de 30 % à 50 % des cas) sont des problèmes beacoup plus fréquents que chez les personnes sans hyperphagie boulimique. Selon l'Association canadienne du diabète[3], en moyenne 50 % des personnes diabétiques présentent des symptômes dépressifs en présence de l'un ou l'autre des troubles alimentaires (anorexie, boulimie ou hyperphagie boulimique).

Il est donc important de bien diagnostiquer la dépression, l'anxiété et les troubles alimentaires chez les personnes diabétiques, car ces troubles affectent grandement leur motivation à l'autogestion et par conséquent le contrôle de leur glycémie.

Comment reconnaître la dépression ?

Il est avant tout nécessaire de faire la différence entre les sentiments dépressifs, qui sont des émotions normales liées au processus de deuil, et la dépression majeure, qui est un problème de santé psychologique. Une humeur dépressive n'implique pas nécessairement un diagnostic de dépression.

La dépression est diagnostiquée lorsque les symptômes suivants durent depuis au moins deux semaines et qu'ils commencent à affecter le travail et la vie sociale de la personne diabétique :

- sentiment d'être déprimé, triste, sans espoir, découragé, «au bout du rouleau», et ce, pratiquement toute la journée, presque tous les jours ;
- perte d'intérêt ou de plaisir pour presque toutes les activités ;
- perte d'appétit ou perte de poids non expliquée, ou, inversement, augmentation de l'appétit ou importante prise de poids ;
- insomnie ou besoin de dormir plus que d'habitude ;
- agitation (p. ex., difficulté à rester en place) ou ralentissement psychomoteur (p. ex., discours ralenti, monotone, long délai avant de répondre à une question, mouvements du corps ralentis) ;
- manque d'énergie, sensation de fatigue ;
- sentiments d'indignité, d'auto-accusation, ou de culpabilité excessive ou inappropriée ;
- difficulté à se concentrer ou à penser, indécision ;

- idées noires ou réflexions liées à la mort, voire idées suicidaires, souhaits de mort ou tentative de suicide.

Que doit faire la personne diabétique si elle pense souffrir de dépression ?

En présence de certains ou plusieurs de ces symptômes depuis au moins deux semaines, il est important d'en faire part à son médecin afin qu'il détermine si ces symptômes sont dus au diabète ou à d'autres problèmes physiques (p. ex., hypothyroïdie) ou à une dépression en tant que telle. Le médecin pourra alors recommander le traitement approprié ou, le cas échéant, diriger le patient vers des spécialistes de la santé psychologique.

Bien que les sentiments dépressifs fassent partie des émotions normales liées au processus de deuil après un diagnostic de diabète, il est important de consulter le médecin si ces sentiments deviennent plus intenses et durent plusieurs semaines.

La dépression est un des problèmes de santé psychologique les plus faciles à traiter, surtout si elle est diagnostiquée tôt. La plupart des personnes qui souffrent de dépression sont traitées par des médicaments antidépresseurs ou par la psychothérapie d'approche cognitivo-comportementale. La combinaison de ces deux approches thérapeutiques est reconnue comme la forme de traitement la plus efficace et est recommandée par l'Association canadienne de diabète[3]. Le soutien de la famille, des amis et des groupes d'entraide, comme par exemple l'organisme Revivre ou le Groupe d'Entraide G.E.M.E., est également important.

Comment reconnaître les troubles anxieux ?

Les troubles anxieux sont des problèmes de santé psychologique où l'anxiété est la perturbation prédominante. Chez les personnes diabétiques, certains troubles anxieux tels que les phobies (p. ex., phobie des aiguilles, peur des hypoglycémies) et le trouble d'anxiété généralisée sont les plus fréquents.

Un diagnostic de trouble d'anxiété généralisée peut être posé si les symptômes suivants sont présents :
- anxiété et soucis excessifs survenant la plupart du temps pendant au moins six mois à propos de divers événements ou activités ;
- difficulté à contrôler cette préoccupation ;
- détresse intense ;
- agitation ou sensation d'être survolté ou à bout ;
- fatigabilité ;
- difficultés de concentration ou trous de mémoire ;
- irritabilité ;
- tension musculaire ;
- perturbation du sommeil.

Que doit faire la personne diabétique si elle pense souffrir d'un trouble anxieux ?

En présence de signes de l'un ou l'autre des troubles anxieux, il faut en parler à son médecin, qui évaluera la situation et recommandera le traitement approprié ou, le cas échéant, dirigera le patient vers des spécialistes de la santé psychologique.

Ces troubles d'anxiété peuvent être traités par des médicaments et/ou par la psychothérapie. Les techniques de relaxation, comme la respiration abdominale ou la médiation, sont des outils thérapeutiques efficaces souvent utilisés dans ce contexte. Les groupes d'entraide, comme Phobies-Zéro ou La Clé des Champs, peuvent également constituer, avec la famille et les proches, un soutien précieux pour aborder les problèmes l'anxiété.

Comment reconnaître l'hyperphagie boulimique (compulsions alimentaires) ?

L'hyperphagie boulimique (communément appelée compulsions alimentaires) est considérée comme un trouble alimentaire à part entière, comme la boulimie et l'anorexie[2]. Selon la mise à jour du *Manuel diagnostique et statistique des troubles mentaux* de mai 2013 (5e éd. rév.; DSM-V), l'hyperphagie boulimique est avérée lorsqu'on constate les comportements suivants :

1 Manger une quantité anormalement élevée de nourriture, dans une période de temps donnée, avec un sentiment de perte de contrôle durant cette période – la personne qui mange ne peut pas contrôler la quantité de nourriture ingérée ou ne peut pas s'arrêter de manger.

2 Expérimenter trois des cinq états suivants :
- Manger beaucoup plus rapidement que d'habitude
- Manger jusqu'à se sentir plein de manière inconfortable
- Manger de grandes quantités de nourriture même sans ressentir la faim
- Manger seul car sentiment d'embarras, de honte ou de gêne face à la quantité ingérée
- Se sentir dégoûté de soi-même, dépressif ou très coupable après avoir eu un épisode de compulsion alimentaire.

La personne ressent également une grande détresse à propos de ses compulsions alimentaires. Les compulsions alimentaires se produisent au moins deux fois par semaine depuis au moins six mois et ne sont pas suivies de comportements compensatoires (par exemple, vomissements volontaires, activité physique plus intense, utilisation de laxatifs). Les compulsions peuvent aussi se produire en particulier la nuit (syndrome d'alimentation nocturne).

Que doit faire la personne diabétique si elle pense souffrir d'hyperphagie boulimique ?

Il convient d'en parler à son médecin ou à un professionnel de la santé qui pourra orienter la personne vers les ressources appropriées, comme un psychologue, un psychothérapeute et/ou une nutritionniste, pour un traitement de l'hyperphagie boulimique. La personne diabétique doit consulter même si les compulsions alimentaires sont moins fréquentes qu'il le faut pour obtenir un diagnostic médical. En effet, il est reconnu que la présence de compulsions alimentaires, même peu fréquentes, chez la personne diabétique augmente les risques de complications liés à la maladie, limite l'adhésion au traitement et ne favorise pas le contrôle de la glycémie[1].

Les compulsions alimentaires peuvent être traitées par des activités éducatives, une intervention nutritionnelle, la psychothérapie et/ou par des médicaments. L'obésité étant souvent associée à l'hyperphagie boulimique, il est important de se renseigner sur cette problématique. Sur le plan nutritionnel, il est reconnu qu'une approche visant la modération alimentaire, que ce soit au repas ou entre les repas, et non pas la restriction, est plus fructueuse[15, 18]. En effet, des périodes de restriction alimentaire favorisent plutôt le déclenchement de périodes de compulsions alimentaires. Des outils favorisant une saine gestion émotionnelle permettant de mieux vivre des sentiments tels que la honte, l'anxiété, la colère, l'impuissance et l'auto-dévalorisation, sont souvent utilisés dans ce contexte. Il est important de se rappeler que le traitement efficace de l'hyperphagie boulimique n'est généralement pas accompagné d'une perte de poids. Toutefois, le traitement de l'hyperphagie boulimique favorise une meilleure gestion du diabète ainsi qu'un mieux-vivre psychologique nécessaire avant de s'engager dans une démarche visant la perte de poids.

L'association Anorexie et Boulimie Québec, en plus d'offrir une ligne d'écoute et de référence, fournit des services aux personnes présentant un des trois troubles de l'alimentation (anorexie, boulimie, hyperphagie boulimique).

Où trouver des ressources pour recevoir de l'aide si l'on souffre de troubles émotifs dans le contexte du diabète ?

Il faut tout d'abord en parler à son médecin. Celui-ci peut, dans certains cas et si cela est indiqué, commencer lui-même un traitement par des médicaments. Il peut aussi adresser la personne à un spécialiste de la santé psychologique – psychiatre, psychologue, psychothérapeute – qui exerce dans le secteur public ou à un autre professionnel de la santé qui pourrait répondre à ses besoins particuliers et la soutenir dans sa démarche – infirmière, nutritionniste, pharmacien, kinésiologue.

On peut consulter un spécialiste de la santé psychologique en s'informant auprès des services d'accueil psychosocial fournis par la plupart des CLSC (Centres Locaux de Services Communautaires) et des CSSS (Centre de Santé et de Services Sociaux), ou encore auprès des services de psychologie et/ou les départements de psychiatrie des hôpitaux, si l'on a une référence de son médecin.

On peut aussi consulter un psychologue ou un psychothérapeute spécialisé en diabète qui exerce en cabinet privé, en contactant l'Ordre des Psychologues du Québec (*consulter le chapitre 28 « Les ressources »*).

Souvenez-vous que...

Nous réagissons au diabète en fonction de notre personnalité, de notre vécu, de nos valeurs et de nos croyances.

————

Nous ne sommes pas maîtres du temps que prendra le processus de deuil induit par le diabète, mais nous pouvons réguler sainement les émotions que nous ressentons à propos de la maladie.

————

S'informer activement sur le diabète permet de remettre en cause notre manière de voir les choses et d'arriver à une vision plus réaliste de la maladie.

————

Nous sommes des acteurs de premier plan dans la gestion de notre diabète. Bien que le diabète soit une maladie chronique que nous ne pouvons pas guérir, nous avons le pouvoir, par nos gestes quotidiens, de bien contrôler notre glycémie avec l'aide de notre équipe de soins et de prévenir les complications de cette maladie ou d'en limiter le développement.

————

Vivant dorénavant avec le diabète, il est très important de prendre soin de notre santé psychologique et de trouver le soutien approprié pour soutenir nos efforts afin de préserver notre santé physique et notre qualité de vie.

Bibliographie

1 Alloway, S. C., Toth, E. L. & McCargar, L. J. (2001). Effectiveness of a group psychoeducation program for the treatment of subclinical disordered eating in women with type 1 diabetes. *Canadian Journal of Dietetic Practice and Research*, 62(4), 188-92.

2 American Psychiatric Association. (2003). *DSM-IV-TR : manuel diagnostique et statistique des troubles mentaux* (4e éd. rév. ; traduit par J.-D. Guelfi & M.-A. Crocq). Paris, France : Masson.

3 Canadian Diabetes Association Clinical Practice Guidelines Expert Committee. (2013). Canadian Diabetes Association 2013 Clinical Practice Guidelines for the Prevention and Management of Diabetes in Canada. Chapter 18 : Diabetes and Mental Health. *Canadian Journal of Diabetes*, 37(suppl 1), S87-S92. Repéré à URL : http://www.guidelines.diabetes.ca.

4 Chaloult, L. (2008). La thérapie cognitivo-comportementale : Théorie et pratique. Montréal, QC : Gaëtan Morin éditeur.

5 Deboer, L. B., Tart, C. D., Presnell, K. E., Powers, M. B., Baldwin, A. S., & Smits, J. A. (2012). Physical activity as a moderator of the association between anxiety sensitivity and binge eating. *Eating Behaviors*, 13(3), 194-201. Repéré à doi : 10.1016/j.eatbeh.2012.01.009.

6 Fisher, L., Skaff, M. M., Mullan, J. T., Arean, P., Mohr, D., Masharan, U., Glasgow, R., & Laurencin, G. (2007). Clinical depression versus distress among patients with type 2 diabetes : not just a question of semantics. *Diabetes Care*, 30(3), 542-548.

7 Fisher L., Mullan, J. T., Arean, P., Glasgow, R. E., Hessler, D., & Masharani U. (2010). Diabetes distress but not clinical depression or depressive symptoms is associated with glycemic control in both cross-sectional and longitudinal analyses. *Diabetes Care*, 33(1), 23-28.

8 Fisher, E. B., Chan, J. C., Nan, H., Sartorius, N., & Oldenburg, B. F., (2012). Co-occurrence of diabetes and depression: conceptual considerations for an emerging global health challenge. *Journal of Affective Disorders*, 142, s56-s66.

9 Gois C., Akiskal H., Akiskal K., & Figueira, M. L. (2012). Depressive temperament, distress, psychological adjustment and depressive symptoms in type 2 diabetes. *Journal of Affective Disorders*, 143(1-3), 1-4. Repéré à doi : 10.1016/j.jad.2012.05.028.

10 Krauth-Gruber, S. (2009). La régulation des émotions. *Revue électronique de Psychologie Sociale*, 4, 32-39.

11 Lloyd, C., Pouwer, F., & Hermanns, N. (2012). Screening for Depression and other Psychological problems in *Diabetes*. London : Springer.

12 Polonsky, Anderson, Lohrer, Welch, Jacobson, Aponte et Schwartz, 1995

13 Polonsky, W. H., Anderson, B. J., Lohrer, P. A., Welch, G., Jacobson, A. M., Aponte, J. E., & Schwartz, C. E. (1995). Assessment of diabetes-related distress. *Diabetes Care*, 18, 754-60.

14 Polonsky W. H. (1999). Diabetes Burnout : What to Do When You Can't Take It Anymore. Alexandria, Virginia : *American Diabetes Association*.

15 Racine, S. E., Culbert, K. M., Larson, C. L., & Klump, K. L. (2009). The moderating effects of impulsivity and dietary restraint on associations between serotonin genes and binge eating. *Journal of Psychiatric Research*, 43, 1278-1286.

16 Richards, J. M., & Gross, J. J. (1999). Composure at any cost? The cognitive consequenses of emotion supression. *Personality and Social Psychology Bulletin*, 25, 1033-1044.

17 Shin, J. K., Chiu, Y. L., Choi, S., Cho, S., Bang, H. (2012). Serious psychological distress, health risk behaviors, and diabetes care among adults with type 2 diabetes : the California Health Interview Survey 2007. *Diabetes Research and Clinical Practice*, 95(3), 406-14. Repéré à doi : 10.1016/j.diabres.2011.10.043.

18 Stotland, S., & Beauchemin, A. (2011). Restraint, moderation and the stages of weight self-regulation: Implications for CBT for obesity. *Canadian Journal of Diabetes*, 35(2), 154.

19 Sullivan, Evans, Anderson, O'Connor, Raisch, Simmons, Narayan, *ACCORD Trial*, 2012

20 Sullivan, M. D., Evans, G., Anderson, R., O'Connor, P., Raisch, D. W., Simmons, D. L. & Narayan, V. K. M. (2012). Diabetes Symptoms and Distress in ACCORD Trial Participants : Relationship to Baseline Clinical Variables. *Clinical Diabetes*, 30, 101-108. Repéré à : doi:10.2337/diaclin.30.3.101.

21 Sultan S, Heurtier-Hartemann A. (2001). Coping and distress as predictors of glycemic control in diabetes. *Journal of Health Psychology*, 6, 731-739.

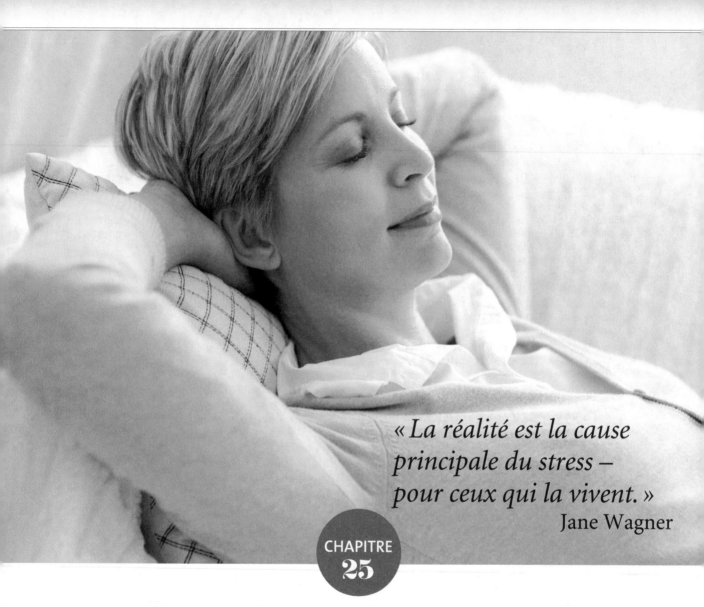

« La réalité est la cause principale du stress — pour ceux qui la vivent. »
Jane Wagner

Gérer le stress au quotidien

Le diabète et son traitement favorisant l'apparition de symptômes de détresse psychologique, il s'avère d'autant plus important, pour une personne diabétique, de bien gérer le stress de la vie quotidienne. Ce chapitre recense les sources potentielles de stress ainsi que les réactions possibles, tout en proposant différentes stratégies d'adaptation. Sans pouvoir éliminer le stress inhérent à nos vies dites « modernes », il est cependant en notre pouvoir d'en reconnaître les sources, d'adapter nos réactions en conséquence afin, lorsque la réalité le permet, de résoudre les situations problématiques ou d'obtenir le soutien adéquat pour mieux y faire face. Cultiver la détente et le plaisir tout en vivant avec le diabète : un beau défi !

Qu'est-ce que le stress ?

Le stress est dans la vie, ce qui exige constamment des réactions d'adaptation aux changements intérieurs ou extérieurs à soi. Cela se produit le plus souvent sans que nous nous sentions pour autant dépassés ou « stressés » par la situation mais, selon le père de ce concept, le Dr Hans Selye, endocrinologue, il s'agit tout de même de « stress » (Selye, 1936).

Dans la vie courante, nous utilisons le mot « stress » pour désigner des situations stressantes ou des sources de stress ; il s'agit en fait des « stresseurs ». Le « **stress** », dont nous parlons le plus souvent et celui qui nous intéresse dans ce chapitre, est en fait **ce que nous ressentons physiquement ou psychologiquement lorsque** nous pensons ne pas pouvoir faire face efficacement à une situation que nous percevons comme menaçante. Une situation stressante comporte généralement quatre caractéristiques : l'impression de ne pas maîtriser la situation, la perception que la situation est à la fois imprévisible et nouvelle et la sensation que notre ego est menacé dans cette situation. Le cerveau génère dans le corps une réponse générale d'adaptation à partir de la perception que nous avons de l'événement, et pas seulement de l'événement en soi.

Pourquoi une personne diabétique doit-elle se préoccuper du stress vécu au quotidien ?

Les effets du stress sont apparents et néfastes dans le cas du diabète, notamment parce que le stress peut faire **augmenter la glycémie** chez certaines personnes diabétiques. Ainsi, une hyperglycémie, mesurée à l'aide de la prise de glycémie capillaire, pourrait s'expliquer entre autres par un stress. Le stress agit sur la glycémie de façon directe en favorisant la sécrétion d'**hormones de stress** – l'adrénaline, l'hormone ACTH ou adrénocorticotropine, le cortisol, l'ocytocine et la vasopressine – qui vont entre autres contribuer à libérer dans le sang les réserves de glucose emmagasinées dans le foie, et ainsi diminuer l'effet de l'insuline par l'augmentation de la résistance des cellules à son action.

Le stress peut aussi agir de façon **indirecte** en favorisant un certain relâchement dans nos **comportements** d'autogestion du diabète, par exemple grignoter, faire moins d'activité physique ou encore oublier de prendre sa médication. Toutes ces réactions comportementales au stress contribuent à l'augmentation de la glycémie. En principe, une fois la situation stressante terminée, la glycémie revient d'elle-même à la normale dans la journée. Toutefois, si le stress devenait chronique et perdurait dans le temps (p. ex., décès d'un proche ou période de chômage), il est possible que les glycémies demeurent plus élevées qu'à l'habitude durant une période allant de quelques jours à plusieurs mois.

Certaines personnes diabétiques vont plutôt perdre l'appétit, sauter des repas, moins dormir et devenir très agitées face à un stresseur (p. ex., faire plus de ménage, réfléchir intensément, ne pas prendre de pause au travail, etc.), De manière indirecte, le stress provoque dans ce cas des épisodes ponctuels d'hypoglycémie qu'il convient de corriger selon les recommandations médicales. Il faut également prévenir cet effet hypoglycémiant indirect du stress en maintenant des habitudes alimentaires et de sommeil stables et en évitant de s'hyperactiver devant les stresseurs.

Est-ce que le stress cause le diabète ?

Non. Cependant, chez une personne prédisposée génétiquement, le stress pourrait être un des facteurs déclenchants de la maladie. Il est également convenu que le stress peut compliquer l'autogestion des glycémies et ainsi contribuer à l'apparition de complications du diabète.

Quelle est la différence entre un « bon » et un « mauvais » stress ?

Chacun a une résistance différente au stress. Ainsi, en fonction de plusieurs facteurs, le stress peut être vécu comme bon ou mauvais, comme un défi ou comme un poids écrasant.

Ce qui détermine la perception que le stress est bon ou mauvais, c'est la capacité à faire face efficacement à une situation menaçante ou le **« sentiment d'efficacité personnelle » face au diabète**. Le stress peut être une force positive dans la vie : un beau défi ! Par exemple, résoudre un problème très difficile ou tomber amoureux sont des événements qui peuvent provoquer du bon stress, car ils peuvent accroître le plaisir et la satisfaction. Par contre, si nous percevons ces mêmes situations comme dépassant nos capacités à y faire face, nous ressentirons probablement beaucoup de stress et nous le percevrons comme du « mauvais » stress.

⑤

Quelles sont les sources de stress ?

Il y a plusieurs grandes catégories de sources de stress dans la vie :

- les stresseurs d'origine physique : la maladie et ses conséquences, la fatigue, la douleur ;
- les stresseurs d'origine psychologique : les émotions, les attitudes, les comportements ;
- les stresseurs d'origine sociale : les relations interpersonnelles et professionnelles, le décès d'un proche, les changements de vie (p. ex., le mariage, un déménagement, la retraite).

Quelle que soit l'intensité des **stresseurs physiques**, que ce soit une grippe, un cancer ou un autre problème de santé, la personne diabétique peut voir sa glycémie augmenter dans cette période, car il s'agit d'une période durant laquelle le corps cherche à combattre. De même, la fatigue et la douleur sont des conditions qui engendrent des réactions de stress dans le corps. Voici quelques ouvrages récents pour mieux comprendre les mécanismes favorisant la gestion de la maladie, de la fatigue et de la douleur et pour trouver des pistes de solution afin d'en limiter les retombées sur notre niveau de stress.

- Gauthier, M. (2010). *Fatigue chronique : causes, symptômes, traitements.* Montréal : Les Éditions Option Santé.
- Rivard, M.-J. & Gringras, D. (2012). *La douleur : de la souffrance au mieux-être.* Montréal : Trécarré.

- Savard, J. (2010). *Faire face au cancer – avec la pensée réaliste.* Québec : Flammarion Québec.

Lorsqu'il s'agit de **stresseurs psychologiques**, tels que la dépression ou l'anxiété, on peut amorcer une réflexion et une démarche personnelle pour mieux gérer ses émotions, adapter ses attitudes et modifier ses comportements. Voici quelques suggestions de lecture en ce sens :

- Addis, M. E. & Martell, C. R. (2009). *Vaincre la dépression une étape à la fois.* Traduction de Jean-Marie Boisvert et Marie-Claude Blais. Québec : Les Éditions de l'Homme.
- André, C. et Muzo (2002). *Petites angoisses et grosses phobies.* Paris : Éditions du Seuil.
- Ladouceur, R., Bélanger, L. & Léger, E. (2003). *Arrêter de vous faire du souci pour tout et pour rien.* Paris : Éditions Odile Jacob.
- Marchand, A. & Letarte, A. (2004). *La peur d'avoir peur.* Montréal : Éditions Stanké.
- Trickett, S. (2013). *Libérez-vous : comment vous débarrasser de l'anxiété et de la dépression.* Montréal : Éditions Caractère.
- Willard, M. (2012). *La dépression au travail : prévenir et surmonter.* Paris : Éditions Odile Jacob.
- Young, J. E. (2003). *Je réinvente ma vie.* Montréal : Les Éditions de l'Homme.

Les **stresseurs d'origine sociale**, liés aux relations aux autres, aux enjeux professionnels et aux événements de la vie, constituent des occasions importantes de réflexion et de changement. Tant les événements heureux (mariage, naissance, promotion), que les événements difficiles (séparation, perte d'emploi, décès d'un proche), peuvent être des sources de stress. Voici quelques suggestions de lecture à ce sujet :

- Brillon, P. (2012). *Quand la mort est traumatique*. Montréal : Les Éditions Québécor.
- Halpern, H. (2013). *Choisir qui on aime : de la dépendance à l'autonomie*. Montréal : Les Éditions de l'Homme.
- Lelord, F. & André, C. (2000). *Comment gérer les personnalités difficiles*. Paris : Éditions du Seuil.
- Michaud, I. (2012). *Guide pour mieux faire face à une perte d'emploi*. Montréal : Les Éditions Québécor.
- Monbourquette, J. (2004). *Grandir : aimer, perdre et grandir*. Montréal : Les Éditions Novalis Inc.

Qu'est-ce qui influence notre résistance au stress ?

Non seulement la résistance au stress varie d'une personne à l'autre, mais elle fluctue aussi chez une même personne en fonction des défis à relever et des périodes de la vie. Plusieurs facteurs influent sur notre résistance au stress, notamment les **facteurs personnels** comme notre tempérament, notre personnalité, notre génétique, nos expériences passées et nos attitudes. Selon les émotions qui nous habitent – culpabilité, anxiété, tristesse, peur, colère, etc. – et la manière dont nous les régulons, nous pourrons combattre plus ou moins facilement le stress. Finalement, nous saurons mieux faire face au stress et y résister selon que nous mobilisons ou non nos **ressources personnelles**, par exemple, en mettant en œuvre des stratégies d'adaptation (résolution de problèmes, techniques de relaxation, etc.) ou en se tournant vers des ressources de soutien social ou d'information.

Comment peut-on reconnaître les symptômes du stress ?

Certes, il existe un glucomètre permettant de mesurer le taux de glucose dans le sang, mais le « stress-O-mètre » n'a pas encore été inventé ! Il peut être difficile de se rendre compte que l'on vit du stress. Certaines personnes le ressentent tout de suite alors que d'autres peuvent traverser des périodes stressantes sans avoir conscience de ce stress qui peut leur être néfaste. Le tableau ci-contre présente plusieurs symptômes qui peuvent apparaître en situation de stress. Il est important que chacun sache reconnaître ses propres manifestations de stress.

Bien que nous puissions adéquatement faire face à un stress occasionnel, un stress persistant, intense et fréquent peut user notre organisme et produire des états physiques indésirables. Le stress fait partie de la vie, nous ne pouvons pas l'éliminer. Mais nous pouvons apprendre à le gérer et à en minimiser les effets négatifs.

SYMPTÔMES PHYSIQUES, PSYCHOLOGIQUES ET COMPORTEMENTAUX EN PRÉSENCE DE STRESSEURS		
Symptômes physiques	Symptômes psychologiques	Symptômes comportementaux
• augmentation du rythme cardiaque • augmentation de la pression artérielle • augmentation de la tension musculaire • augmentation du rythme de la respiration • fatigue chronique • maux de tête, de dos • serrement de poitrine • problèmes digestifs • perte d'appétit	• agressivité • irritabilité • dépression • crises de larmes • incapacité de pleurer • sentiment de vide • sentiment d'insatisfaction • ambivalence • baisse de motivation • baisse de l'estime de soi • cauchemars • baisse de concentration et d'attention • oublis • indécision	• tics • crises de colère • attitude très critique • diminution de la productivité • augmentation de la consommation de certains aliments • augmentation de la consommation de substances (tabac, alcool, médicaments) • problèmes de sommeil • problèmes sexuels

Comment faire face au stress en 3 étapes simples ?

1 **Reconnaître son état de stress**: il s'agit tout d'abord de savoir reconnaître en soi les symptômes. La prise de conscience de l'état de stress constitue un point de départ utile et nécessaire.

2 **Déterminer les sources de stress**: il faut distinguer les sources de stress positif, donc vécues comme des défis à sa mesure, et celles qui induisent plutôt un stress négatif devant lequel on se sent dépassé.

3 **Élaborer des stratégies d'adaptation au stress**: pour lutter contre un stress dit négatif, il importe de réfléchir à un plan d'action personnalisé pour renforcer d'une part la résistance au stress et, d'autre part, pour y faire face le mieux possible. D'après les recherches, les personnes qui mettent en œuvre des stratégies centrées sur la résolution de problèmes plutôt que sur la seule expression des émotions obtiennent de meilleurs résultats.

⑨

Quelles sont les stratégies centrées sur la résolution de problèmes ?

Il s'agit d'une démarche réflexive qui permet d'analyser une situation stressante et d'explorer différentes solutions à y apporter de manière à la considérer comme un défi. Nous proposons ci-dessous un résumé de la démarche de résolution de problèmes. Il est important, à la suite de cette démarche, de passer à l'action et d'évaluer les résultats. Il est rare que la résolution de problèmes réussisse du premier coup sans exiger d'ajustements. Des obstacles imprévus ou l'absence de ressources font souvent en sorte qu'il faut élaborer de nouvelles solutions.

RÉSUMÉ DE LA DÉMARCHE DE RÉSOLUTION DE PROBLÈMES

FAIRE LA LISTE DES PROBLÈMES décrire concrètement commencer par le plus important	1. 2. 3. 4.		
SE FIXER DES OBJECTIFS Spécifiques Réalistes Limités dans le temps	1. 2. 3. 4.		
ÉCRIRE SPONTANÉMENT DES SOLUTIONS SANS LES JUGER	1. 2. 3. 4.		
DÉCRIRE LES AVANTAGES ET INCONVÉNIENTS DE CHAQUE SOLUTION	Solutions	Inconvénients	Avantages
	1.		
	2.		
	3.		
	4.		
CHOISIR UNE SOLUTION	Solution choisie :		
ÉVALUER LES OBSTACLES ET LES RESSOURCES POUR SA MISE EN APPLICATION	Obstacles : Ressources :		
LISTE DES ÉTAPES DU PLAN D'ACTION POUR METTRE EN PLACE LA SOLUTION CHOISIE	1. 2. 3. 4. 5.		

Tiré de Chaloult, L. (2008). *La thérapie cognitivo-comportementale : Théorie et pratique.*[1] Montréal : Gaëtan Morin éditeur. Adaptation libre du tableau, annexe 6, pages 16-17.

En résumé, quelles sont les stratégies d'adaptation qui, dans le quotidien, aident à gérer le stress ?

- **Gérer les émotions :** cerner les émotions négatives et les exprimer de façon appropriée tant à soi-même qu'aux autres. Exprimer ses besoins tout en respectant ceux des autres. Trouver du soutien émotionnel, au besoin.
- **Restructurer certaines façons de penser :** il importe de s'encourager et de ne pas se déprécier ni dramatiser ni se prendre pour une victime. Utiliser des auto-affirmations bienveillantes pour gérer les émotions paralysantes (p. ex., « Je suis capable », « J'ai déjà vu pire que ça », « Ça va, c'est un pas dans la bonne direction »). Évaluer les situations de la manière la plus réaliste possible.
- **Modifier certains comportements :** s'affirmer en s'autorisant à dire non lorsqu'on ne peut ou ne veut pas dire oui. Ne pas laisser s'accumuler les problèmes. Organiser son temps et établir des échéanciers réalistes. Passer à l'action.
- **Se divertir sainement :** pratiquer des techniques de relaxation pour diminuer les symptômes du stress. Adopter un programme équilibré et régulier d'exercices physiques, d'activités créatives ou de détente. Rechercher des activités qui permettent de s'épanouir et de se faire plaisir, bien entendu sans opter pour une augmentation de la consommation d'aliments, d'alcool ou de tabac.

Plus précisément, il importe que la personne diabétique qui vit beaucoup de stress vérifie sa glycémie, s'alimente bien, poursuive son programme d'activité physique ainsi que sa médication pour le traitement du diabète. Cette régularité malgré les tempêtes permet d'assurer le maintien du contrôle glycémique. Il convient d'informer sans attendre son médecin d'un stress important, surtout si l'on observe des variations dans le contrôle glycémique durant cette période, afin qu'il puisse proposer des changements dans le traitement ou encore de nouvelles ressources qui pourront être réévalués une fois la tempête passée.

En quoi consistent les techniques de relaxation ?

La relaxation est un bon outil de gestion du stress. Alors que le stress produit un ensemble de réactions d'activation du corps, telles que l'augmentation de plusieurs fonctions physiologiques (cardiovasculaire, respiratoire, musculaire), la relaxation a pour effet de détendre ces mêmes fonctions, rétablissant ainsi un équilibre physiologique et psychologique. La relaxation apporte plus que la simple détente corporelle, elle a un effet profond d'apaisement des émotions et de la pensée. Nos loisirs, notamment l'activité physique, la création artistique, la lecture, peuvent avoir un effet relaxant aussi important que les techniques de relaxation proprement dites.

Y a-t-il des exercices de relaxation que nous pouvons faire facilement ?

Plusieurs techniques peuvent être utilisées, notamment la **relaxation active,** qui consiste à alterner tension et relâchement ; la **relaxation passive,** qui consiste à détendre graduellement toutes les parties du corps en les nommant intérieurement. Le **yoga** également, une technique hindoue très répandue, vise la maîtrise des fonctions vitales du corps afin de libérer l'esprit, tout en adoptant certaines postures. Il existe aussi des techniques de **méditation par la pleine conscience** visant à ramener son attention sur l'instant présent et à examiner les sensations qui se présentent à l'esprit, comment elles apparaissent, combien elles durent et comment elles disparaissent. Issue du bouddhisme, cette pratique de la pleine conscience trouve aujourd'hui des applications en psychothérapie cognitive, notamment pour favoriser une saine gestion du stress et pour traiter la dépression.

Bien que la relation entre le stress et le diabète soit déjà bien établie dans la littérature scientifique[3], l'étude de l'efficacité des techniques de relaxation chez les diabétiques demeure relativement récente. Certaines études auprès de personnes diabétiques tendent à montrer que la pratique de techniques de relaxation (yoga, méditation de pleine conscience) auraient possiblement des effets bénéfiques tant sur le plan physiologique (diminution de 0,5 % de l'A1C, amélioration du contrôle glycémique) que psychologique (amélioration de la qualité de vie, diminution de la détresse psychologique liée au diabète)[2,4,5,6].

Voici une suggestion de relaxation simple que l'on peut utiliser pour se détendre :

L'important, c'est de s'arrêter, de s'éloigner des stimuli extérieurs (bruit, lumière, activité), de s'asseoir, de fermer les yeux et de respirer profondément, à son rythme. Après quelques minutes, la respiration aura ralenti. Passer alors en revue toutes les parties du corps, en commençant par les pieds et en terminant par la tête. Des sensations de détente, de chaleur, de lourdeur et de calme apparaîtront. Avec l'habitude, cinq minutes suffiront. Il sera possible d'atteindre par la suite cet état de relaxation n'importe où, même dans des lieux publics. C'est un entraînement ; c'est facile, accessible à tous et, surtout, très efficace !

Existe-t-il des outils pouvant faciliter la relaxation ?

Il existe un choix intéressant de disques compacts proposant des techniques de relaxation. Il s'agit d'expérimenter et de voir où vont nos préférences. Il est possible d'acheter des disques compacts ou encore de les télécharger à partir de votre ordinateur pour les utiliser dans un lecteur audio Mp3 ou Ipod. Le lecteur audio constitue un moyen discret et accessible en tout temps pour relaxer tant au travail qu'à la maison ou dans les transports en commun. Plusieurs bibliothèques fournissent également un choix intéressant permettant d'explorer le contenu audio avant d'acheter. Voici quelques suggestions pour les débutants :

- Sabourin, M. (1992). *Techniques de relaxation v. 1 : relaxation active (technique Jacobson) et relaxation passive (technique suggestive).* BMG Musique.
- Sabourin, M. (1991). *Techniques de relaxation v. 2 : relaxation autogène (technique de Schultz/Luthe) et imagerie dirigée.* BMG Musique.
- Bordeleau, N. (2006). *Méditation pour mieux vivre (3 CD) : CD 1 Présentation / Méditations guidées ; CD 2 Relaxations Guidées ; CD 3 Méditations pour Mieux Vivre.* Studio Yogamonde Productions.
- Bordeleau, N. (2004). *Yoga session 1 : Anti-stress.* Studio Yogamonde Productions.
- Kabat-Zin, J. (2012). *Méditations guidées : programme de réduction du stress basé sur la pleine conscience + 2 CD.* Éditions DeBoeck.

- Kabat-Zin, J. (2012). *Méditer : 108 leçons de pleine conscience + 1 CD.* Éditions Des Arènes.

On peut télécharger sur internet, pour son utilisation personnelle, du contenu audio pour la relaxation dont l'accès est gratuit et ce, légalement. On peut consulter le site Passeportsanté.net qui offre une section complète d'étirements à faire au travail et d'exercices de relaxation qui peuvent faire partie d'un programme de détente personnalisé.

- PasseportSanté.net. Baladodiffusion. *Site de PasseportSanté.net*, [En ligne]. http://www.passeportsante.net/fr/audiovideobalado/Balado.aspx (Page consultée le 9 mai 2013).

Il existe également des livres imprimés ou numériques traitant de la relaxation et des techniques de gestion du stress en général. Voici quelques suggestions :

- Bélanger, C., & Beaulieu, J. (2008). *Stress et anxiété, votre guide de survie.* Montréal : Éditions La Semaine.
- Kabat-Zinn, J. (2012). *Où tu vas, tu es : apprendre à méditer en tous lieux et en toutes circonstances N. éd.* Paris : Éditions Lattès.
- Lafleur, J. (2008). *Relaxer : des stratégies pour apprivoiser votre stress.* Montréal : Éditions Logiques.

Quelles attitudes adopter avec son entourage ?

Le diabète peut en quelque sorte « stresser » certaines relations interpersonnelles et professionnelles. En ce qui concerne les proches parents et amis, la personne diabétique doit savoir, surtout au début de la maladie, que, comme elle, ils peuvent vivre un choc, du déni, de la colère ou de la tristesse, et donc accepter difficilement qu'elle doive dorénavant vivre avec le diabète. L'entourage se place souvent, vis-à-vis la personne diabétique, comme un parent qui s'inquiète et qui sait ce qu'elle devrait faire, mais ce faisant, qui la juge (p. ex., en disant : « tu ne devrais pas manger de dessert », « as-tu pris ta glycémie ? »). Il arrive aussi que l'entourage nie que la personne soit diabétique ou le banalise en disant : « le diabète, ce n'est pas grave », « il faut bien mourir de quelque chose » ou encore « tu n'as qu'à prendre des pilules ». En souhaitant l'aider et se protéger de leurs propres inquiétudes à propos de la maladie, ils ne s'y prennent pas toujours de la bonne manière avec elle. Parfois, ils donnent l'impression qu'ils veulent tout superviser en indiquant quoi faire et quoi ne pas faire, ou bien ils minimisent le diabète, incitant la personne diabétique à « dévier du droit chemin ». Il est normal que cette dernière veuille avoir le contrôle sur sa vie et que ces réactions de l'entourage la fassent réagir négativement.

Il importe de conserver son calme autant que possible car le manque d'information est souvent la source du problème. Il peut être utile, dans un premier temps, d'informer ses proches sur le diabète et de leur faire connaître ses besoins et ses attentes, dans la mesure du possible. On peut leur suggérer notamment de s'informer sur le diabète. Voici une suggestion de lecture pour les proches des personnes diabétiques :

- Ékoé, J.-M. (2010). *Vivre avec une personne atteinte de diabète*. Montréal : Bayard Canada Livres inc.

Il est important de se sentir respecté, mais il est possible que malgré tous ses efforts, la personne diabétique n'obtienne pas les réactions attendues de la part de certaines personnes de son entourage. Il est inutile de s'acharner. Il est important qu'elle en parle avec eux tout en respectant leurs réactions et qu'elle se tourne autant que possible vers les personnes qui la comprennent le mieux pour obtenir du soutien.

En ce qui concerne le milieu professionnel et l'entourage plus éloigné, certaines personnes atteintes de diabète préfèrent ne pas parler du fait qu'elles sont diabétiques. Toutefois, il demeure important qu'elles se trouvent des alliés triés sur le volet ou des personnes de confiance qui pourraient les aider en cas d'urgence. Il est de la responsabilité de la personne diabétique de créer un climat de sécurité autour d'elle, notamment en cas d'hypoglycémie. Sentir que l'on peut compter sur quelqu'un en cas de besoin peut contribuer à réduire le niveau de stress.

Comment réagir avec les médecins et les professionnels de la santé ?

La relation de partenariat avec le médecin et les professionnels de la santé est très importante, car elle est là pour durer toute la vie une fois que le diagnostic de diabète est tombé. Lorsqu'elle est basée sur la confiance et le respect mutuel, cette relation est un gage de réussite vers un bon contrôle de la glycémie. Toutefois, il arrive, comme dans toutes les relations importantes de la vie, que des tensions et des insatisfactions surviennent entre la personne diabétique et l'un ou l'autre des soignants, en raison de différences d'approche ou de points de vue. Plusieurs personnes diabétiques rapportent que la rencontre médicale elle-même peut être très stressante, en raison de sa durée de temps limitée et des difficultés d'accès à un médecin. Non seulement ont-elles l'impression d'avoir peu de temps pour parler à leur médecin et se sentir comprises, mais de plus, cette rencontre doit être très bien préparée pour en bénéficier pleinement.

Pour guider la personne diabétique devant ces défis et mieux tenir compte de l'individu unique qu'est votre médecin, nous suggérons la lecture suivante :

• Fortin, B., & Goulet, S. (2012). *Comment améliorer mon médecin ? Le patient efficace.* Montréal : Éditions Fidès.

En résumé, communiquer de manière authentique avec son médecin, lui accorder sa confiance et arriver à un accord mutuel concernant les recommandations de traitement sont les clés qui favorisent un partenariat efficace dans le traitement du diabète. De plus, ce sont des conditions essentielles pour que la personne diabétique développe et maintienne sa motivation à faire les changements d'habitudes de vie suggérés par le médecin et ce, pour le reste de sa vie.

Bibliographie

1 Chaloult, L. (2008). *La thérapie cognitivo-comportementale : Théorie et pratique.* Montréal : Gaëtan Morin éditeur.

2 Gregg, J. A., Callaghan, G.M., Hayes, S.C. et al. (2007). Improving diabetes self-management through acceptance, mindfulness, and values : a randomized controlled trial. *Journal of Consulting and Clinical Psychology*, 75, 336-343.

3 Lloyd, C., Smith, J., & Weinger, K. (2005). Stress and Diabetes : A Review of the Links. *Diabetes Spectrum*, 18(2), 121-127.

4 Mercuri, N., Olivera, E. M., Souto, A., Guidi, M. L., & Gagliardino, J. J. (2000). Yoga practice in people with diabetes. *Diabetes Research and Clinical Practice*, 50(Supp. 1), 234-235.

5 Rosenzweig, R., Reibel, D. K., Greeson, J. M., Edman, J. S., Jasser, S. A., McMerty, K. D., & Goldstein, B. J. (2007). Mindfulness-based stress reduction is associated with improved glycemic control in type 2 diabetes mellitus : a pilot study. *Alternative Therapeutic Health Medicine*, 13, 36-38.

6 Sahay, B.K. (2007). Role of Yoga in Diabetes. *Journal of the Association of Physicians of India*, 55, 121-126.

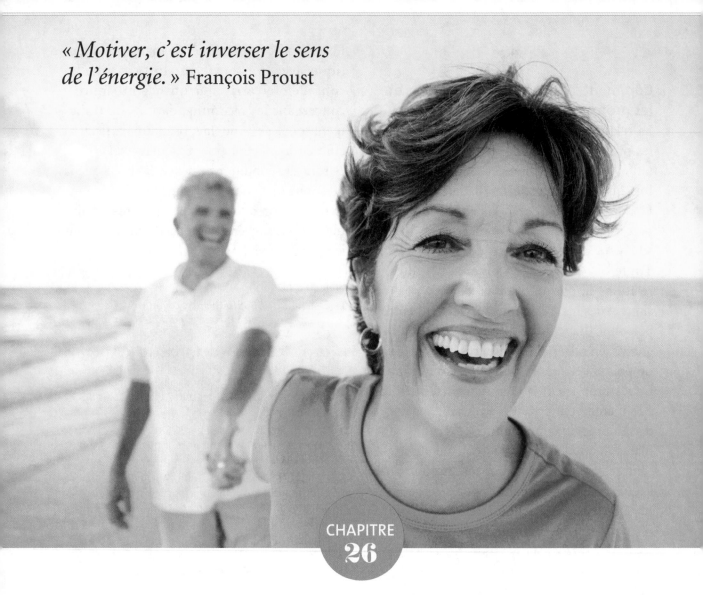

« *Motiver, c'est inverser le sens de l'énergie.* » François Proust

La motivation au changement

Les chapitres 24 et 25 traitaient de l'autogestion du diabète qui dure toute la vie et qui exige de relever le défi de l'acceptation active de la maladie, de la prévention et du traitement des problèmes psychologiques liés au diabète et de la gestion du stress. Ce chapitre aborde l'essentiel des nouveaux gestes quotidiens à poser pour intégrer le diabète et son traitement dans sa vie. Bien que le diabète exige une connaissance constamment mise à jour pour bien orienter ses actions vers les choix les plus « santé » possible, cette connaissance n'est pas suffisante pour parvenir à opérer ces changements dans les faits. La **motivation** est l'ingrédient clé, le charbon dans la locomotive, la pulsion qui permet d'avancer sur la voie du changement. La motivation est le moteur qui fournit l'énergie nécessaire pour démarrer le processus de changement et qui donne ensuite la force de persévérer sur cette route parsemée d'embûches. Ce chapitre aborde les difficultés à rester motivé face au traitement du diabète, certains moyens de surmonter la résistance au changement et d'aller pleinement dans la direction du changement.

Pourquoi la motivation est-elle un si grand défi dans le traitement du diabète ?

Trouver la motivation, l'énergie, voire la passion (!) pour mettre en place une autogestion saine et optimale du diabète n'est pas facile. Tout d'abord parce que le diabète est une maladie qui exige de la personne diabétique qu'elle se soigne elle-même et qu'elle contrôle elle-même sa glycémie par une panoplie de gestes quotidiens. La personne diabétique doit adopter de nouvelles habitudes de vie telles que calculer les glucides, ajuster un plan alimentaire, faire de l'activité physique, prendre une médication au besoin, cesser l'usage du tabac et gérer son stress. Sans compter que faire ses courses et préparer les repas demande dorénavant une certaine planification. De même, les repas au restaurant doivent être eux aussi envisagés sous un nouvel angle. À ces activités d'autogestion s'ajoutent, le cas échéant, la prise de la glycémie capillaire, les visites médicales, les tests sanguins tous les trois mois, les soins des pieds, les visites à la pharmacie pour faire exécuter ses ordonnances et les visites en ophtalmologie pour les soins des yeux. Dans le cas des personnes utilisant des stylo-injecteurs ou une pompe à insuline, ajoutons la manipulation quotidienne d'une technologie qui requiert de la connaissance, de l'attention, de l'entretien et du temps.

L'effort constant exigé par l'autogestion du diabète est incontestable. Les personnes diabétiques ont toutes exprimé le souhait, à un moment ou à un autre, de prendre au moins une fois des vacances du diabète. Il est pratiquement impossible de prendre une pause du traitement. Même si on souhaite l'oublier, le diabète continue d'agir en sourdine, avec les possibles conséquences négatives que l'on sait.

Plusieurs le disent, le diabète est souvent perçu comme une maladie sournoise. Que le diagnostic survienne soudainement, comme dans le cas du diabète de type 1, ou progressivement comme pour le diabète de type 2, les complications de la maladie, elles, n'apparaissent souvent que beaucoup plus tard, si aucun traitement n'est entrepris. Il arrive aussi que le diabète soit présent bien avant le moment du diagnostic et qu'il ait entraîné des complications sans qu'on en ait eu conscience. Dans les deux cas, que ce soit en l'absence de complications à court terme ou que l'on soit aux prises avec des complications apparues sans qu'on ait pu faire quoi que ce soit, il est difficile de trouver la motivation à agir. C'est pourquoi on dit du diabète que c'est une maladie «invisible», facile à oublier, dont il faut se méfier. On comprendra aisément, dans ce contexte, que les préoccupations du quotidien, les défis auxquels nous nous attelons en priorité, peuvent prendre le devant de la scène et contribuer à ce que l'on mette de côté l'autogestion du diabète. Les émotions comme la détresse, la peur, la culpabilité, la colère ou la tristesse, qui nous font souvent faire abstraction du diabète dans notre vie, font aussi obstacle et contribuent à notre résistance naturelle au changement d'habitudes de vie qu'il faudrait opérer.

Qu'est-ce qui provoque la résistance à changer nos habitudes de vie ?

« *Si tu changes tes habitudes, tu changes qui tu es.* » Marshall Sylver

Le manque de volonté et de confiance à réaliser concrètement des changements est influencé par certaines de nos croyances, notamment des mythes relatifs au changement lui-même. En effet, nous croyons souvent à tort que le changement devrait arriver brutalement, d'un seul coup, alors qu'il se produit graduellement et par étapes. Bien que tous et chacun se disent «motivés» par un changement, le changement génère toujours une ambivalence naturelle, c'est-à-dire une hésitation entre deux choix qui peuvent apparaître, de prime abord, équivalents. Sans être du déni ou de la négation, cette ambivalence est normale[1]. Il est souhaitable de l'explorer pour mieux la comprendre et ainsi assumer nos choix de manière consciente et réfléchie. L'option du *statu quo* ou du non-changement est difficile à abandonner, car elle représente le connu, la sécurité, la stabilité et un gage de réussite. Tenter le changement, c'est en quelque sorte nous tourner vers la peur de l'inconnu, risquer l'échec et perdre nos repères.

Plusieurs attitudes de la part de notre entourage peuvent contribuer à amplifier notre résistance à changer. Malheureusement, et malgré de bonnes intentions, certaines de ces attitudes sont présentes dans notre entourage immédiat de même que chez certains médecins et professionnels de la santé, dont le rôle est pourtant de promouvoir des changements dans nos habitudes de vie. En effet, la résistance naît de la tension que nous éprouvons lorsque quelqu'un tente de nous convaincre, preuves à l'appui, de ce que nous devrions absolument faire et que nous ne faisons visiblement pas. Plus concrètement, nous nous rebiffons intérieurement quand on nous dit clairement quoi faire, qu'on nous propose des solutions ou qu'on nous suggère ce qu'on devrait faire. Un besoin de protection de notre autonomie ou une attitude de rébellion face à un envahissement potentiel peuvent aussi naître quand on nous brandit la menace de conséquences terribles si nous ne procédons pas à des changements.

Dans le contexte du diabète et des changements d'habitude de vie, la résistance naît fréquemment de ce que les objectifs de la personne diabétique sont différents de ceux du personnel médical. Par exemple, l'importance que le personnel médical accorde aux « chiffres », soit les glycémies et les résultats des tests sanguins, ne va pas toujours dans le sens des attentes et des besoins de la personne diabétique. Il lui importe souvent davantage de retrouver son énergie, sa concentration et ses activités quotidiennes, comme avant le diagnostic. Certes, le contrôle glycémique constitue un moyen d'atteindre certains de ces objectifs. Il est pourtant courant qu'une personne diabétique fournisse des glycémies ou fasse des tests sanguins pour « faire plaisir » à son médecin ou pour éviter de « se faire chica-

ner » et qu'elle ait l'impression que ses objectifs à elle, axés sur la qualité de vie, sont plutôt mis de côté ou ignorés par le personnel médical. Ultimement, ne voyant pas l'utilité de prendre la glycémie ou de faire les tests demandés, elle pourrait refuser de les faire ou encore cesser de s'y astreindre après un certain temps.

En quoi les mythes sur le diabète peuvent constituer des obstacles au changement ?

De fausses croyances sur le diabète, souvent élaborées à partir de mauvaises informations, de rumeurs, d'histoires familiales et de perceptions culturelles, voire d'une méconnaissance de la maladie, peuvent carrément nous démotiver. Ces conceptions biaisées entravent la saine autogestion du diabète et contribuent à l'abandon du traitement qui s'avère souvent mal compris. Pire, ces mythes nous conduisent à des actions qui n'ont pas les retombées escomptées. Devant les conséquences négatives de ces décisions, il est encore plus probable que la démotivation soit au rendez-vous.

Le tableau 1 présente des mythes fréquents que l'on rencontre chez les personnes diabétiques et dans leur entourage. Il convient de remettre en question ces mythes en puisant des renseignements auprès de sources fiables, notamment son médecin, un professionnel de la santé en diabète, des groupes d'enseignement sur le diabète ou des livres spécialisés comme cet ouvrage. Concevoir le diabète de manière réaliste donne de l'emprise

Tableau 1 PRINCIPAUX MYTHES SUR LE DIABÈTE

Fausses croyances basées sur des informations biaisées ou incomplètes

1. Croire que, si nous prenons des pilules pour traiter le diabète, nous pouvons manger ce que l'on veut.

2. Penser que nous n'avons qu'un « petit diabète » ou que nous faisons « juste un peu de sucre » et que, de ce fait, un traitement n'est pas nécessaire.

3. Croire qu'il faut éliminer tous les sucres de notre alimentation.

4. Croire que les médicaments pour traiter le diabète causent une dépendance physique parce que « c'est du chimique » et qu'il faut donc en prendre le moins possible.

5. Croire que s'injecter de l'insuline, c'est devenir un « drogué » qui se pique.

6. Croire que nous sommes devenus diabétiques parce que nous avons mangé trop de sucre.

7. Croire que le diabète traité par l'insuline est bien plus grave que le diabète traité par une médication antidiabétique orale ou injectable.

8. Croire que nous sommes guéris du diabète parce que notre taux de sucre est revenu à des valeurs normales.

9. Croire que, parce que nous n'avons pas de symptômes apparents, nous ne pouvons pas avoir la maladie.

10. Croire que si nous ignorons les problèmes, ils vont disparaître.

11. Croire que, quoi que nous fassions, nous allons certainement finir par avoir des complications et en mourir.

---

sur la maladie et peut motiver à poser des actions qui ont le plus de chance d'obtenir du succès. Le tableau 2 présente quelques exemples de conceptions réalistes basées sur la recherche scientifique qui pourraient remplacer les mythes énoncés au tableau 1.

Qu'est-ce qui peut nous aider dans notre motivation à changer nos habitudes de vie ?

« Les aptitudes sont ce que vous pouvez faire. La motivation détermine ce que vous faites. Votre attitude détermine votre degré de réussite. » Lou Holtz

En plus d'une conception réaliste du diabète, il y a deux principaux facteurs qui contribuent à la motivation au changement des habitudes de vie :
1. l'importance accordée au changement
2. la confiance en nous pour réaliser ce changement.

Pour mieux cerner sa propre attitude face au changement, on peut se poser les questions suivantes :

1. Sur une échelle de 0 à 10 (de « pas important du tout » à « extrêmement important »), à quel point le changement envisagé est-il important pour moi ?
Dans un premier temps, afin d'explorer l'ambivalence inhérente à tout change-

Tableau 2 PENSÉES RÉALISTES SUR LE DIABÈTE

Croyances sur le diabète basées sur des données scientifiques

1. Croire que, si nous prenons des pilules pour traiter le diabète, nous devons et nous pouvons manger une certaine quantité de glucides mais de manière constante et calculée.

2. Penser que même si nous en sommes aux premiers stades du diabète, un traitement est nécessaire pour prévenir l'évolution de la maladie et ses complications.

3. Croire qu'il faut conserver les glucides dans notre alimentation, mais en calculant et en gérant les quantités. Même si nous sommes diabétiques, notre corps, notamment notre cerveau, a absolument besoin d'une certaine quantité de glucides pour bien fonctionner.

4. Croire que les médicaments, bien qu'ils présentent des effets secondaires potentiels connus, ne causent pas de dépendance physique puisqu'ils contribuent à pallier un manque de production d'insuline qui est vital. Toute activité physiologique naturelle est aussi « chimique » sans être nécessairement néfaste.

5. Croire que s'injecter de l'insuline, c'est une preuve d'amour de soi, car c'est se donner l'un des meilleurs traitements du diabète.

6. Croire que nous sommes devenus diabétiques parce que nous possédions les gènes nous y prédisposant (diabète de type 2) ou parce que notre système immunitaire s'est retourné contre nos cellules bêta du pancréas (diabète de type 1).

7. Croire que le diabète traité par l'insuline est aussi grave que le diabète traité par une médication antidiabétique orale ou injectable. Croire que ce qui aggrave notre état de santé, c'est le fait de ne pas atteindre les cibles de glycémie, quel que soit notre traitement.

8. Croire que, sans être guéri, nous exerçons une saine gestion du diabète et nous prévenons les complications lorsque notre taux de sucre est revenu dans les valeurs cibles.

9. Croire que, même si nous n'avons pas de symptômes apparents, nous sommes tout de même diabétiques.

10. Croire que si nous ignorons les problèmes, des complications de la maladie peuvent survenir après un certain temps.

11. Croire que, avec une saine autogestion du diabète, nous allons certainement prévenir les complications du diabète et préserver notre qualité de vie le plus longtemps possible.

---

ment, il est utile de savoir l'importance que nous accordons ou non au changement envisagé. Lorsque l'importance accordée est élevée, le désir de changement est présent alors que lorsque l'importance est faible, la personne n'est pas persuadée de l'intérêt de procéder au changement. Bien sûr, l'importance qu'on accorde ou non à un changement dépend de la priorité que l'on accorde à certains besoins ou valeurs personnelles : besoins physiologiques (p. ex., se nourrir), besoin de sécurité (p. ex., avoir un toit), besoin d'appartenance (p. ex., faire partie d'une équipe sportive), besoin d'amour

(p. ex., être en couple), besoin d'estime et d'accomplissement de soi (p. ex., être respecté, avoir une activité valorisante, faire du bénévolat). Une bonne connaissance de soi permet à la personne diabétique de cerner plus précisément ce qui est important pour elle et de réévaluer périodiquement ses priorités selon son évolution et les défis qui se présentent à elle.

2 Sur une échelle de 0 à 10 (de «aucune confiance» à une «totale confiance»), quel est mon degré de confiance en moi pour réaliser le changement souhaité?

La confiance en soi pour opérer des changements peut être renforcée par l'évocation des succès passés et des stratégies employées pour y arriver. De plus, il est important d'explorer ses qualités personnelles et ses ressources plus générales pour les mettre à profit dans son plan d'action. Pour cultiver la confiance en soi, on doit se demander par quelle étape commencer le plan d'action. Il importe de commencer par ce que l'on imagine le plus facilement réussir. On peut procéder à un «brainstorming» d'idées et de solutions pour rehausser notre niveau de confiance (p. ex.: passer de 5 sur 10 à 7 sur 10). Il peut être judicieux de se demander quelle serait notre réaction si un obstacle survenait, pour avoir le sentiment d'y être préparé.

Pour déterminer sa motivation à instaurer des changements permettant de mieux gérer le diabète, on peut répondre aux deux questions suivantes:

- À quel point est-ce que je considère ma santé «importante»?
- À quel point ai-je la conviction d'avoir du pouvoir sur ma santé?

La recherche sur l'adhésion au traitement des maladies chroniques révèle qu'il existe des croyances dites «croyances de santé», dont on a montré qu'elles influent positivement sur l'adoption de comportements sains, et donc sur la motivation à changer. Plus nous acquérons certaines convictions relatives à la santé, plus notre volonté d'adopter des comportements sains est élevée (p. ex., manger mieux, mesurer sa glycémie régulièrement, etc.). les questions suivantes permettent d'évaluer les croyances de santé:

- Est-ce que je me considère comme étant une personne vulnérable et réellement atteinte de diabète?
- Est-ce que je crois que le diabète peut avoir des conséquences graves et entraîner des complications si je n'apporte aucun changement à mes habitudes de vie?
- À quel point suis-je convaincu que suivre les recommandations de mon médecin et des professionnels de la santé aura un effet bénéfique sur ma santé?
- Pour moi, est-ce que les bienfaits du traitement contrebalancent avantageusement ses contraintes?
- Est-ce que je me sens capable de mettre en œuvre les recommandations de mon médecin et des professionnels de la santé?

Si nous répondons « oui » à la plupart des questions précédentes, notre motivation à changer est non seulement présente, mais nous avons également résolu l'ambivalence initiale face au changement. Par contre, si nous répondons « non » à ces questions, nous sommes non seulement peu convaincus de l'importance du changement, mais encore, notre confiance en nous pour opérer ce changement est très faible. Pour résoudre l'ambivalence face au changement, nous suggérons les lectures suivantes :

- Fortin, B. (2003). *Se motiver et convaincre.* Montréal : Les éditions CPF.
- Miller, W. R.., & Rollnick, S. (2006). *L'entretien motivationnel : Aider la personne à engager le changement.* Paris : Dunod - InterEditions.
- St-Arnaud, Y. (2013). *Comprendre et gérer sa motivation : à quoi carbure l'être humain ?* Montréal : Les Éditions Québec-Livres.

Comment l'entourage peut-il contribuer à ce que la personne diabétique soit motivée pour apporter des changements à ses habitudes de vie ?

S'il souhaite vraiment motiver la personne diabétique, il importe que l'entourage évite de la confronter directement et de réfuter ses arguments, pour ne pas obtenir l'effet inverse.

L'entrevue motivationnelle est recommandée par l'Association canadienne du diabète[2] pour contribuer à la motivation des personnes diabétiques à opérer des changements d'habitudes de vie[6]. Cette approche peut être utilisée par tous les professionnels de la santé. Elle a pour objectif de susciter un discours-changement chez la personne diabétique, qui consiste à élaborer, décrire et mettre de l'avant les avantages de changer par elle-même (Miller & Rollnick, 2006). La personne diabétique a tout avantage à prendre conscience du pouvoir motivationnel de son propre discours positif sur le changement. En résumé, parler soi-même en bien du changement que l'on souhaite faire est très motivant.

En privilégiant les questions ouvertes (p. ex. : « Quel changement souhaiterais-tu faire ? », « Quels seraient, pour toi, les avantages de changer ? »), la personne de l'entourage qui souhaite motiver la personne diabétique explore puis insiste sur les inconvénients du non-changement et les avantages du changement tels qu'ils sont énoncés par la personne diabétique. Elle ne tente pas de la convaincre ni ne montre aucun empressement à ce qu'elle change. Elle respecte le rythme de la personne diabétique et se montre curieuse de l'importance qu'elle accorde ou pas au changement, tout en valorisant ses ressources et ses capacités. Elle est à l'écoute de manière empathique, sans mettre à l'épreuve, sans analyser, féliciter, désapprouver ou alarmer. Elle ne donne des conseils que si on les lui demande explicitement. Elle aide la personne diabétique à se projeter dans l'avenir en questionnant les avantages et les inconvénients de la situation actuelle et de la situation désirée. Elle soutient son sentiment d'efficacité personnelle en lui permettant d'élaborer sur les moyens pour atteindre son objectif, les pistes de solutions et les étapes qu'elle souhaite franchir.

Quelles sont les étapes du changement?

« Si loin que vous alliez, si haut que vous montiez, il vous faut commencer par un simple pas. » Shitao

Il est important de comprendre comment survient le changement afin de poursuivre sur cette voie même dans les périodes de démotivation et de rechute. D'une part, savoir ce qu'est le changement permet de se situer dans les étapes du changement (*voir tableau 3*). En fait, le chemin à parcourir entre le point A et le point B visé n'est pas linéaire, mais plutôt irrégulier et constitué de nombreuses boucles qui donnent souvent l'impression de revenir à la case départ.

Le graphique suivant illustre les étapes du changement selon un modèle en spirale[5]. Il montre qu'un changement ne se produit pas après un seul essai, mais seulement avec l'usage, après des essais et erreurs et une impression répétée de revenir en arrière. Même si dans les faits, après chaque rechute, nous sommes toujours plus près de notre objectif: nous avons appris de nos erreurs et avons raffiné, ce faisant, notre plan d'action de manière à mieux contrer les obstacles et les imprévus. Dans ce processus, il n'existe pas de changement tout noir ou tout blanc: l'accomplissement et les échecs coexistent nécessairement lorsque nous persévérons et

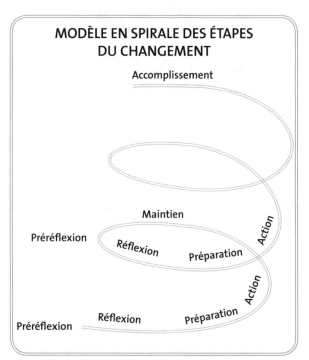

Tiré de Prochaska, J. O., Diclemente, C. C., & Norcross, J. C. (1992). In Search of How People Change: applications to addictive behavior. *American Psychologist, 47(9)*, page 1104. (Traduction libre)

Tableau 3 DESCRIPTION DES ÉTAPES DU CHANGEMENT

Étape	Description	Actions
Préréflexion	• Non ! Je n'ai pas l'intention de changer de comportement.	• Je reste ouvert au changement. • Je cherche de l'information qui peut me rendre plus conscient de l'importance des changements possiblement bénéfiques pour moi.
Réflexion	• Oui, je commence à envisager d'apporter des changements au cours des six prochains mois, mais...	• Je détermine les obstacles au changement. • J'évalue les avantages et les inconvénients du changement. • Je demande de l'aide aux gens autour de moi.
Préparation	• J'ai besoin de trucs ! J'ai pris la décision d'apporter un changement au cours du prochain mois.	• Je conçois un plan d'action en établissant des objectifs clairs. • Je prends un engagement verbal avec mon médecin ou avec un proche.
Action	• Je passe à l'action ! • J'expérimente et je mets en pratique un changement depuis moins de six mois.	• Je vais chercher du soutien, dans les périodes où je suis plus vulnérable, comme les vacances ou les périodes de grand stress. Je prévois les choses et je réajuste mon plan d'action au besoin en cours de route.
Maintien	• Je suis habitué ! J'ai apporté un changement et je le maintiens depuis six mois ou plus.	• Je me récompense sainement puisque j'atteins mes objectifs (p. ex., un massage ou une sortie).
Rechute	• Je suis dans une boucle de la « spirale » du changement. Je reviens à l'une des 5 étapes précédentes. J'ai l'impression de retourner en arrière.	• Je reprends mes habitudes antérieures au changement. J'oublie. Je triche.
Accom-plissement	• J'y suis tellement habitué que je le fais maintenant sans jamais y penser et je ne rechute plus.	• J'ai intégré définitivement le changement dans ma vie de manière harmonieuse.

Prochaska, J. O., Diclemente, C. C., & Norcross, J. C. (1992). In Search of How People Change: applications to addictive behavior. *American Psychologist*, 47(9), 1102-1114.

acceptons de grandir. Il s'agit d'ailleurs de l'attitude idéale pour prévenir un épuisement lié au diabète (*diabetes burnout*), tel que défini par Polonsky[4] :

1 Bien cerner les obstacles à l'autogestion du diabète pour mieux les surmonter

2 Conserver notre motivation tout en acceptant de ne pas être parfait pour ne pas nous fatiguer inutilement[3].

D'autre part, comprendre les cinq étapes de ce changement en spirale peut nous aider à déterminer des actions qui favorisent le passage d'une étape de changement à l'autre. Le tableau 3 propose des actions qui peuvent aider à progresser vers l'étape suivante du changement.

Le succès, c'est tomber sept fois, se relever huit. Proverbe japonais

Il faut savoir que la **rechute** constitue en réalité un retour à l'une des cinq étapes précédentes du processus de changement. On reprend alors les étapes suivantes jusqu'à une nouvelle rechute, et ainsi de suite vers l'accomplissement. Dans ce modèle en spirale montante, après chaque rechute (boucle où l'on reprend certaines étapes du changement), on se retrouve en fait à un niveau supérieur dans le processus. L'apprentissage que l'on fait après chaque rechute permet de se sentir plus équipé de sagesse et d'expérience pour poursuivre le chemin vers l'accomplissement et l'atteinte de ses objectifs. Tout comme on trébuche pour apprendre à marcher, une rechute est une occasion d'apprentissage qui permet d'atteindre plus sûrement ses objectifs.

Comment faire pour que les objectifs que nous nous fixons aient le plus de chance de se réaliser ?

« Avoir des objectifs est non seulement nécessaire pour nous motiver, mais c'est essentiel pour que nous restions en vie. » Robert H. Schuller

Avant de passer à l'action dans le processus de changement, surtout dans la phase de préparation, il est essentiel de se fixer un ou des objectifs. Utilisée comme un outil de gestion et de management depuis le milieu des années 60, la stratégie qui consiste à transformer un objectif général en petits objectifs plus spécifiques permet d'harmoniser et d'intégrer l'ensemble de ses actions à court terme en vue de l'atteinte d'un objectif plus lointain. Pour augmenter la probabilité d'accomplissement et de réussite, il convient donc de réfléchir et de définir ses objectifs de manière à ce qu'ils soient **SMARTS** (*intelligents* en anglais), ce qui signifie :

- **Spécifiques** : l'objectif visé doit être clair. Par exemple, au lieu de se dire « je vais manger plus régulièrement », ce qui est vague, il vaut mieux être plus précis : « Je vais manger trois repas par jour cinq jours par semaine, soit du lundi au vendredi : le déjeuner à 8 h, le dîner à midi, le souper à 17 h. La fin de semaine, je prendrai des repas réguliers à 9 h, 13 h et 18 h. »

- **Mesurables**: il est plus facile d'évaluer notre évolution avec des objectifs qui peuvent se vérifier et se mesurer concrètement. Par exemple, « viser 50 grammes de glucides au déjeuner, sous forme liquide au besoin, même si je n'ai pas d'appétit le matin ». Il est difficile de vérifier l'atteinte d'un objectif qui manque de précision, comme « manger plus le matin ».

- **Acceptés ou en Accord avec ce que nous sommes**: nous devons être sincèrement en accord avec l'objectif choisi. Il est préférable, lorsque nous commençons un processus de changement, de choisir l'objectif qui nous motive le plus ou celui qui nous tente davantage. Il n'est pas judicieux de commencer avec un objectif imposé par les autres ou par les événements. D'autres auteurs indiquent qu'il faut que l'objectif soit jugé Atteignable par la personne.

- **Réalistes**: se fixer de petits pas qui peuvent être franchis en tenant compte de la réalité. De petits succès entraînent plus sûrement un plus grand succès au final. Il est nécessaire de réévaluer l'objectif en fonction des changements du contexte.

- **Temporellement définis**: il faut établir un échéancier: le moment où l'on commence, dans combien de temps, une période d'expérimentation du plan d'action et à quelle fréquence réévaluer les progrès réalisés et le plan d'action en fonction de l'objectif. Il est possible que cela conduise même à redéfinir encore plus précisément l'objectif.

- **Déterminés en fonction du Soutien attendu**: il faut évaluer le soutien qui sera nécessaire pour l'atteinte de l'objectif. Ce soutien peut être social ou émotionnel. Il peut provenir de la famille, des amis, des collègues ou de l'équipe médicale. Il peut aussi s'agir de soutien dit « instrumental » comme un livre, un dépliant d'information, un outil de calcul des glucides ou encore la sonnerie de notre montre. Il convient de faire preuve de créativité !

Quels objectifs la personne diabétique peut-elle se fixer pour être plus motivée à adopter de nouvelles habitudes de vie ?

« Le futur dépend de ce que nous faisons au présent. » Mahatma Gandhi

Il est convenu, dans nos sociétés occidentales, que faire plus d'activité physique et mieux s'alimenter constituent les changements les plus difficiles à réaliser par les personnes diabétiques. La prise de médication antidiabétique ou encore de l'insuline serait moins problématique pour la majorité des personnes diabétiques, car elle impliquerait un changement moins profond dans les habitudes de la vie quotidienne.

Voici quelques exemples concrets de stratégies et d'objectifs visant à favoriser l'adoption de nouvelles habitudes de vie.

Pour faire plus d'activité physique, nous suggérons de :

- **Orienter l'activité physique dans un autre but :** promener le chien en prenant une marche ou aller au travail à vélo, par exemple.
- **Commencer modestement :** il est préférable de ne marcher que 10 minutes par jour plutôt que de ne pas marcher du tout.
- **Se rappeler les informations positives sur les bienfaits de l'activité physique :** l'activité physique est reconnue comme un excellent antistress, un antidépresseur, une protection contre les maladies cardiaques. Elle aide les personnes diabétiques à mieux contrôler la glycémie.
- **Mettre l'activité physique à notre agenda :** programmer l'activité physique comme on le fait pour le travail ou les activités sociales.
- **Être souple :** pratiquer l'activité physique qui est la plus accessible, qui tient compte de notre emploi du temps, de notre budget et de nos capacités.
- **Avoir du plaisir :** varier les activités physiques pour découvrir celles qui procurent le plus de plaisir.
- **Faire de l'activité physique avec les autres :** trouver des partenaires pour marcher, pour jouer au tennis ou pour faire de l'observation d'oiseaux.

Pour adopter un plan alimentaire sain, nous suggérons de :

- **Établir avec la nutritionniste un plan d'alimentation clair et réaliste.**
- **Modifier l'environnement pour faciliter nos efforts :** par exemple, ne pas acheter de biscuits si on sait qu'on ne pourra pas résister lorsqu'ils seront à portée de main.
- **Mettre les choses en perspective quand nos efforts ne semblent pas donner les résultats espérés :** par exemple, utiliser l'hémoglobine glyquée plutôt que les seules glycémies de la semaine pour évaluer l'effet d'une perte de poids sur le contrôle de notre diabète.

- **Faire attention à la privation alimentaire trop stricte** : privilégier la modération, car la restriction alimentaire donne souvent envie de tout laisser tomber et de manger davantage.
- **Fixer son attention sur les nouvelles habitudes à prendre plutôt que sur les vieilles habitudes à abandonner.**
- **Penser sérieusement à réorganiser sa vie** : si la vie quotidienne semble ennuyeuse et que manger est devenu le seul aspect plaisant et stimulant de sa vie, il faut varier les sources de plaisir et de satisfaction personnelle. Par exemple, aller faire du bénévolat ou se trouver un passe-temps.
- **Développer l'affirmation de soi** : surtout si nous avons du mal à dire non et à nous considérer comme une priorité dans la vie, il est important de combler nos besoins personnels en nous donnant la place qui nous revient.

En conclusion, la motivation demeure une autre des clés essentielles pour réaliser une saine autogestion du diabète. Il est attendu et souhaitable qu'il y ait des hauts et des bas dans ce processus de changement des habitudes de vie. Il est important d'encourager et de valoriser tous les changements dans les gestes et les actions que nous posons et qui sont motivés par nos valeurs et nos convictions. Opérer des changements est l'un des meilleurs moyens d'évoluer, de nous réaliser et de nous créer une vie sur mesure qui nous ressemble, en préservant au maximum notre qualité de vie, notre santé psychologique et notre santé physique. Qui ne risque rien n'a rien !

Bibliographie

1 Beckman, H. (2012). Middleton, WI : Daniel Meinen Editor.

2 Canadian Diabetes Association Clinical Practice Guidelines Expert Committee. (2013). Canadian Diabetes Association 2013 Clinical Practice Guidelines for the Prevention and Management of Diabetes in Canada. Chapter 18: Diabetes and Mental Health. *Canadian Journal of Diabetes, 37(suppl 1)*, S87-S92. Repéré à URL : http://www.guidelines.diabetes.ca.

3 Joslin Diabetes Center. *Avoid Diabetes Burnout.* Repéré à http://www.joslin.org/managing_your_diabetes_596.asp (Page consultée le 13 mai 2013).

4 Polonsky, W. H. (1999). *Diabetes Burnout: What to Do When You Can't Take It Anymore.* Alexandria, VA : American Diabetes Association.

5 Prochaska, J. O., Diclemente, C. C., & Norcross, J. C. (1992). In Search of How People Change : applications to addictive behavior. *American Psychologist, 47(9)*, 1102-1114.

6 Welch, G., Rose, G., & Ernst, D. (2006). Motivational Interviewing and Diabetes : What Is It, How Is It Used, and Does It Work ? *Diabetes Spectrum, 19(1)*, 5-11.

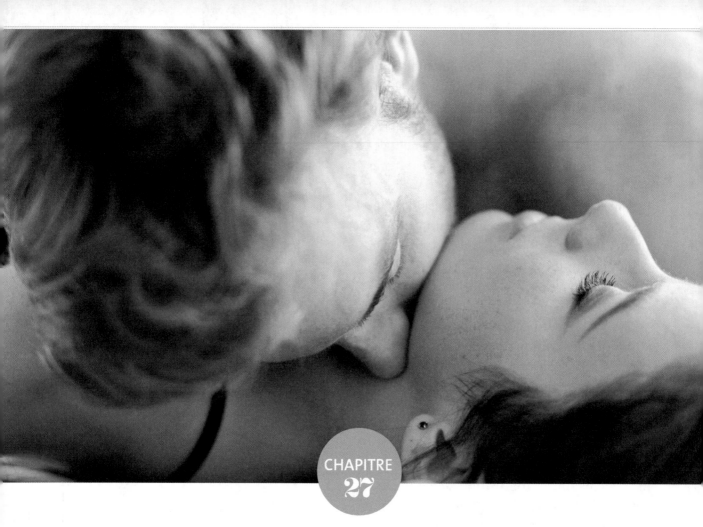

La sexualité
et la planification
familiale

Est-ce que le diabète peut influencer la sexualité de la personne diabétique ?

Chez la femme comme chez l'homme, le diabète peut être responsable de certains problèmes pouvant influencer l'expression de leur sexualité. Chez la femme, ces problèmes sont discrets et n'empêchent généralement pas l'acte sexuel ; par le fait même, ils sont moins bien étudiés et donc moins bien connus. Chez l'homme, par contre, si la glycémie est élevée de façon chronique, il peut en résulter une difficulté à avoir et à maintenir une érection, et donc une incapacité à avoir une relation sexuelle satisfaisante : c'est ce qu'on appelle la dysfonction érectile.

CHEZ L'HOMME

Est-ce que tous les hommes diabétiques souffrent de dysfonction érectile ?

Non. Tous les hommes diabétiques n'ont pas nécessairement une dysfonction érectile. En moyenne, entre 34 % à 45 % des hommes diabétiques auront une dysfonction érectile. S'il vous arrive de souffrir de dysfonction érectile, il est important d'en discuter avec votre médecin car en plus d'affecter votre qualité de vie, ce problème peut aussi être, dans certains cas, le premier signe d'une maladie cardio-vasculaire. Votre médecin pourra alors vous aider dans la prise en charge de ce problème.

De quelle façon le diabète peut-il causer une dysfonction érectile ?

À long terme, l'hyperglycémie peut causer deux problèmes :

- un dommage aux nerfs, aussi appelé neuropathie ;
- un épaississement et un durcissement des artères pouvant compromettre la circulation sanguine (athérosclérose).

Ces deux problèmes, individuellement ou combinés, peuvent être responsables d'une incapacité partielle ou totale à avoir une érection, d'où une dysfonction érectile.

Un mauvais contrôle du diabète avec une atteinte de l'état général peut également être accompagné de dysfonction érectile. Dans ce cas, la correction de l'hyperglycémie permet généralement de rétablir la fonction sexuelle.

Est-ce que, chez l'homme diabétique, la dysfonction érectile est toujours causée par le diabète ?

Non. La dysfonction érectile est souvent multifactorielle et peut être attribuable à d'autres causes que le diabète. Ainsi, chez les hommes diabétiques, la dysfonction érectile peut assez souvent être due à une ou plusieurs causes qui ne sont pas liées à leur maladie. Parmi ces causes, mentionnons :

- les habitudes de vie : tabac, alcool, drogues ;
- les maladies cardiaques, l'hypertension, l'hypercholestérolémie ;
- les conséquences d'une chirurgie ou d'une radiothérapie au niveau de la prostate, du système urinaire, du colon ou du rectum ;
- certains médicaments ;
- certains problèmes hormonaux entraînant une baisse de la testostérone ;
- certains problèmes psychologiques.

Peut-on prévenir la dysfonction érectile chez l'homme diabétique ?

Oui. On peut grandement diminuer les risques de dysfonction érectile en suivant ces conseils :

- maintenir sa glycémie le plus près possible de la normale ;
- bien suivre son plan d'alimentation ;
- cesser de fumer, le cas échéant ;
- cesser ou diminuer la consommation d'alcool, s'il y a lieu ;
- bien contrôler l'hypertension et toute anomalie des lipides ;
- bien prendre les médicaments prescrits.

Comment évalue-t-on la dysfonction érectile ?

Pour évaluer la dysfonction érectile, on procède aux tests suivants :

- doppler pénien, pour vérifier la circulation sanguine ;
- électromyogramme (EMG) du pénis, pour mesurer la conduction nerveuse ;
- prise de sang pour la mesure du taux de certaines hormones (p. ex. : testostérone) ;
- évaluation de l'érection nocturne ; la présence d'érections nocturnes spontanées oriente davantage vers un problème d'ordre psychologique ;
- évaluation par un(e) psychologue ou un(e) sexologue à la demande du couple ou si les tests précédents sont négatifs.

Est-il possible de traiter la dysfonction érectile chez l'homme diabétique ?

Oui. Votre médecin peut vous aider à trouver un traitement efficace. Il s'agit d'abord de bien cerner le problème pour trouver le traitement approprié :

1. un meilleur contrôle de la glycémie est généralement bénéfique ;

2. il faut corriger tout problème hormonal éventuel ;

3. il faut éliminer, si possible, tout médicament pouvant perturber la fonction sexuelle ;

4. souvent, la prise de certains médicaments rendra une érection possible et permettra une relation sexuelle satisfaisante.

   Les médicaments actuellement disponibles sont :

   - Viagra^MD, Cialis^MD ou Levitra^MD, qui se prennent par voie orale ;
   - Muse^MD, un suppositoire de prostaglandine à insérer dans l'urètre ;
   - Caverject^MD, une injection de prostaglandine à faire à la base du pénis ;

5. dans le cas de dysfonction érectile organique grave, on pourra avoir recours à une prothèse pénienne ;

6. enfin, une thérapie sexuelle dirigée par un(e) sexologue s'avère souvent bénéfique, soit pour aider la personne diabétique à s'adapter à ses difficultés sexuelles, soit pour traiter une composante psychologique qui serait contributive ou responsable des problèmes sexuels.

CHEZ LA FEMME

Y a-t-il des risques associés à la grossesse chez la femme diabétique ?

Oui, et c'est pour cette raison qu'il est vivement conseillé à la femme diabétique de bien planifier sa grossesse avec son équipe médicale afin de limiter ces risques. Les risques associés à la grossesse chez la femme diabétique sont essentiellement liés à un moins bon contrôle de la glycémie avant et pendant la grossesse.

Il est important de noter que lorsque le diabète est traité activement et que la grossesse est adéquatement planifiée, les risques de complications liées au diabète sont grandement réduits.

La majorité des femmes diabétiques arrivent à bien contrôler leur diabète, ont une grossesse sans complications et donnent naissance à des enfants en santé. Votre équipe médicale est là pour vous guider dans tous les changements que provoque la grossesse, vous aider à bien contrôler votre diabète, éviter que ce dernier prenne trop de place et vous permettre ainsi à la fois d'avoir une grossesse sécuritaire pour vous et votre enfant et de profiter des beaux moments qu'elle vous offre.

Les risques pendant la grossesse sont donc particulièrement liés à un contrôle sous-optimal de la glycémie et sont de deux ordres : pour la mère et pour l'enfant.

Risques accrus pour la mère :

- de fausse-couche spontanée ;
- d'hypoglycémies plus fréquentes avec possible diminution des symptômes associés ;
- d'hyperglycémies plus marquées avec un risque d'acidose chez la femme atteinte de diabète de type 1 ;
- d'aggravation rapide des complications liées au diabète présentes avant la grossesse (p. ex : risque de progression de l'atteinte des reins ou dommages à la rétine (rétinopathie) qui n'auraient pas été préalablement traités) ;
- d'hypertension de grossesse et de pré-éclampsie (complication de la grossesse caractérisée par une tension élevée, la présence de protéines dans les urines et de l'enflure (œdème) au niveau des jambes, des mains et du visage) qui peut nécessiter de déclencher l'accouchement, et ce, même avant terme ;
- d'accouchement par césarienne ou d'accouchement vaginal plus difficile (à cause du poids du bébé).

Risques pour le bébé :

- de malformations, notamment au niveau du cœur et des reins du fœtus : ces malformations surviennent essentiellement si le diabète de la mère est mal contrôlé lors de la conception et dans les premiers mois de la grossesse.
- de prématurité ;
- d'un poids plus élevé que la moyenne (macrosomie) à la naissance : soit, à terme, un poids supérieur à 4 kg ou 9 livres
- de difficultés respiratoires à la naissance ;
- d'hypoglycémie à la naissance : essentiellement si le diabète de la mère était mal contrôlé en fin de grossesse
- de jaunisse dans les premiers jours de vie ;
- de mort fœtale ou périnatale : avec l'intensification du traitement des femmes diabétiques, la mortalité des nouveau-nés a considérablement diminué mais elle reste malheureusement un peu plus élevée dans les groupes de femmes contrôlant mal leur diabète.

Comment peut-on prévenir les complications liées à la grossesse chez la femme diabétique?

En général, il est possible de prévenir ces complications par un contrôle strict de la glycémie, une bonne planification de la grossesse et un suivi rigoureux par une équipe multidisciplinaire dans un centre spécialisé.

Il est fortement recommandé que la femme diabétique consulte son médecin avant de cesser sa contraception et de décider d'entreprendre une grossesse, pour maximiser les chances que tout se déroule bien.

Il sera très important, avant la grossesse :

1 d'évaluer et de traiter les complications, notamment aux yeux, qui pourraient s'aggraver en cours de grossesse ;

2 de bien contrôler la glycémie, avant la conception, pour limiter les risques de malformations congénitales :

- il est recommandé d'atteindre et de maintenir une A1C ≤ 7,0 % avant la conception et de tendre idéalement, si possible, vers 6,0 % ;

- afin d'atteindre cet objectif, il se peut que votre médication soit appelée à être modifiée ou intensifiée et votre équipe médicale pourra vous guider pour atteindre cet objectif. Si vous ne réussissez pas à atteindre cet objectif, sachez qu'une diminution de l'A1C, quelle qu'elle soit, améliore les chances d'avoir un bébé en santé. Néanmoins, les femmes chez qui l'A1C est supérieure à 10 % doivent impérativement retarder la grossesse jusqu'à ce que les cibles soient atteintes et utiliser une méthode contraceptive ;

3 de s'assurer, avec l'aide du médecin, que votre médication est sécuritaire pour l'enfant durant la grossesse :

- certains médicaments sont déconseillés pendant la grossesse et devraient être arrêtés ou substitués par votre médecin avant la conception ou en tout début de grossesse (p. ex. : les inhibiteurs de l'enzyme de conversion de l'angiotensine pour traiter la haute pression artérielle et les statines pour diminuer le taux de cholestérol sanguin).

4 de cesser de fumer, s'il y a lieu, et d'adopter de saines habitudes de vie comprenant une alimentation équilibrée et la pratique régulière d'activité physique (soit 3 à 4 séances pour un total de 150 minutes ou plus par semaine).

5 de maintenir un poids santé en visant idéalement un IMC entre 18,5 et 25 kg/m² ; il est recommandé pour toute femme avec un surpoids (IMC ≥ 25), d'atteindre un poids santé avant la grossesse, ou minimalement de viser une perte de 10 % du poids car, même si le poids idéal n'est pas atteint, une réduction de 10 % du poids a un effet positif sur la fertilité et diminue le risque de complications durant la grossesse ;

6 d'amorcer la prise de suppléments vitaminiques tels que l'acide folique à raison de 5 mg par jour, idéalement 3 à 6 mois avant la grossesse.

Ce n'est qu'une fois ces conditions satisfaites que la femme diabétique pourra envisager, de façon sécuritaire, une grossesse.

Quelles valeurs de glycémie devraient être ciblées avant et pendant la grossesse ?

Avant la grossesse, il faut s'assurer que la majorité des glycémies avant les repas soient sous la barre de 7,0 mmol/L pour atteindre une A1C ≤ 7,0 %. Pour vous aider à mieux contrôler votre glycémie, votre médecin vous proposera peut-être d'augmenter ou de modifier votre traitement. Chez certaines femmes atteintes de diabète de type 2, il est parfois conseillé de commencer l'insuline avant de tomber enceinte pour assurer un meilleur contrôle des glycémies. Il faut savoir qu'un contrôle plus serré des glycémies grâce à la médication orale ou à l'insuline peut augmenter les risques d'hypoglycémie. En somme, les femmes diabétiques qui planifient une grossesse et qui ont besoin d'une médication hypoglycémiante doivent être avisées de surveiller plus fréquemment leurs glycémies afin d'éviter les hyperglycémies et les hypoglycémies.

Pendant la grossesse, les cibles glycémiques sont plus basses *(voir tableau page ci-contre)*. Ces cibles peuvent sembler sévères mais sont justifiées car :

- Normalement, chez toute femme enceinte, la glycémie baisse durant la grossesse et reste physiologiquement plus basse jusqu'à l'accouchement.

- L'hyperglycémie augmente considérablement les risques de malformations, de complications obstétricales et de macrosomie (bébé de poids élevé). Un gros bébé peut rendre l'accouchement plus difficile, voire risqué.

Ainsi, par exemple, des glycémies chez une femme diabétique entre 6,0 et 6,5 mmol/L à jeun deviennent trop élevées pendant la grossesse même si elles sont tout à fait appropriées en dehors de la grossesse.

De plus, tout au long de la grossesse, les taux d'hormones augmentent et influencent les glycémies, ce qui exigera des réajustements constants du traitement. Il sera donc nécessaire, dès le début de la grossesse, de viser des cibles glycémiques plus basses, essentiellement pour optimiser le bien-être et le développement de l'enfant, et apprendre à faire face à des glycémies qui peuvent être plus difficiles à gérer.

La surveillance de la glycémie doit être plus serrée pendant la grossesse. Les femmes qui ont l'habitude de ne mesurer leur glycémie qu'une ou deux fois par jour devront prendre l'habitude d'augmenter le nombre de mesures. Il est recommandé de mesurer sa glycémie avant et 1 heure ou 2 après chaque repas. La grossesse peut être une occasion d'adopter des habitudes de vie plus saines et l'alimentation mérite une attention particulière. Une consultation avec votre diététiste/nutritionniste est fortement conseillée avant et dès le début de la grossesse afin de réviser votre plan alimentaire. En plus des besoins en glucides qui seront modifiés pendant la grossesse, les apports en nutriments tels

OBJECTIFS GLYCÉMIQUES CHEZ LA FEMME DIABÉTIQUE		
	Avant et après la grossesse	Pendant la grossesse
Glycémie à jeun et avant les repas	4,0 à 7,0 mmol/L	3,8 à 5,2 mmol/L
Glycémie 1 heure après un repas	Pas d'objectif	5,5 à 7,7 mmol/L
Glycémie 2 heures après un repas	5,0 à 10,0 mmol/L	5,0 à 6,6 mmol/L
Hémoglobine glyquée (A1C)	≤ 7,0 %*	Pas d'objectif

* ≤ : égale ou inférieure à

que les protéines, le fer, l'acide folique et le calcium pourraient être réexaminés.

En résumé, le contrôle de la glycémie pendant la grossesse est souvent très différent du contrôle avant la grossesse. Il faut prévoir une période de transition durant laquelle il vous faudra réapprendre comment votre corps réagit à certains aliments, certaines activités, certains niveaux de stress. De plus, les hormones de grossesse viendront influencer et, possiblement, compliquer davantage le contrôle glycémique. N'hésitez pas à consulter votre équipe de soins afin d'ajuster rapidement votre traitement.

Est-ce qu'une femme diabétique peut allaiter ?

Oui, bien sûr. Le diabète n'a pas d'effet sur l'allaitement. En plus des bénéfices démontrés pour le bébé, l'allaitement peut aider la mère à garder ses glycémies sous contrôle et à perdre le poids gagné pendant la grossesse. Néanmoins, durant ou à la suite d'un allaitement, plusieurs femmes peuvent présenter des hypoglycémies, surtout la nuit. Il est donc important de vérifier plus fréquemment votre glycémie en période d'allaitement et de planifier une collation avant ou pendant que vous allaitez. Votre nutritionniste pourra vous aider à élaborer un plan alimentaire qui vous permettra d'allaiter avec succès, de perdre graduellement le poids gagné durant la grossesse tout en évitant les hypoglycémies.

Finalement, il sera important de vérifier, comme au cours de la grossesse, si les médicaments que vous prenez sont sécuritaires pour l'allaitement. L'insuline est totalement sécuritaire pour l'enfant puisqu'elle ne passe pas dans le lait maternel. Néanmoins, certains médicaments, dont certains antidiabétiques oraux, peuvent se retrouver en petite quantité dans le lait maternel. Il est conseillé de consulter votre médecin pour revoir et adapter votre médication pendant l'allaitement.

Après l'accouchement, est-ce que le traitement pour le diabète change rapidement ?

Oui. Presque instantanément après avoir accouché, les besoins en insuline diminuent considérablement. La concentration des hormones de grossesse diminue très rapidement et la sensibilité à l'insuline s'améliore. Quel que soit votre type de diabète, votre traitement changera dès le lendemain de l'accouchement.

Retour progressif à la médication initiale

Diabète de type 1

Les femmes atteintes de diabète de type 1 auront besoin de peu d'insuline les premiers jours suivant l'accouchement. Plus les jours passeront, plus les doses d'insuline se rapprocheront des doses prises avant la grossesse. Puisque les besoins de votre corps en insuline changeront rapidement dans les premières semaines suivant l'accouchement, il est important de rester en contact avec votre équipe de professionnels pendant cette période.

Diabète de type 2

Les femmes atteintes de diabète de type 2 qui prenaient de l'insuline avant la grossesse continueront fort probablement le même traitement, mais à des doses moindres que pendant la grossesse. Si le diabète était traité avec des antidiabétiques oraux avant la grossesse, le traitement pourrait être modifié pendant l'allaitement, durant lequel on privilégiera l'insuline. Par la suite, le retour aux antidiabétiques oraux se fera progressivement.

Quels sont les risques que le bébé développe le diabète si un des parents est diabétique ?

Si l'un des parents est atteint de diabète de type 1, le risque que l'enfant développe le diabète à long terme est de 5 %. Le risque est un peu plus élevé si le parent atteint est le père.

Si l'un des parents est atteint de diabète de type 2, le risque que l'enfant développe le diabète à long terme est de 25 %.

Est-ce que la femme diabétique devrait éviter ou privilégier certains moyens de contraception ?

Il n'y a pas de moyens contraceptifs spécifiques pour la femme diabétique. Cependant, comme toute autre femme, une femme diabétique doit bien choisir sa méthode contraceptive en fonction de son état de santé puisque certaines méthodes de contraception pourraient entraîner, pour certaines femmes, des risques de complications plus élevés.

Le choix doit donc être guidé par l'âge de la femme, la durée et le degré de contrôle du diabète, les complications connues, le tabagisme, le nombre de grossesses antérieures, l'efficacité de la méthode contraceptive et, surtout, les préférences de la femme et de son partenaire.

Actuellement les choix efficaces de contraception sont :

1 la contraception hormonale :
   - les pilules anticonceptionnelles dites « combinées » contiennent deux hormones : de l'œstrogène et un progestatif. Elles sont très efficaces, mais elles peuvent, chez certaines femmes, avoir un impact sur le contrôle des glycémies et comporter certains risques pour les vaisseaux sanguins. Il existe aussi un timbre transdermique (Evra^MD) et un anneau vaginal (Nuva Ring^MD) qui libèrent un œstrogène et un progestatif ;
   - les pilules appelées «progestatifs à microdose» contiennent une faible dose de progestatif (p. ex : Micronor^MD). Elles sont efficaces si elles sont prises chaque jour au même moment et ont peu d'effets sur la glycémie ;
   - l'injection intramusculaire d'un progestatif tous les trois mois (Dépo-Provera^MD) est efficace et n'a pas d'effets sur la glycémie ou les vaisseaux sanguins. Néanmoins, une prise de poids et une diminution de la densité minérale osseuse ont été rapportées dans certains groupes de femmes utilisant cette méthode ;

2 les stérilets ou dispositifs intra-utérins : les stérilets sont très efficaces et sans risques infectieux supplémentaires si la femme diabétique contrôle bien sa glycémie. En plus d'être efficaces, les stérilets avec progestatif (Mirena^MD) sont sécuritaires car ils n'ont pas d'effets sur la glycémie ou sur les vaisseaux sanguins ;

3 les méthodes barrières : les préservatifs, les diaphragmes et les spermicides, peuvent être utilisés sans danger par la femme diabétique.

Est-ce que la femme diabétique peut avoir recours à la contraception orale d'urgence ?

Oui. Il n'y a pas de contre-indication à la contraception orale d'urgence pour la femme diabétique. Cette méthode peut être utilisée après des relations sexuelles non protégées. Par contre, elle n'est pas recommandée comme contraceptif régulier. Elle consiste à prendre un contraceptif oral selon l'une des méthodes suivantes :

- une dose de 100 µg d'éthinylestradiol (un œstrogène) combinée à 500 µg de lévonorgestrel (un progestatif) le plus tôt possible après la relation sexuelle et une deuxième dose 12 heures plus tard (p. ex., deux fois deux comprimés d'Ovral^MD) ; ou
- une dose de 750 µg de lévonorgestrel (Plan B^MD) le plus tôt possible après la relation sexuelle et une deuxième dose 12 heures plus tard.

La contraception orale d'urgence doit être prescrite par un médecin. Dans la province de Québec, elle peut également être prescrite par un pharmacien.

Quels sont les moyens de stérilisation que l'on peut proposer à la femme diabétique et à son partenaire ?

Comme chez toute autre femme, la stérilisation est une option qui peut être envisagée chez les femmes diabétiques qui choisissent la contraception définitive lorsqu'elles ne désirent plus avoir d'enfant.

On pourra alors envisager :

- la ligature tubaire ; ou
- la vasectomie du partenaire.

Est-ce que la femme diabétique ménopausée peut prendre des hormones ?

Oui. La femme diabétique ménopausée peut prendre des hormones : des œstrogènes avec ou sans progestatifs.

Toutefois, il a été récemment démontré que l'hormonothérapie combinée (œstrogènes et progestatifs) chez la femme ménopausée est associée à un risque minime mais significatif de cancer du sein, de thrombophlébite (caillot de sang), d'accident vasculaire cérébral et de maladie coronarienne, surtout si le traitement est prolongé sur plusieurs années.

Pour cette raison, il est recommandé de traiter la femme ménopausée avec des hormones (œstrogènes et progestatifs) seulement si les symptômes de la ménopause sont difficilement

gérables au quotidien (p. ex., bouffées de chaleur), et ce, sur une période allant jusqu'à quatre ans, en moyenne. La dose minimale d'hormones permettant de contrôler les symptômes sera prescrite. Par la suite, lorsque les symptômes seront résolus, un sevrage pourra être essayé pour éventuellement cesser le traitement.

La décision de prendre des œstrogènes devra tenir compte des risques accrus dans les cas suivants :

- antécédents de thrombophlébite ;
- antécédents de problèmes vasculaires cérébraux, particulièrement chez une femme qui fume ;
- antécédents de cancer du sein.

Lorsqu'une femme présente des contre-indications à un traitement à base d'œstrogènes, d'autres options peuvent être proposées dans la grande majorité des cas. Il est donc suggéré d'en discuter avec votre médecin.

En somme, le choix d'amorcer une hormonothérapie chez la femme ménopausée est sécuritaire s'il tient compte des risques potentiels liés à la prise d'œstrogènes, qu'on assure un suivi et que celui-ci est guidé par la présence des symptômes de la ménopause afin d'améliorer la qualité de vie de ces femmes.

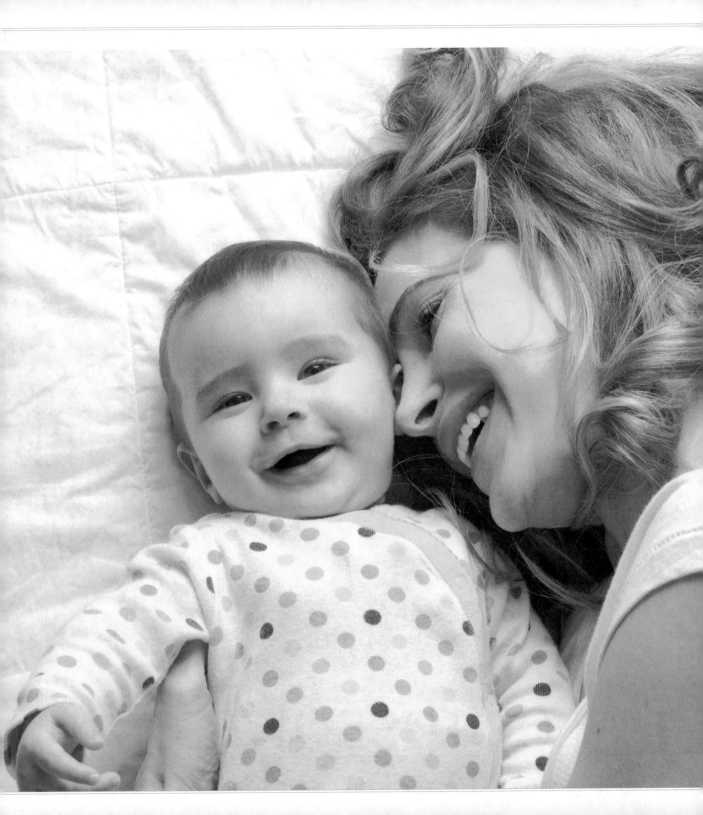

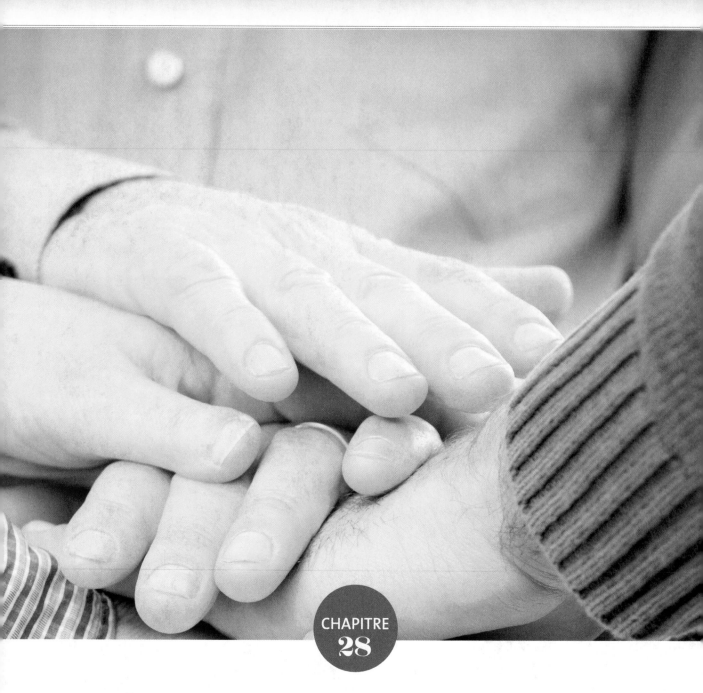

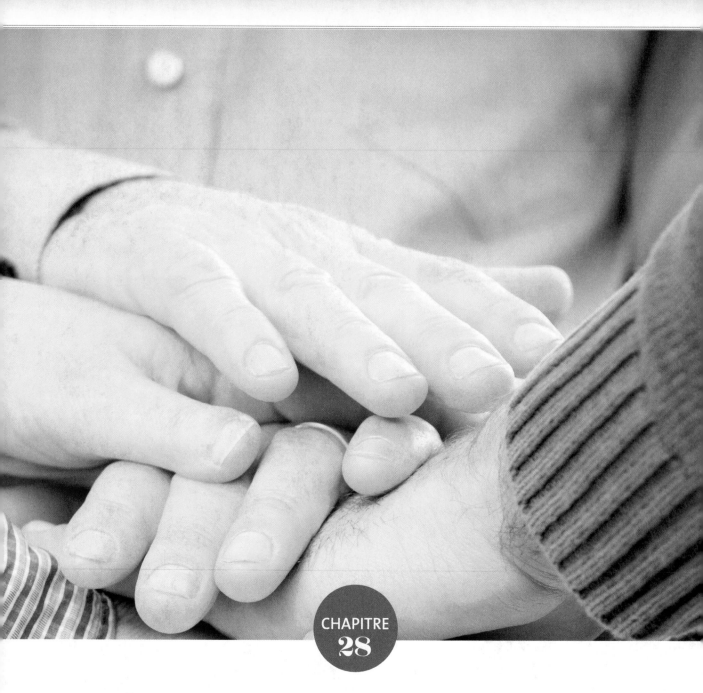

Les ressources

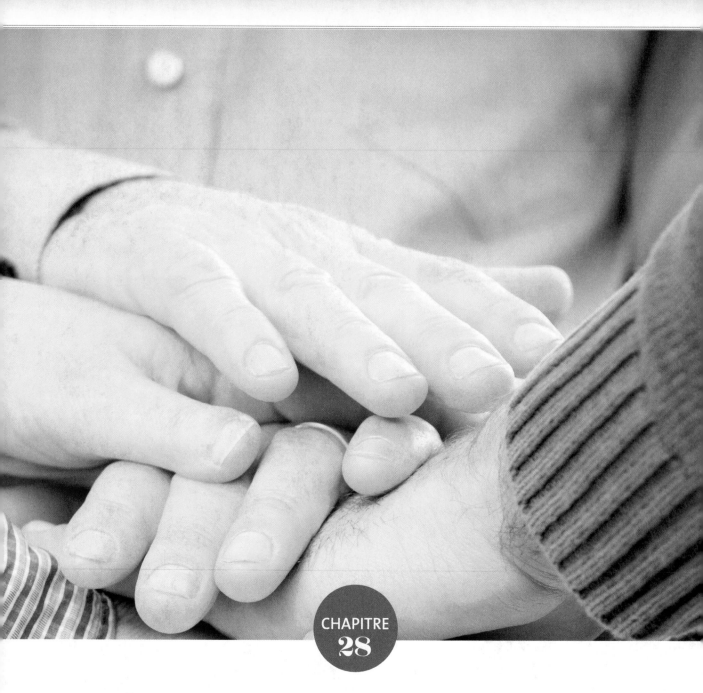

CHAPITRE
28

Ce livre a été écrit par l'équipe pluridisciplinaire de l'Unité de médecine de jour métabolique de l'Hôtel-Dieu du CHUM

L'Unité de médecine de jour métabolique de l'Hôtel-Dieu du CHUM a ouvert ses portes en mars 1995 afin de répondre à un besoin d'enseignement, de recherche et de développement dans le domaine du diabète.

L'Unité de médecine de jour métabolique accueille chaque semaine plusieurs dizaines de personnes diabétiques pour des rencontres individuelles avec une équipe pluridisciplinaire, composée de médecins endocrinologues, infirmières, diététistes et psychologues.

Notre équipe propose également des formations de groupe permettant d'approfondir des notions portant sur l'ensemble des dimensions du diabète. La personne diabétique peut ainsi développer une plus grande autonomie dans la prise en charge de sa maladie.

Les programmes de formation de groupe suivants sont offerts aux personnes diabétiques :
- 1 jour de cours intensif ;
- 1 jour de relance tous les six mois (après la formation initiale) ;

Ces programmes sont offerts sans frais d'inscription et le manuel *Connaître son diabète… pour mieux vivre* est remis à chaque participant.

Toute personne intéressée à s'inscrire est invitée à communiquer avec :

Unité de médecine de jour métabolique
Hôtel-Dieu, CHUM
3840, rue Saint-Urbain
Montréal (Québec) H2W 1T8
Tél. : 514-890-8141

Il existe plusieurs autres centres d'enseignement sur le diabète accessibles dans le réseau de la santé. La revue *Plein Soleil* de Diabète Québec et le site Internet de Diabète Québec présentent la liste de ces centres.

ACTIVITÉ PHYSIQUE

Quels sont les services offerts aux personnes diabétiques qui veulent pratiquer une activité physique ?

L'Amicale des diabétiques des hôpitaux Notre-Dame et Maisonneuve-Rosemont
(aquaforme, mise en forme douce, groupes de marche)
2065, rue Alexandre-De Sève
9ᵉ étage, local Z-9903-4
Montréal (Québec) H2L 2W5
Tél. : 514-890-8000 poste 25358
Courriel : amicale.diabetique.chum@ sssss.gouv.qc.ca
Site Web : www.amicaledesdiabetiques.com

Centre ÉPIC
(Centre de médecine préventive et d'activité physique de l'Institut de cardiologie de Montréal)
5055, rue Saint-Zotique Est
Montréal (Québec) H1T 1N6
Tél. : 514-374-1480
Téléc. : 514-374-2445
Courriel : info@centreepic.org
Site Web : www.centreepic.org

Clinique de kinésiologie
CEPSUM – Université de Montréal
2100, boul. Édouard-Montpetit
Montréal (Québec)
H3C 3J7
Tél. : 514-343-6256
Téléc. : 514-343-2467
Sites Web : www.kinesio.umontreal.ca
www.cepsum.umontreal.ca

Centre de santé et de services sociaux Jeanne-Mance (CSSS Jeanne-Mance)
Centre d'éducation pour la santé :
Osez la santé pour la vie
2260, rue Parthenais
Montréal (Québec) H2K 3T5
Tél. : 514-527-2361 poste 2319
Site Web : www.csssjeannemance.ca

Fédération québécoise de la marche et Revue *Marche-Randonnée*
4545, avenue Pierre-De Coubertin
Montréal (Québec)
H1V 0B2
Tél. : 514-252-3157 ou 1-866-252-2065
Téléc. : 514-252-5137
Site Web : www.fqmarche.qc.ca
(Voir section « Nos organismes affiliés » pour une liste des clubs de marche)
Courriel : infomarche@fqmarche.qc.ca

Groupes plein air à découvrir pour les plus sportifs
- www.actionpassion.com
- www.ecoaventuremonde.com
- www.azimutaventure.com
- www.bougex.com
- www.horizonroc.com
- www.aventuriers.qc.ca
- www.cycloconcept.ca
- www.cyclonature.org
- www.detournature.com
- www.karavaniers.com
- www.groupeoxygene.qc.ca
- www.passionaventure.com

Kino-Québec
- www.kino-quebec.qc.ca
- www.kino-quebec.qc.ca/actimetre.asp
  (logiciel d'évaluation du niveau d'activité physique des adultes et recommandations)

AIDES SOCIOÉCONOMIQUES

Quelles sont les aides socioéconomiques liées au diabète ?

Accès à l'aide sociale
Les personnes diabétiques qui ont droit à l'aide sociale reçoivent un montant mensuel supplémentaire de 20 $. Elles doivent communiquer avec la personne responsable de leur dossier afin d'obtenir de plus amples renseignements.

Solidarité sociale
Bureau des renseignements et plaintes
Tél. : Sans frais : 1-888-643-4721

Allocations familiales
Un supplément d'allocations familiales de 183 $ par mois est octroyé aux parents ayant un enfant diabétique à charge. La demande de supplément d'allocation doit être remplie et signée par le pédiatre.

Régie des rentes du Québec
Tél. : 514-864-3873 ou 1-800-667-9625
(Rentes aux enfants handicapés)

Crédit d'impôt
Il existe au niveau fédéral un crédit d'impôt qui peut être accordé à des personnes atteintes de maladies chroniques qui demandent des soins quotidiens.

Prêts et bourses
- Les frais de médicaments sont remboursés pour l'étudiant diabétique inscrit à temps plein au cégep et à l'université.
- L'étudiant doit faire une demande de prêts et bourses au bureau d'aide financière de son établissement et suivre les étapes prévues par le programme.

ASSURANCES

Quels sont les facteurs dont la personne diabétique doit tenir compte en ce qui concerne les assurances ?

À SAVOIR

- Les assurances contractées avant le diagnostic de diabète restent en vigueur aux mêmes conditions.
- Lors d'une nouvelle demande d'assurance, la personne diabétique doit fournir une évaluation médicale afin de déterminer son niveau de risque. Chaque personne diabétique est considérée comme un cas particulier.
- Dans le cas d'une assurance hypothèque, le plus souvent la prestation n'est pas offerte si le diabète est préexistant ou si, au moment du renouvellement de l'assurance, la maladie a été diagnostiquée.

ASSURANCES COLLECTIVES

- La personne diabétique bénéficie, comme tous les autres employés, des protections obligatoires. Quant aux protections facultatives, la personne diabétique peut y souscrire (sans surprime) si elle en fait la demande dans les délais impartis. En dehors de ces délais, l'adhésion lui est souvent refusée.
- Lorsque l'employé quitte le milieu de travail, les contrats d'assurance collective peuvent souvent être convertis en assurance individuelle.

ASSURANCE VIE INDIVIDUELLE

- La personne diabétique devrait consulter plusieurs compagnies d'assurances avant de signer un contrat. Chaque assureur a ses particularités quant aux méthodes d'évaluation.
- Un contrat d'assurance peut être proposé sous différentes formes à la personne diabétique :
  - avec une surprime au coût très variable, qui peut augmenter d'une année à l'autre et qui dépend de l'évaluation du niveau de risque de chaque individu ;
  - à prix fixe de type « option santé » dans lequel l'admissibilité et le maintien de la protection dépendent de certains critères relatifs à la qualité de contrôle du diabète.

ASSOCIATIONS

Quelles sont les associations qui s'adressent aux personnes diabétiques ?

Association canadienne du diabète
1400-522 University Avenue
Toronto (Ontario) M5G 2R5
Tél. : 1-800-226-8464
Courriel : info@diabetes.ca
Site Web : www.diabetes.ca
Revue : *Diabetes Dialogue*
Site Web : www.diabetes.ca/dialogue

American Diabetes Association
1701 North Beauregard Street
Alexandria, VA 22311
États-Unis
Tél. : 1-800-342-2383
Site Web : www.diabetes.org
Revue : *Diabetes Forecast*
Site Web : www.forecast.diabetes.org

Diabète Québec
8550, boul. Pie-IX, bureau 300
Montréal (Québec)
H1Z 4G2
Tél. : 514-259-3422 ou 1-800-361-3504
Courriel : info@diabete.qc.ca
Site Web : www.diabete.qc.ca
Revue : *Plein Soleil*

AVEUGLES OU AMBLYOPES

Quels sont les services offerts aux personnes diabétiques amblyopes ou aveugles ?

Philips Lifeline
Service de télésurveillance (appareil vocal bidirectionnel)
774, boul. Décarie, bureau 100
Ville Saint-Laurent (Québec)
H4L 3L5
Tél. : 514-735-2101 ou 1-800-387-1215
Site Web : www.lifeline.ca

Centre de réadaptation MAB-Mackay
7000, rue Sherbrooke Ouest
Montréal (Québec)
H4B 1R3
Tél. : 514-488-5552
Téléc. : 514-489-3477
Site Web : www.mabmackay.ca

Institut de réadaptation en déficience physique du Québec
525, boul. Wilfrid-Hamel, aile J
Québec (Québec)
G1M 2S8
Tél. : 418-529-9141
Téléc. : 418-529-3699
Site Web : www.irdpq.qc.ca

Institut national canadien pour les aveugles
120, rue Crescent, bureau 201-1
Montréal (Québec)
H3G 2A9
Tél. : 514-934-4622 ou 1-800-465-4622
Téléc. : 514-934-2131
Site Web : www.inca.ca
Courriel : Quebec@cnib.ca

Institut Nazareth et Louis-Braille
1111, rue St-Charles Ouest
Longueuil (Québec)
J4K 5G4
Tél. : 450-463-1710 ou 1-800-361-7063
Téléc. : 450-463-0243
Site Web : www.inlb.qc.ca

CD pour personnes ayant des troubles visuels
Diabète Québec
Revue : *Plein Soleil*
Tél. : 514 259-3422 ou 1-800-361-3504

Lecteur de glycémie
Oracle de Tremblay Harrison avec synthèse vocale
Tél. : 1-866-829-7926
Site Web : oraclediabetes.com

Regroupement des aveugles et amblyopes du Montréal métropolitain
5215, rue Berri, bureau 200
Montréal (Québec)
H2J 2S4
Tél. : 514-277-4401
Téléc. : 514-277-8961
Courriel : info@raamm.org
Site Web : www.raamm.org

Service québécois du livre adapté
Bibliothèque nationale du Québec
475, boul. de Maisonneuve Est
Montréal (Québec)
H2L 5C4
Tél. : 514-873-4454 ou 1-866-410-0844
Site Web : www.banq.qc.ca/portal/dt/sqla/sqla.htm

DIABÈTE QUÉBEC

Quels sont les services offerts par Diabète Québec ?

Diabète Québec
8550, boul. Pie-IX, bureau 300
Montréal (Québec)
H1Z 4G2
Tél. : 514-259-3422 ou 1-800-361-3504
Courriel : info@diabete.qc.ca
Site Web : www.diabete.qc.ca

Diabète Québec est une association à but non lucratif qui réunit des personnes diabétiques et des professionnels de la santé. Sa mission consiste à informer, sensibiliser et favoriser la prévention. Elle comprend quatre volets : former, soutenir la recherche, défendre les droits des personnes diabétiques et assurer des services. Certains services sont gratuits, tandis que d'autres sont offerts à un prix modique :

- la revue *Plein Soleil*, qui fournit des renseignements utiles sur le diabète, donne une liste des quarante associations affiliées.
- des conférences ;
- du matériel éducatif (des livres, des brochures et le DVD « *La personne diabétique : l'auto-soin des pieds* ») ;
- des cours de formation sur mesure pour des groupes spécifiques de personnes diabétiques et de professionnels de la santé ;
- une ligne téléphonique d'information, « InfoDiabète » : 514-259-3422, poste 233, ou 1-800-361-3504, ou par courriel à info-diabete@diabete.qc.ca.

DEUIL

Quels sont les services offerts aux personnes diabétiques vivant un deuil ?

Vie nouvelle
(information sur le deuil – groupes de discussion)
Hôpital Verdun
4000, boul. Lasalle, bureau 5114
Montréal (Québec)
H4G 2A3
Tél. : 514-362-1000, poste 2883
Téléc. : 514-362-7402

ENFANTS

Quels sont les services offerts aux enfants diabétiques ?

Camp pour enfants diabétiques de l'est du Québec
4500, boul. Henri-Bourassa, bureau 220
Québec (Québec)
G1H 3A5
Tél. : 418-523-6159
Courriel : info@cedeq.org
Site Web : www.cedeq.org

Fondation de la recherche sur le diabète juvénile
615, boul. René-Lévesque Ouest, bureau 330
Montréal (Québec)
H3B 1P5
Tél. : 514-744-5537 ou 1-877-634-2238
Téléc. : 514-744-0516
Courriel : montreal@jdrf.ca
Site Web : www.frdj.ca

Fondation pour enfants diabétiques et Le Camp Carowanis
306, rue St-Zotique Est
Montréal (Québec)
H2S 1L6
Tél. : 514-731-9683 ou 1-800-731-9683
Téléc. : 514-731-2683
Courriel : carowanis@diabete-enfants.ca
Site Web : www.diabete-enfants.ca

IDENTIFICATION MÉDICALE

Comment se procurer un bracelet ou un pendentif d'information médicale ?

Bijouteries

Fondation canadienne Médic-Alert
2005, avenue Sheppard Est, bureau 800
Toronto (Ontario)   M2J 5B4
Tél. : 416-696-0267 ou 1-800-668-6381
Site Web : www.medicalert.ca

Pharmacies

PIEDS

Quels sont les services offerts pour les soins des pieds ?

Association des infirmières et infirmiers en soins de pieds du Québec
3850, rue Jean-Talon Ouest, bureau 99
Montréal (Québec)
H3R 2G8
Tél. : 514-344-7212 ou 1-800-771-9664
Téléc. : 514-344-0766
Courriel : info@aiispq.qc.ca
Site Web : www.aiispq.org

Clinique d'évaluation et de traitement podologique pour patients atteints de diabète (pied diabétique)
Hôtel-Dieu du CHUM
3840, rue Saint-Urbain
Montréal (Québec)
H2W 1T8
Tél. : 514-890-8051 (communiquer avec le Centre des rendez-vous)

Ordre des podiatres du Québec
7151, rue Jean-Talon Est, Anjou
Montréal (Québec)
H1M 3N8
Tél. : 514-288-0019 ou 1-888-514-7433
Site Web : www.ordredespodiatres.qc.ca

PERMIS DE CONDUIRE

Quels sont les facteurs dont la personne diabétique doit tenir compte en ce qui concerne le permis de conduire?

À SAVOIR

- Le diabète peut occasionner des troubles de la vision qui ont une influence sur l'acuité et le champ visuels. La vision joue évidemment un rôle fondamental dans la conduite automobile.
- Conduire un véhicule constitue **un privilège, ce n'est pas un droit acquis**, absolu et sans réserve.
- La SAAQ (Société de l'assurance automobile du Québec) établit les règles concernant l'obtention et le maintien de ce privilège. Ces règles s'appuient sur l'aptitude d'une personne à conduire **en toute sécurité** pour elle-même et pour les autres. On tient compte de l'état de santé du conducteur.

ÉVALUATION MÉDICALE

- Un formulaire d'examen médical est envoyé aux personnes diabétiques selon une fréquence variable.
- Ce rapport doit être rempli par le médecin traitant et/ou l'optométriste dans les délais requis (trois mois).
- C'est sur ce rapport médical que sera basée la décision de la SAAQ. Celle-ci tient davantage compte des limitations fonctionnelles que du diagnostic lui-même.

La qualité du contrôle du diabète est prise en considération lors de l'évaluation médicale de la SAAQ.

L'HYPOGLYCÉMIE ET LA CONDUITE D'UN VÉHICULE

L'hypoglycémie peut compromettre l'aptitude de la personne diabétique à conduire en toute sécurité. Elle se produit surtout chez les personnes diabétiques traitées à l'insuline et, plus rarement, chez les personnes qui prennent des médicaments stimulant la production d'insuline (sulfonylurées, méglitinides).

INDISPENSABLE, À TITRE PRÉVENTIF :

- de mesurer la glycémie avant de conduire et de suivre les recommandations décrites au chapitre de l'hypoglycémie ;
- de toujours avoir sur soi des glucides à absorption rapide ;
- d'éviter de conduire pendant de longues heures sans s'arrêter ;
- de ne pas sauter de repas ou de collations ;
- d'avoir des provisions d'aliments en cas de repas retardé.

OBLIGATIONS LÉGALES

La loi prévoit :

- **l'obligation pour le titulaire d'un permis de conduire** d'informer la SAAQ de toute maladie, de tout changement lié, notamment, à son état physique et mental lors de la première demande de permis, du renouvellement de son permis et dans les 30 jours d'un changement à son état de santé. Il convient de noter qu'une personne qui donne sciemment un renseignement faux ou trompeur commet une infraction et est passible d'une suspension de son permis et d'une amende.
- l'obligation de répondre dans les délais prévus à une demande de rapport médical.

Quiconque donne un renseignement faux ou trompeur commet une infraction et est passible de poursuites judiciaires. Une fausse déclaration rend le conducteur totalement responsable, ce qui peut avoir de graves répercussions en cas d'accident.

SAAQ (SOCIÉTÉ DE L'ASSURANCE AUTOMOBILE DU QUÉBEC)

Pour plus de renseignements :
Service de l'évaluation médicale
C.P. 19500
Québec (Québec)
G1K 8J5
Tél. : 418-643-5506 ou 1-800-561-2858
Site Web : www.saaq.qc.ca

PROFESSIONNELS

SERVICES DE DIÉTÉTISTES

Quelles sont les ressources diététiques liées au diabète ?

DIÉTÉTISTES
Ordre professionnel des diététistes du Québec
2155, rue Guy, bureau 1220
Montréal (Québec)
H3H 2R9
Tél. : 514-393-3733 ou 1-888-393-8528
Site Web : www.opdq.org

LIVRE SUR LE DIABÈTE ET L'ALIMENTATION

- *Le diabète de type 1 et ses défis alimentaires quotidiens*
  Isabelle Galibois, Les Presses de l'Université Laval, 2005

LIVRES DE RECETTES AVEC RECETTES CALCULÉES EN GLUCIDES

- *Bonne table, bon sens**
  Anne Lindsay, publié en collaboration avec la Société canadienne du cancer, Les Éditions de l'Homme, 1997
- *Cuisiner au goût du cœur*
  Bonnie Stern, Éditions du Trécarré, 2007
- *La cuisine légère d'Anne Lindsay**
  Éditions du Trécarré, 1994
- *Nouvelle cuisine légère**
  Anne Lindsay en collaboration avec Anne Beatty de l'Association médicale canadienne, Éditions du Trécarré, 1998

- *La nouvelle cuisine santé**
  Manon Poissant, Céline Raymond, Josée Rouette, Éditions Stanké, 1998
- *La santé au menu*
  Karen Graham, nutritionniste, Les Éditions de l'homme, 2005
- *Le dessert se fait léger*
  Manon Robitaille et Daniel Lavoie, Éditions Diabète Québec, 2007
- *Les sucres et pourquoi pas*
  N. Delisle, M. Forget et S. Larouche, Métro Richelieu et Diabète Québec, 2001
- *Les sucres... Question d'équilibre*
  N. Delisle, M. Forget et S. Larouche, Éditions Profil-Santé, 2007
- *Manger mieux, c'est meilleur**
  Guide de l'Association canadienne des diététistes sur la saine alimentation, Helen Bishop et coll., Éditions du Trécarré, 1990
- *Nos meilleures recettes pour vivre avec le diabète de l'entrée au dessert*
  Katherine E. Younker, publié avec l'Association canadienne du diabète, Éditions du Trécarré, 2005
- *Rapido presto 150 recettes santé en 30 minutes*
  Geneviève o'Gleman, Éditions Semaine (La), 2009
- *Qu'est-ce qu'on mange ?*
  Volume 4, Cercle des fermières du Québec, 1997
- *Simplement délicieux*
  Collectif, Éditions du Trécarré, 2007
- *La Bible de la cuisine santé, légère, simple, rapide*
  Édition Broquet Inc., 2011

* Les livres suivis d'un astérisque sont épuisés en librairie ; ils peuvent être trouvés à la bibliothèque de votre quartier ou dans les librairies de livres usagés.

SITES WEB SUR LE DIABÈTE ET L'ALIMENTATION
Analyseur de recettes
- Diététistes du Canada
  www./-eatracker.ca/- >français > analyseur de recettes
- Calcul avancé des glucides
  www.diabete.qc.ca (utiliser la barre rechercher)
- Émission l'Épicerie de la télévision de Radio-Canada
  www.radio-canada.ca/emissions/l_epicerie/2012-2013
- Extenso, Centre de référence sur la nutrition humaine
  www.extenso.org
- Fédération des producteurs maraîchers du Québec
  www.agriguide.ca
- Guide alimentaire canadien
  www.hc-sc.gc.ca/fn-an/food-guide-aliment/index-fra.php
- Passeport santé
  www.passeportsante.net/
- SOS cuisine
  www.soscuisine.com

Valeur nutritive des aliments
- CalorieKing
  www.calorieking.com

- Fichier canadien sur les éléments nutritifs
  www.hc-sc.gc.ca/ : > français > aliments et nutrition > nutrition et saine alimentation > données nutritionnelles > recherche en ligne des aliments dans le fichier canadien sur les éléments nutritifs, version 2010
- Valeur nutritive de quelques aliments usuels
  www.hc-sc.gc.ca/ : > français > aliments et nutrition > nutrition et saine alimentation > données nutritionnelles > valeur nutritive de quelques aliments usuels > livret valeur nutritive de quelques aliments usuels

SITES WEB DE RECETTES CALCULÉES EN GLUCIDES DES DIFFÉRENTES ASSOCIATIONS
- Association canadienne du diabète
  www.diabetes.ca : onglet Diabetes and You > Nutrition > Recipes
- American Diabetes Association
  www.diabetes.org : onglet Food and Fitness > Food > Recipes
- Diabète Québec
  www.diabete.qc.ca : Alimentation > Recettes

APPLICATIONS MOBILES
- Guide de poche pour vos repas au restaurant (gratuit)
- GluRefPro : élaboré à partir de la base de données de Santé Canada, GluRefPro contient plus de 5000 aliments vous permettant ainsi d'obtenir rapidement la teneur en glucides ainsi que le facteur glucidique des aliments que vous consommez où que vous soyez.

Disponibles sur App Store et App Androïd sur Google Play

SERVICES D'INFIRMIÈRES ET D'INFIRMIERS

Quelles sont les ressources en soins infirmiers liées au diabète ?

INFIRMIÈRES ET INFIRMIERS
Ordre des infirmières et infirmiers du Québec
4200, boul. Dorchester ouest
Westmount (Québec)
H3Z 1V4
Tél. : 514-935-2501 ou 1-800-363-6048
Téléc. : 514-935-1799
Courriel : inf@oiiq.org
Site Web : www.oiiq.org

Info-Santé : ligne téléphonique de votre CLSC, où il est possible d'appeler 24 heures sur 24 pour obtenir des réponses à vos questions. Composer le 811 pour obtenir ce service.

Le CLSC de votre région est ouvert de 8 h à 16 h.

SERVICES DE MÉDECINS

Comment obtenir une aide médicale ?

Collège des médecins du Québec
2170, boul. René-Lévesque Ouest
Montréal (Québec)
H3H 2T8
Tél. : 514-933-4441 ou 1-888-633-3246
Téléc. : 514-933-3112
Site Web : www.cmq.org

MÉDECINS

Mon médecin de famille :

_____

☎ _____

Mon médecin endocrinologue :

_____

☎ _____

L'endocrinologue de garde
dans mon hôpital :

_____

☎ _____

SERVICES DE PHARMACIENS

Comment obtenir l'aide d'un pharmacien ?

Ordre des pharmaciens du Québec
266, rue Notre-Dame Ouest, bureau 301
Montréal (Québec)
H2Y 1T6
Tél. : 514-284-9588 ou 1-800-363-0324
Site Web : www.opq.org

Pharmacies dans tout le Québec

Régime public d'assurance médicaments (Québec)
- Communiquer avec la Régie de l'assurance maladie du Québec
  Tél. : 1-888-435-7999
  Site Web : www.ramq.gouv.qc.ca

PHARMACIENS

Mon pharmacien :

_____

☎ _____

Ma pharmacie :

_____

☎ _____

SERVICES EN SANTÉ MENTALE

Quelles sont les ressources psychologiques liées au diabète ?

PSYCHOLOGUES ET PSYCHOTHÉRAPEUTES
Ordre des psychologues du Québec – ressources au public et au privé
1100, avenue Beaumont, bureau 510
Ville Mont-Royal (Québec)
H3P 3H5
Tél. : 514-738-1881 ou 1-800-363-2644
Sites Web :
http://www.ordrepsy.qc.ca/fr/index.sn
http://www.ordrepsy.qc.ca/fr/public/trouver-un-professionnel/index.sn

Guichet accès santé mentale adulte – CSSS et CLSC
Vous pouvez faire une demande pour obtenir des services psychologiques, avec une référence médicale, auprès du Centre de Santé et de Services Sociaux (CSSS) de votre secteur et/ou de votre Centre Local de Services Communautaires (CLSC) en demandant le guichet d'accès santé mentale adulte ou l'accueil psychosocial. Pour obtenir les coordonnées du CSSS ou CLSC de votre secteur dans la région de Montréal, consulter les sites Web suivants (pages consultées le 10 mai 2013) :
http://www.santemontreal.qc.ca/chercher-une-adresse/#csss
http://www.santemontreal.qc.ca/chercher-une-adresse/#clsc

Cliniques/centres spécialisés (dépression, anxiété, troubles alimentaires, dépendance alcool, drogues ou jeu) – Région de Montréal

- **Programme des troubles anxieux et de l'humeur**
  Institut universitaire en santé mentale de Montréal
  Hôpital Louis-H.-Lafontaine
  7401, rue Hochelaga
  Montréal (Québec)
  H1N 3M5
  Tél. : 514-251-4000, poste 3029
  Site Web: http://www.iusmm.ca/hopital/usagers-famille/acces-aux-services.html
  N.B. : L'accès aux services se fait par le programme Évaluation et interventions brèves ou PEIB (par les urgences ou avec référence médicale).

- **Programme des troubles de l'humeur**
  Institut Douglas - MEL
  Pavillon Newman, bureau H-1129
  Tél. : 514-888-4469
  Téléc.: 514-888-4460
  Sites Web : http://www.douglas.qc.ca/page/programme-troubles-humeur
  http://www.douglas.qc.ca/page/module-evaluation-liaison
  N.B. : Pour accéder aux différents services, il est nécessaire d'avoir une référence d'un médecin qui doit être acheminée au Module d'évaluation liaison (MEL) ou à l'agent de liaison des programmes.

- **Programme des troubles de l'alimentation**
  Institut Douglas
  6603-6605, boulevard LaSalle
  Montréal (Québec)
  H4H 1R3
  Tél. : 514-761-6131, poste 2895
  Téléc. : 514-888-4085
  Site Web : http://www.douglas.qc.ca/page/programme-troubles-alimentation
  Horaire : du lundi au vendredi de 8 h 30 à 16 h 30
  N.B. : Pour accéder aux différents services, il est nécessaire d'avoir une référence médicale par un professionnel de la santé (vous devez obtenir un examen physique complet).

- **Centre Dollard-Cormier**
  950, rue de Louvain Est
  Montréal (Québec)
  H2M 2E8
  Tél. : 514-385-1232
  Courriel : info.cdc@ssss.gouv.qc.ca
  Site Web : http://www.centredollardcormier.qc.ca/
  Horaire : du lundi au vendredi de 8 h à 20 h
  N.B. : Pour Urgence-Toxicomanie, ouvert 24/24 heures, 7 jours semaine
  Tél. : 514-288-1515

Groupes d'entraide (dépression, anxiété, troubles alimentaires) – Région de Montréal

- **Anorexie et Boulimie Québec (ANEB)**
  5500, Transcanadienne
  Pointe-Claire (Québec)
  H9R 1B6
  Tél. : 514-630-0907 ou 1-800-630-0907
  Courriel : info@anebquebec.com
  Site Web : http://www.anebquebec.com/
  html/fr/accueil/accueil.html

- **Groupe d'entraide G.E.M.E. (stress, panique, anxiété, burn-out, dépression) – Siège social**
  1085, boul. Ste-Foy, bureau 232
  Longueuil (Québec)
  J4K 1W7
  Tél.: 450-332-4463 ou 1-866-443-4363
  Courriel: info©geme.qc.ca
  Site Web : http://www.geme.qc.ca/
  Horaire : du lundi au vendredi de 9 h 30 à 12 h et de 13 h à 17 h

- **La clé des champs (Réseau d'entraide pour personnes souffrant de troubles anxieux)**
  2226, boulevard Henri-Bourassa Est, bureau 100
  Montréal (Québec)
  H2B 1T3
  Tél. : 514-334-1587
  Téléc. : 514-461-1351
  Courriel: lacle@lacledeschamps.org
  Site Web : http://lacledeschamps.org/
  troubles-anxieux-anxiete-montreal/

- Phobies-Zéro
  C.P. 83
  Sainte-Julie (Québec)
  J3E 1X5
  Tél. : 450-922-5964
  Téléc. : 450-922-5935 (téléphoner avant)
  Site Web : http://www.phobies-zero.qc.ca/
  Horaire des bureaux : du lundi au jeudi de 9 h à 16 h
  N.B. : Écoute et soutien téléphonique (du lundi au vendredi de 9 h à 21 h)
  Tél. : 514-276-3105 ou 1-866-922-0002

- **Revivre (dépression, anxiété, troubles bipolaires)**
  5140, rue St-Hubert
  Montréal (Québec)
  H2J 2Y3
  Tél. : 514-REVIVRE (738-4873) ou 1-866-REVIVRE
  Téléc. : 514-529-3081
  Courriel : revivre@revivre.org
  SiteWeb : http://www.revivre.org/
  Horaire : du lundi au vendredi de 9 h à 17 h

- Tel-Aide
  (service d'écoute et de soutien téléphonique pour personnes en détresse 24/24)
  Tél. : 514-935-1101

SERVICES DE SEXOLOGUES

Quelles sont les ressources en matière de sexualité liées au diabète ?

Association des sexologues du Québec
1100, boul. Crémazie est, bureau 709
Montréal (Québec)
H2P 2X2
Tél. : 514-270-9289
Téléc. : 514-270-6351
Site Web : www.associationdessexologues.com

Unité des dysfonctions sexuelles de l'Hôpital Saint-Luc du CHUM
Pavillon Édouard-Asselin, 5e étage
264, boul. René-Lévesque est
Montréal (Québec)
H2X 1P1
Tél. : 514-890-8051

Brochure de Diabète Québec
Édith Fanny Morin, *Diabète et sexualité féminine Que se cache-t-il derrière le rideau ?*

SITES WEB

Quels sites Web sur le diabète peut-on consulter ?

- Alimentation et consommation (renseignements sur l'étiquetage et la publicité sur les aliments)
www.cfia-acia.agr.ca
- Agence de la santé publique du Canada
www.phac-aspc.gc.ca/cd-mc/diabetes-diabete/index-fra.php
- American Diabetes Association
www.diabetes.org
- American Dietetic Association
www.eatright.org
- Association canadienne du diabète
www.diabetes.ca
- Société francophone du diabète
www.sfdiabete.org/
- CDC Diabetes Public Health Resource
www.cdc.gov/diabetes
- Diabète Québec
www.diabete.qc.ca
- Diabetes Insight
www.diabetic.org.uk
- Diabetes Health Library
www.diabeteshealthlibrary.com/
- European Association for the Study of Diabetes
www.easd.org
- Fédération internationale du diabète
www.idf.org
- Forum sur la technique d'injection (FIT)
www.Fit4diabetes.com

- Joslin Diabetes Center
  www.joslin.harvard.edu
- Fondation de recherche sur le diabète juvénile
  www.frdj.ca/
- Le diabète au Canada
  www.hc-sc.gc.ca/hc-ps/dc-ma/diabete-fra.php
- Les diététistes du Canada
  www.dietitians.ca/
- Medline plus: diabetes
  www.nlm.nih.gov/medlineplus/diabetes.html
- National Diabetes Education Program
  ndep.nih.gov/
- National Institute of Diabetes & Digestive & Kidney Diseases
  www2.niddk.nih.gov/

TABAGISME

Quels sont les services offerts aux personnes diabétiques qui veulent arrêter de fumer ?

Centres d'abandon du tabagisme
Partout au Québec, de l'aide gratuite et un soutien adapté à vos besoins.

- Parlez à un spécialiste au bout du fil à la ligne j'Arrête : 1-866-jarrete ou 1-866-527-7383.
- Trouvez des ressources sur le Web pour vous encourager à persévérer au www.jarrete.qc.ca

- Rencontrez un professionnel au centre d'abandon du tabagisme près de chez vous pour recevoir des services sur mesure qui vous aideront à cesser de fumer.
- Au CHUM : Pour prendre un rendez-vous, composez le 514-890-8226 ou pour obtenir de l'information 514-890-8000, poste 15983.

TRAVAIL

Quels sont les facteurs dont la personne diabétique doit tenir compte en ce qui concerne son milieu de travail ?

Il est important de mentionner son état de santé.

- La Charte des droits et libertés protège la personne diabétique contre tout traitement discriminatoire à son égard.
- La personne diabétique devrait adopter l'attitude la plus franche possible envers son employeur et certains de ses collègues de travail, tout en tenant compte du contexte de travail (p. ex., il est bon de les informer des mesures à prendre en cas d'hypoglycémie grave).

Certains métiers ou professions sont à éviter.

- Certains emplois sont déconseillés aux personnes diabétiques : par exemple, pilote d'avion, pompier, chauffeur de véhicules d'urgence, monteur de lignes à haute tension, etc.

- Certains emplois peuvent poser des problèmes aux personnes diabétiques : par exemple, éboueur (risque élevé d'infection), cuisinier (respecter le plan d'alimentation devient plus difficile), bijoutier (exige une excellente acuité visuelle).

Comportements au travail

- Au début, il peut arriver que l'employeur ou les collègues de travail changent leur façon d'interagir avec la personne diabétique. Il s'agit d'un aspect prévisible et temporaire du processus d'adaptation auquel est soumis l'entourage.
- La personne diabétique a, comme tout autre individu, le droit fondamental d'être un membre à part entière de la société. Le travail est un instrument primordial à l'épanouissement de soi.
- L'Association internationale des machinistes – Centre de réadaptation, d'orientation et d'intégration au travail (**AIM CROIT**) peut vous aider. Cette association offre gratuitement un service spécialisé de recherche d'emploi.
  750, boul. Marcel-Laurin, bureau 450
  Ville Saint-Laurent (Québec)
  H4M 2M4
  Tél. : 514-744-2944 ou 514-744-2613
  Téléc. : 514-744-5711
  Courriel : emploi@aimcroitqc.org
  Site Web : www.aimcroitqc.org

Avantages à faire valoir

Une personne diabétique à la recherche d'un emploi peut tirer avantage des exigences de sa maladie, qui l'obligent à développer un certain nombre de qualités, telles que discipline, régularité, persévérance, adoption d'habitudes de vie plus saines, etc.

VOYAGES

Quels sont les services offerts aux personnes diabétiques qui veulent partir en voyage ?

Centres de médecine de voyage du Canada
Agence de la santé publique du Canada
Site Web : www.phac.aspc.gc.ca/contac-fra.php

Clinique Santé-Voyage Saint-Luc
1001, rue Saint-Denis, 6e étage
Montréal (Québec) H2X 3H9
Tél. : 514-890-8332
Téléc. : 514-412-7309
Courriel : info@santevoyagesaint-luc.com
Site Web : www.santevoyage.com

Diabète Québec
Guide de voyage pour la personne diabétique
version papier : 514-259-3422
ou 1-800-361-3504
application mobile : App Store et App Adroïd
sur Google Play

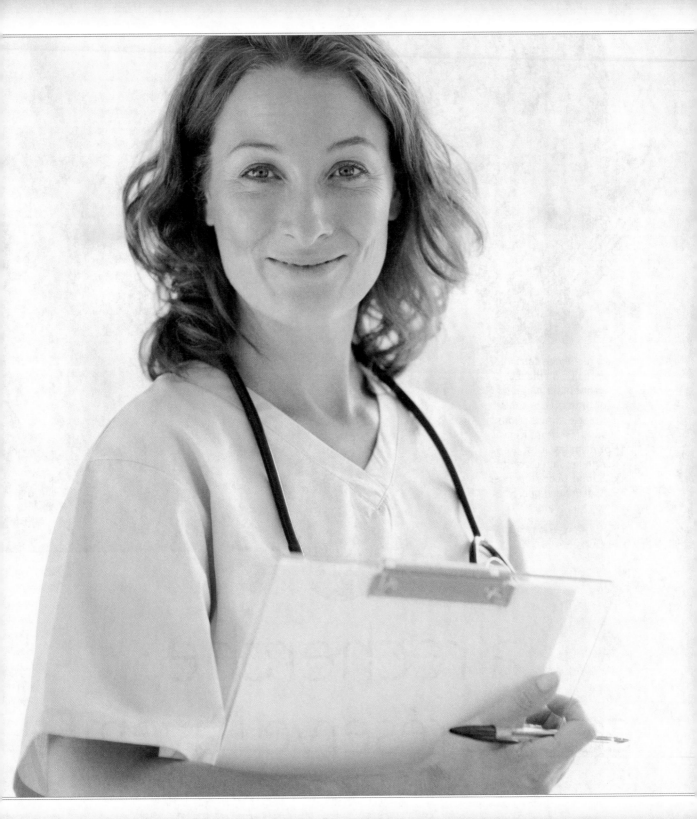

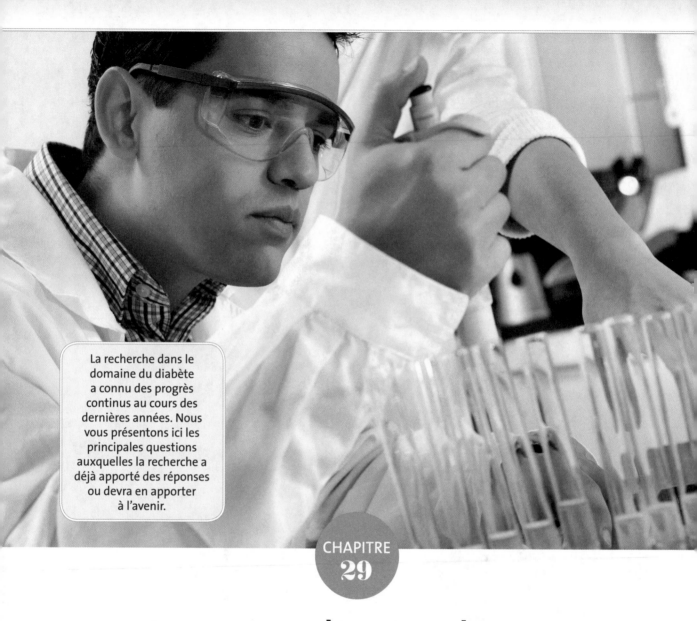

La recherche dans le domaine du diabète a connu des progrès continus au cours des dernières années. Nous vous présentons ici les principales questions auxquelles la recherche a déjà apporté des réponses ou devra en apporter à l'avenir.

CHAPITRE
29

La recherche :
ce que réserve l'avenir

Quelle est la cause du diabète de type 1 ou «juvénile»?

Une altération des cellules bêta du pancréas qui fabriquent l'insuline – à cause de facteurs environnementaux tels qu'une infection virale – fait en sorte que l'organisme ne reconnaît plus ses propres cellules, les prend pour des cellules étrangères et produit des anticorps pour les détruire. Cette capacité de fabriquer des anticorps contre ses propres cellules a une composante génétique. On peut détecter la présence de ces anticorps environ cinq ans avant l'apparition de la maladie.

Y a-t-il des moyens de prévenir le diabète?

Plusieurs stratégies ont été utilisées pour essayer de prévenir l'apparition du diabète chez les personnes présentant un risque élevé de devenir diabétiques:

- des tentatives de traitements bloquant la production d'anticorps dès leur apparition et l'utilisation de l'insuline en injection ou par voie orale ont malheureusement échoué, jusqu'à présent, pour prévenir le diabète de type 1, mais cette voie reste prometteuse;
- une étude nutritionnelle internationale en cours cherche à savoir si l'introduction plus ou moins précoce d'aliments solides ou de lait de vache chez les jeunes enfants à risque aurait une influence sur le risque de développer ultérieurement le diabète de type 1;

- la recherche active des gènes impliqués dans le développement et la progression du diabète, qu'il soit de type 1 ou de type 2. Des équipes de Montréal ont fait plusieurs découvertes dans ce domaine. Le gène KIAA0350, codant pour une protéine qui fixe les molécules contenant du sucre, a été associé au diabète de type 1. Plusieurs gènes, dont le TCF7L2, impliqués dans le développement et la fonction des cellules bêta du pancréas ainsi que dans les mécanismes métaboliques, peuvent présenter des modifications qui prédisposent à l'apparition du diabète de type 2 dans quelque 70 % des cas.

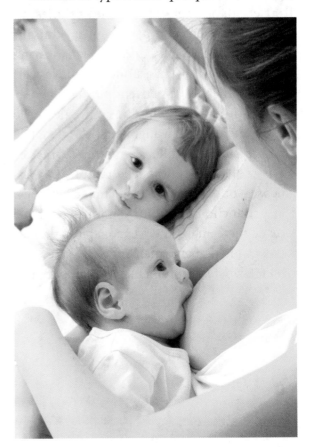

Quelle est la cause du diabète de type 2 ?

Dans le diabète de type 2, deux facteurs majeurs interviennent dans le développement de la maladie : la résistance à l'insuline (il faut beaucoup plus d'insuline pour maintenir un taux de sucre normal) et une baisse de la capacité des cellules du pancréas à produire de l'insuline par un vieillissement prématuré et accéléré de ces cellules. Dans la majorité des cas, la résistance à l'insuline précéderait de plusieurs années le développement du diabète. Tant et aussi longtemps que les cellules du pancréas peuvent compenser en produisant plus d'insuline, le taux de sucre dans le sang demeure normal. Ce n'est que lorsque les cellules du pancréas ne peuvent plus compenser et que la production d'insuline diminue que le taux de sucre se met à augmenter. Au début, le taux de sucre augmente, surtout après les repas, c'est ce qu'on appelle l'intolérance au glucose – on est à un stade dit «prédiabétique». Si la production d'insuline diminue encore, le taux de sucre augmentera encore plus après les repas et, finalement, même avant les repas – c'est le diabète proprement dit qui apparaît.

Quels sont les facteurs qui contribuent à la résistance à l'insuline ?

La susceptibilité à la résistance à l'insuline et la baisse de la capacité de produire de l'insuline sont en partie transmises génétiquement. L'excès de poids et l'inactivité physique sont deux facteurs qui contribuent à la résistance à l'insuline et à l'augmentation du risque de développer le diabète. La recherche a montré que des interventions visant à réduire la résistance à l'insuline chez les intolérants au glucose (notamment la pratique régulière d'une activité physique, la perte de poids) permettent de réduire de façon importante le risque de développer le diabète.

Quelles interventions ont un effet favorable sur la prévention du diabète de type 2 ?

L'idéal serait de pouvoir intervenir le plus précocement possible. Cela représente tout un défi car dans certains cas, l'augmentation du risque de diabète pourrait commencer avant la naissance, lors de l'exposition du fœtus à des conditions intra-utérines défavorables. La présence d'un diabète de grossesse chez la mère et un faible poids à la naissance sont des facteurs de risque de développement du diabète à l'âge adulte. Différentes interventions se sont avérées efficaces pour prévenir l'apparition du diabète de type 2 :

- l'amélioration de l'alimentation et de l'activité physique (habitudes de vie) ;
- différents agents pharmacologiques dont la metformine ont été associés à un bénéfice. Aucun médicament n'est toutefois approuvé au Canada pour la prévention du diabète ;
- la chirurgie bariatrique, qui consiste à réduire la taille de l'estomac ou à créer une malabsorption, permet de contrer l'obésité.

Quels sont les facteurs responsables des complications diabétiques ?

Au cours des années 1990, deux grandes études ont confirmé hors de tout doute que les complications microvasculaires du diabète (rétinopathie, néphropathie, neuropathie) sont principalement liées à un taux de sucre élevé pendant plusieurs années. La première – une étude américano-canadienne (DCCT) publiée en 1993 – a porté sur 1 440 patients atteints de diabète de type 1. La deuxième – une étude britannique (UKPDS) publiée en 1998 – a porté sur 4 209 patients atteints de diabète de type 2. Les deux études ont conclu que le diabète, qu'il soit de type 1 ou de type 2, doit être traité énergiquement et que l'on doit viser un taux de sucre le plus près possible de la normale si l'on veut prévenir les complications liées au diabète.

Plusieurs études plus récentes ont confirmé l'importance d'une maîtrise optimale pour éviter les complications du diabète, surtout en ce qui concerne les complications microvasculaires (rétinopathie, néphropathie, neuropathie). Ces études plus récentes n'ont pas démontré à court terme de bénéfice cardiovasculaire du traitement intensif de la glycémie. Ce bénéfice pourrait n'apparaître qu'à long terme après plus de 10 ans de suivi.

L'étude STENO-2 a montré qu'un traitement intensif de plusieurs facteurs, tels que la glycémie, la pression artérielle et le cholestérol, permet non seulement de réduire les complications microvasculaires (rétinopathie, néphropathie, neuropathie), mais également de réduire la mortalité et le nombre d'événements cardiovasculaires (infarctus, accident vasculaire cérébral). Cette étude a confirmé l'importance de maîtriser l'ensemble des facteurs de risque (cholestérol, pression artérielle, diabète, etc.). Le suivi à long terme dans le cadre des études DCCT, UKPDS et STENO-2 a montré que les bienfaits du traitement persistent pendant plusieurs années après la fin du traitement intensif.

Est-il possible de prévenir l'apparition de complications ?

La prévention des complications représente un grand défi pour la recherche. Grâce à une meilleure compréhension des mécanismes physiopathologiques responsables des complications du diabète, quelques études évaluent actuellement des médicaments qui pourraient prévenir les complications du diabète indépendamment de la maîtrise de la glycémie.

Nous avons déjà souligné le rôle majeur que joue un taux de sucre élevé dans le développement des complications du diabète. Plusieurs études ont montré qu'un taux de sucre élevé est associé à une surproduction d'une enzyme appelée protéine kinase C et que celle-ci est impliquée dans le développement des complications. L'industrie pharmaceutique a mis au point un inhibiteur de la protéine kinase C et a montré que ce médicament peut prévenir les complications chez l'animal diabétique. Des études chez l'homme, n'ont pas entraîné de bénéfices notables.

Des médicaments inhibant l'action des facteurs de croissance qui jouent un rôle dans le développement de la rétinopathie (pegaptanib, ranibizumab et bévacizumab) commencent aussi à être étudiés. Par ailleurs, les fibrates, utilisés pour diminuer le taux de triglycérides ont démontré une faible réduction du risque de progression de la rétinopathie.

Des études sont en cours chez l'homme pour évaluer si les médicaments agissant sur les incrétines (inhibiteurs de la DPP-4, analogues du GLP-1) sont susceptibles de réduire les complications cardiovasculaires. Les données seront disponibles dès 2014.

Dorénavant, une étude de grande envergure est obligatoire pour tous les nouveaux traitements antidiabétiques afin d'évaluer leur sécurité cardiovasculaire.

Est-il facile de maîtriser le diabète ?

Les études DCCT et UKPDS ont montré qu'il est difficile d'obtenir un taux de sucre normal. Au Canada, l'étude DICE, portant sur des patients suivis par des médecins de première ligne, a montré que près de 50 % des diabétiques de type 2 n'atteignaient pas les cibles de traitement recommandées. Ces études et d'autres (ADVANCE, BARI-2D, etc.) ont également démontré qu'il fallait souvent intensifier le traitement en associant plusieurs médicaments et en ayant recours à l'insuline, au besoin.

Pour y parvenir, nous devrons non seulement continuer à utiliser les médicaments existants, mais également chercher de nouvelles modalités de traitement.

Comment peut-on empêcher la détérioration progressive de la maîtrise de la glycémie avec le temps ?

Des interventions visant à préserver la fonction des cellules bêta du pancréas et une sécrétion résiduelle d'insuline sont également des sujets de recherche privilégiés. Dans des modèles animaux, les thiazolidinediones et les médicaments de la voie des incrétines ont montré un effet positif sur les cellules bêta en diminuant la mort cellulaire et en augmentant la prolifération.

Quelles sont les nouveautés dans le traitement du diabète ?

Plusieurs médicaments antidiabétiques et de nouvelles techniques sont actuellement à l'étude ou seront disponibles sous peu au Canada. Mentionnons :

- des médicaments qui retardent la vidange gastrique, permettant ainsi au pancréas de réagir : le pramlintide (Symlin^MD), par exemple ;
- des analogues du GLP-1 à longue durée d'action permettant une administration une à deux fois par semaine. Des analogues du GLP-1, agents agissant sur la voie des incrétines, sont déjà commercialisés au Canada mais doivent être injectés quotidiennement ;
- des inhibiteurs du transporteur de glucose au niveau du rein, qui provoquent une augmentation de l'élimination du glucose

dans l'urine : la canagliflozine, par exemple, approuvée fin mars 2013 aux États-Unis ;
- de nouveaux agents oraux qui stimulent la sécrétion d'insuline (GP40R) ;
- de nouvelles insulines ayant un profil d'action particulier : des insulines à très longue durée d'action (degludec, par exemple) qui pourraient diminuer le risque d'hypoglycémie et offrir plus de flexibilité dans l'horaire d'injection ou encore, des insulines à action ultra-rapide ;
- de nouveaux procédés techniques qui permettent de relier une pompe à insuline à un capteur de glycémie en continu, ce qui se rapproche du pancréas artificiel.

Les progrès technologiques en lien avec le pancréas artificiel ont été spectaculaires ces dernières années alors que l'évolution du côté de la greffe se fait plus lentement.

Quels sont les défis de la transplantation ?

- La **transplantation du pancréas** est déjà pratiquée avec succès dans divers centres hospitaliers canadiens, dont l'Hôpital Notre-Dame du CHUM. Les deux problèmes majeurs sont le manque de donneurs et les effets de la médication antirejet.
- Plus récemment, la **transplantation d'îlots de Langerhans**, qui consiste à injecter des cellules du pancréas qui fabriquent de l'insuline, fait des progrès. Un groupe de chercheurs d'Edmonton (Alberta) a innové en

améliorant la technique d'isolement des îlots de Langerhans et en utilisant de nouvelles associations de médicaments antirejet (sans cortisone). La transplantation se fait en ambulatoire, sous anesthésie locale. On introduit un cathéter dans la veine porte, qui entre dans le foie, et on y injecte les îlots à l'aide d'une seringue. La technique d'isolement permet un recouvrement d'à peine 20 % des îlots, ce qui nécessite l'utilisation de deux et parfois trois pancréas de donneurs pour obtenir une quantité suffisante d'îlots pour la transplantation. La destruction à plus ou moins long terme des îlots rend temporaire la guérison obtenue par cette technique. Et le problème de la pénurie de donneurs est d'autant plus criant. Toutefois, l'amélioration des techniques d'isolement des îlots devrait en partie résoudre ce problème.

- De nouvelles pistes sont également explorées en vue de trouver des cellules capables de produire et de sécréter de l'insuline pour la transplantation. La **manipulation génétique** nous permet actuellement de prendre des cellules de l'intestin ou du foie et de les reprogrammer génétiquement pour produire de l'insuline. Des résultats intéressants ont été obtenus sur des animaux mais beaucoup de travail reste à accomplir pour une application chez l'humain.

- Au cours des dernières années, on a beaucoup entendu parler de cellules souches provenant d'embryons ou, récemment, de cellules souches provenant de la moelle osseuse d'humains adultes. Ces cellules souches sont des cellules qui ont la capacité de se transformer en n'importe quelle cellule mature, y compris en cellules du pancréas capables de produire de l'insuline. Ces premières expériences en sont à leur début, mais elles sont très encourageantes.

Que peut apporter la recherche au traitement du diabète ?

Il est clair que le diabète représente un immense défi, car sa fréquence augmente à une vitesse vertigineuse, principalement à cause du vieillissement de la population et du surpoids dont la prévalence est de plus en plus grande. Mais grâce aux progrès de la recherche, nous pouvons compter sur de nouvelles avancées pharmacologiques et technologiques qui nous permettront non seulement de mieux maîtriser la glycémie, mais également de guérir un jour – peut-être – la maladie et ses complications. Tous les efforts de recherche à l'échelle mondiale, auxquels participent activement plusieurs chercheurs canadiens, suscitent beaucoup d'espoir chez les personnes diabétiques.

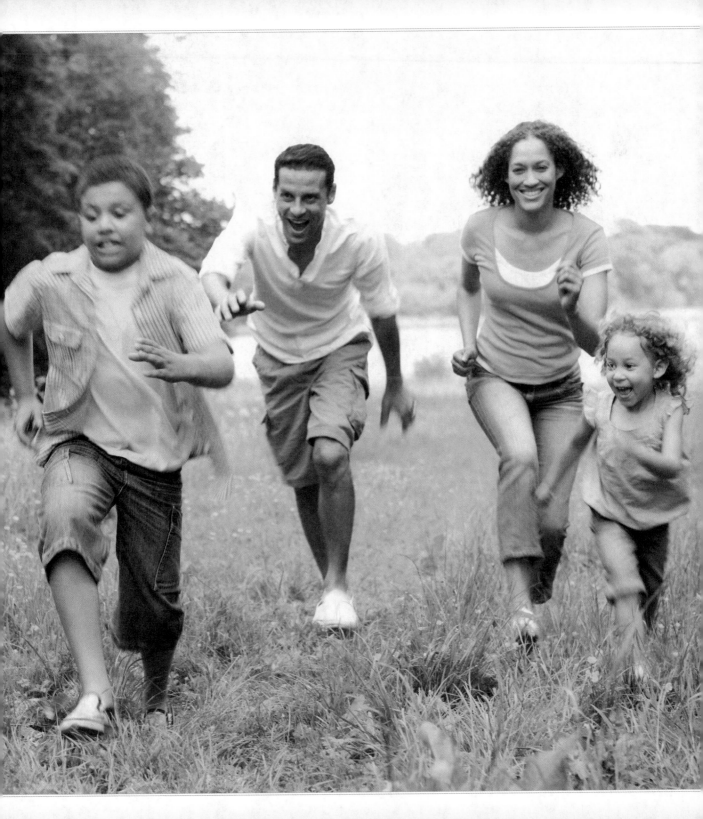

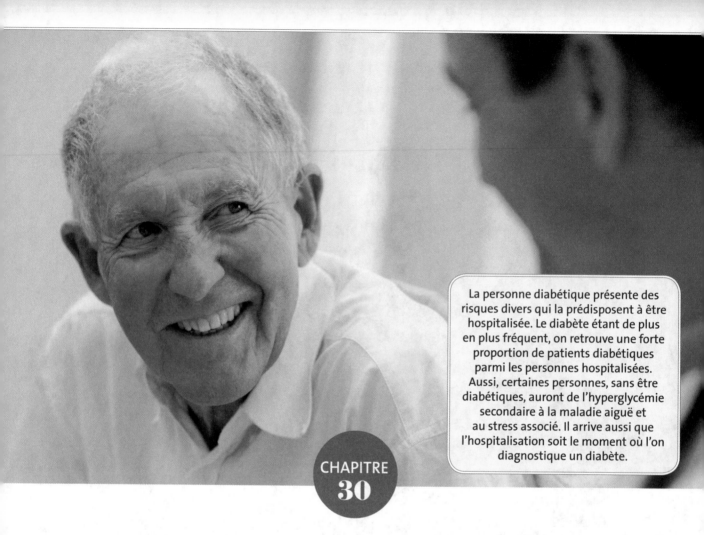

CHAPITRE 30

La personne diabétique présente des risques divers qui la prédisposent à être hospitalisée. Le diabète étant de plus en plus fréquent, on retrouve une forte proportion de patients diabétiques parmi les personnes hospitalisées. Aussi, certaines personnes, sans être diabétiques, auront de l'hyperglycémie secondaire à la maladie aiguë et au stress associé. Il arrive aussi que l'hospitalisation soit le moment où l'on diagnostique un diabète.

La personne
diabétique
et l'hospitalisation

Pourquoi parler de diabète et d'hospitalisation ?

La personne diabétique présente des risques divers qui la prédisposent à être hospitalisée. Le diabète étant de plus en plus fréquent, on retrouve une forte proportion de patients hospitalisés atteints de diabète. Aussi, certaines personnes, sans être diabétiques, auront de l'hyperglycémie secondaire à une maladie aiguë et au stress associé. Une hospitalisation peut aussi être le moment où l'on diagnostique le diabète.

Est-ce que le contrôle de la glycémie est important lorsqu'on est à l'hôpital ?

Le contrôle glycémique est important lors d'un séjour à l'hôpital car l'hyperglycémie est associée à des complications telles que des infections et une durée d'hospitalisation prolongée. D'autre part, il faut éviter l'hypoglycémie qui est aussi liée à des risques de complications.

Quelles cibles glycémiques vise-t-on à l'hôpital ?

Bien que les cibles glycémiques optimales soient encore une source de discussion, on recommande en général de maintenir une glycémie entre 5 et 8 mmol/L avant les repas et inférieure à 10 mmol/L en tout temps. Pour les personnes hospitalisées aux soins intensifs, on vise des glycémies entre 6 mmol/L et 10 mmol/L, en général.

Quels sont les traitements utilisés pour traiter l'hyperglycémie et le diabète à l'hôpital ?

En général, on peut continuer le traitement habituel de la personne diabétique, antidiabétiques oraux ou injectables, si elle est capable de manger, qu'elle a des glycémies acceptables et une condition clinique stable. Toutefois, l'insuline est le médicament de choix en milieu hospitalier dans de nombreuses situations. En effet, les antidiabétiques sont parfois contre-indiqués en présence de problèmes aigus (p. ex. : une insuffisance rénale aiguë) ou encore ne peuvent être donnés si la personne est incapable de manger ou doit rester à jeun pour une intervention. Les glycémies peuvent aussi s'élever de façon importante à cause de la maladie, du stress, de divers médicaments (p. ex., les corticostéroïdes). Tous ces cas nécessitent l'utilisation de l'insuline de façon temporaire. L'insuline s'administre par injection sous-cutanée ou encore par perfusion intraveineuse pour l'insuline à action rapide.

Comment la personne diabétique peut-elle se préparer à une hospitalisation prévue ?

La personne qui sait qu'elle sera hospitalisée devra informer l'équipe de soins de ses traitements habituels pour le diabète et autres problèmes de santé. Idéalement, elle fournira une liste de ses médicaments, qui peut lui être fournie par la pharmacie. La vigilance est de mise pour l'insuline qui est un médicament fréquemment associé à des erreurs à l'hôpital. Il faut être précis avec le type d'insuline et les doses réellement utilisées. Par exemple, parler d'une insuline « rapide » ou « lente » ne permet pas de déterminer le traitement de façon adéquate. Un carnet de glycémies et, si elle est connue, une valeur d'hémoglobine glyquée, seront utiles pour donner une idée du contrôle glycémique.

Dans le cas d'une personne qui utilise une pompe à insuline, il est fortement recommandé de discuter d'un plan d'action avec son endocrinologue avant l'hospitalisation. Le patient doit aviser l'équipe de soins qu'il utilise une pompe et si son état le permet, il peut gérer son traitement pendant l'hospitalisation, avec l'autorisation du médecin traitant et après avoir informé l'équipe de soins des glycémies et des modifications des doses d'insuline.

Est-ce que les besoins en insuline varient pendant l'hospitalisation ?

Les besoins en insuline peuvent être très variables pendant une hospitalisation. Ils peuvent augmenter, comme on l'a expliqué précédemment, à cause de la maladie, du stress associé, de certains médicaments. Dans d'autres situations, ils peuvent diminuer, par exemple si les apports alimentaires diffèrent beaucoup de ceux consommés à domicile. Par ailleurs, il est important de bien comprendre les modifications apportées au traitement habituel au moment du congé de l'hôpital et de revoir son médecin rapidement après une hospitalisation pour s'assurer d'un ajustement adéquat de la médication.

Y a-t-il des précautions à prendre lors d'une hospitalisation d'un jour ou d'une intervention courte ?

Certaines chirurgies et interventions se font en une journée et ne nécessitent pas d'hospitalisation. Il y a toutefois des précautions à prendre pour la personne diabétique traitée avec des antidiabétiques ou de l'insuline. Une procédure pour laquelle il faut être à jeun nécessite généralement l'omission de la dose des antidiabétiques et d'insuline rapide ou très rapide et, parfois, une diminution de la dose d'insuline à action intermédiaire ou prolongée. Il faut s'assurer d'avoir des consignes claires au sujet de sa médication, pour le diabète et autres problèmes de santé, avant la journée de l'intervention.

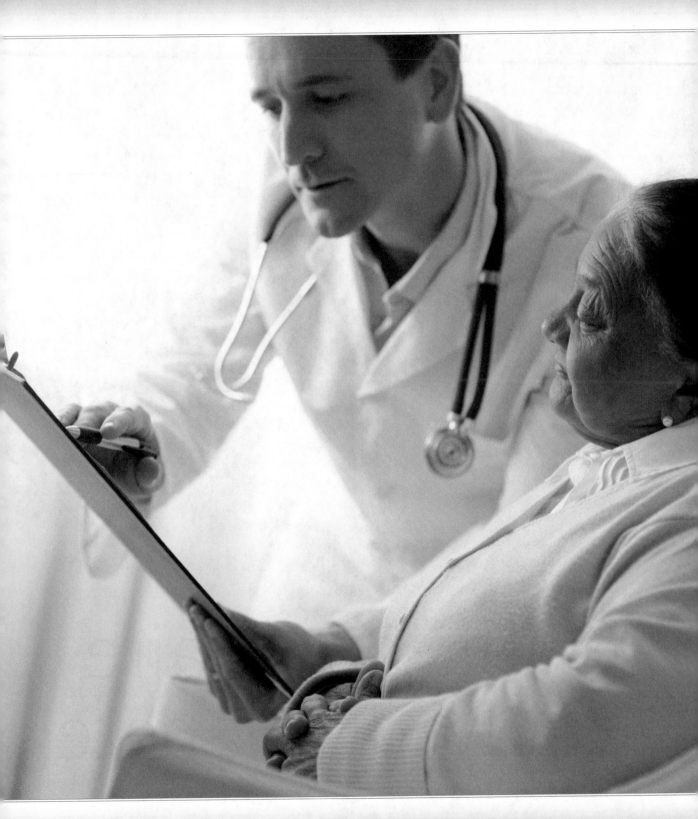

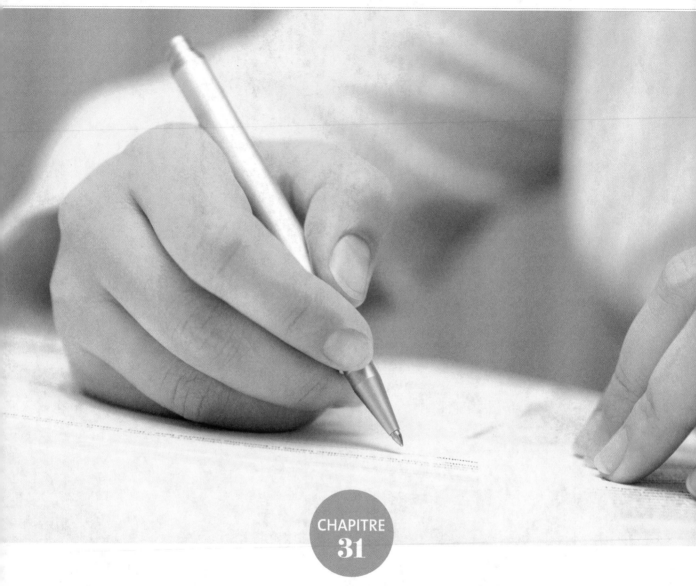

Outils pour faire
le suivi du diabète

Comment peut-on « gérer » son diabète ?

La gestion du diabète comporte de nombreuses exigences. Le suivi médical, l'autocontrôle de la glycémie, l'alimentation, l'activité physique et la prise de médicaments sont tous des aspects importants du traitement dont la personne diabétique doit se préoccuper.

Tout cela peut sembler difficile à réaliser. D'autant plus que le diabète remet en question nos habitudes de vie et que sa gestion exige un engagement à long terme. Ainsi, pour améliorer le traitement, il est important de procéder par étape sans tenter de modifier toutes les habitudes en même temps. Il est recommandé de se fixer des objectifs précis et réalistes. On doit se féliciter de l'atteinte de ses objectifs et apprendre de ses difficultés à y parvenir.

Y a-t-il des outils pertinents pour aider au suivi du diabète ?

La personne diabétique peut se doter d'outils pour le suivi de sa maladie. Le carnet d'autocontrôle est évidemment essentiel. Le « Journal de suivi des objectifs » est un autre outil qui peut être utile. Ce journal consiste en une liste d'objectifs pertinents pour la personne diabétique. Ces objectifs touchent à cinq aspects du suivi : suivi médical, soins, alimentation, médication et bien-être. Il est suggéré de choisir de un à cinq objectifs jugés comme les plus importants. On peut, par la suite, leur attribuer une priorité et les numéroter (p. ex., de 1 à 5).

Il est suggéré de consulter périodiquement le « Journal de suivi des objectifs » pour constater les progrès accomplis, pour réfléchir aux raisons qui rendent l'atteinte de certains objectifs plus difficile et aux mesures à prendre pour en favoriser la réalisation, ou pour se fixer de nouveaux objectifs. (*Voir le modèle proposé aux pages 310 à 313.*)

Y a-t-il un outil pour aider à gérer le diabète en ce qui concerne l'aspect alimentaire ?

Un plan d'alimentation est un outil essentiel pour la personne diabétique. Il est établi avec l'aide d'une diététiste.

Quelles sont les analyses et les cibles visées pour un contrôle optimal ?

Le suivi médical de la personne diabétique comprend différentes analyses, telles que la glycémie, l'hémoglobine glyquée (A1C), le bilan lipidique et la tension artérielle. Rappelons que l'hémoglobine glyquée est le reflet du contrôle glycémique des trois derniers mois.

Les valeurs visées pour différentes analyses ou mesures sont présentées dans le tableau « Cibles pour un contrôle optimal » à la page 314.

À quoi servent les résultats des analyses ?

Les résultats des analyses permettent au médecin de choisir le traitement approprié pour la personne diabétique, d'en évaluer l'efficacité et la tolérance, et de l'ajuster. Le « Journal de suivi des analyses » (*voir p. 315*) peut être utilisé pour inscrire différentes informations pertinentes, dont les résultats d'analyses. Pour la personne diabétique, ces résultats permettent de suivre l'évolution du traitement, d'en discuter plus ouvertement avec le médecin et les autres professionnels de l'équipe de soins et ils peuvent aussi servir d'outil de motivation.

JOURNAL DE SUIVI DES OBJECTIFS

Voici une liste d'objectifs pertinents pour la personne diabétique. Choisir quelques objectifs importants pour vous (cinq au maximum) et leur attribuer une priorité. Réviser périodiquement les objectifs choisis.

	Dates					
SUIVI MÉDICAL						
Voir mon médecin au moins deux fois par an						
M'informer des résultats des analyses et des examens effectués						
Faire vérifier ma tension artérielle						
Faire vérifier l'albuminurie une fois par an						
Voir régulièrement l'ophtalmologiste, selon les recommandations						

Dates					
SOINS ET RECOMMANDATIONS DIVERSES					
Inscrire mes glycémies dans mon carnet d'autocontrôle et les analyser tel qu'on me l'a recommandé					
Mesurer mes glycémies plus souvent en cas de maladie					
Comparer la lecture de mon lecteur de glycémie avec une prise de sang au moins une fois par an					
Garder des glucides sur moi en tout temps (au moins deux réserves de 15 g)					
Examiner mes pieds tous les jours					
Ne pas fumer					
Faire régulièrement des activités physiques (tous les jours si possible)					
Porter un bracelet ou un pendentif indiquant que je suis diabétique					
Aviser la Société d'assurance automobile du Québec (SAAQ) de mon état de personne diabétique					

Dates					
ALIMENTATION					
Prendre la quantité de glucides recommandée pour un même repas					
Prendre des repas équilibrés (glucides, protéines, matières grasses)					
Choisir des aliments riches en fibres					
Prendre la collation recommandée en soirée					
Manger à heures régulières					
Mesurer les portions d'aliments de temps à autre					
Tenir régulièrement un journal alimentaire					
Consommer uniquement les matières grasses qui me sont recommandées					
Ne prendre de l'alcool qu'en mangeant					

	Dates					
MÉDICATION						
Prendre mes médicaments selon la prescription du médecin						
Connaître le nom de mes médicaments antidiabétiques						
Inscrire dans mon carnet d'autocontrôle les médicaments que je prends pour le diabète ainsi que les changements de dose						
Tenir à jour la liste de tous mes médicaments (doses et fréquences) et l'apporter lors de mes visites médicales						
Appliquer les règles d'ajustement des doses d'insuline						
Connaître le moment optimal de prise de mes médicaments						
Savoir gérer un oubli de mes médicaments antidiabétiques						
M'assurer que les médicaments en vente libre ou les produits naturels que je consomme n'ont pas d'effets néfastes sur mon diabète						

	Dates					
BIEN-ÊTRE						
Déterminer les éléments de stress qui me touchent particulièrement						
Améliorer mes réactions face au stress						
M'accorder une période d'au moins 10 minutes de relaxation par jour						
Parler de mon diabète à mon entourage						
Gérer mon temps de façon à respecter mes besoins						

Dates					
MES OBJECTIFS PERSONNELS					

Signature : _____

CIBLES POUR UN CONTRÔLE OPTIMAL

Glucose

Hémoglobine glyquée (A1C)	≤ 7 % (pour la majorité)
Glycémie à jeun ou avant les repas	4 mmol/L – 7 mmol/L
Glycémie 2 heures après les repas	5 mmol/L – 10 mmol/L (Individualiser: si possible 5 mmol/L – 8 mmol/L si A1C > 7 %)

Bilan lipidique

Cholestérol LDL	≤ 2,0 mmol/L (ou baisse de ≥ 50%)

Reins

Ratio albumine /créatinine	< 2,0 mg/mmol
Albuminurie	< 20 µg/min ou < 30 mg/jour

Autres

Pression artérielle	< 130/80 mm Hg
Poids normal	65 ans : IMC* 18,5 – 24,9**
Tour de taille	H : < 102 cm (40 pouces) F : < 88 cm (35 pouces)

* IMC : indice de masse corporelle (poids en kg/taille en m²)
** Pour les personnes âgées de plus de 65 ans, l'intervalle « normal » de l'IMC peut s'étendre à partir d'une valeur légèrement supérieure à 18,5, jusqu'à une valeur située dans l'intervalle de l'excès de poids (IMC 25,0 à 29,9) selon les lignes directrices canadiennes pour la classification du poids chez les adultes.
***Ces valeurs sont établies pour les personnes de race blanche et noire. Pour les personnes asiatiques, les valeurs sont :
< 90 pour l'homme et < 80 pour la femme.

Nom : _____

JOURNAL DE SUIVI DES ANALYSES

Date							
Poids (kg)							
Taille (m)							
IMC (kg/m²)							
Tour de taille (cm)							
Pression artérielle (< 130/80 mm Hg)							
Glycémie (prise de sang) : • Avant repas : 4 mmol/L – 7 mmol/L							
• Après repas : 5 mmol/L – 10 mmol/L (Individualiser : 5 mmol/L – 8 mmol/L si A1C > 7 %)							
Hémoglobine glyquée (A1C) (≤ 7 % chez la majorité)							
Cholestérol LDL (≤ 2,0 mmol/L)							
Ratio albumine /créatinine (< 2,0 mg/mmol)							
Albuminurie (< 20 µg/min ou < 30 mg/jour)							
Clairance de la créatinine (Normale ≥ 1,5 ml/s/1,73 m² ou 90 ml/min/1,73 m²)							

Annexe

TABLE DE CONVERSION GLYCÉMIQUE			
mmol/L*	mg/dL**	mmol/L	mg/dL
1,4	25	11,2	202
1,6	29	11,6	209
1,8	32	12,0	216
2,0	36	12,4	223
2,4	43	12,8	230
2,8	50	13,2	238
3,2	58	13,6	245
3,6	65	14,0	252
4,0	72	14,4	259
4,4	79	14,8	266
4,8	86	15,2	274
5,2	94	15,6	281
5,6	101	16,0	288
6,0	108	16,4	295
6,4	115	16,8	302
6,8	122	17,2	309
7,0	126	17,6	317
7,2	130	18,0	324
7,6	137	18,5	333
8,0	144	19,0	342
8,4	151	19,5	351
8,8	158	20,0	360
9,2	166	20,5	369
9,6	173	21,0	378
10,0	180	21,5	387
10,4	187	22,0	396
10,8	194	22,5	405

Valeurs cibles avant repas et au coucher (5,2 à 7,0 mmol/L — 94 à 126 mg/dL)

* mmol/L x 18 = mg/dL   ** mg/dL ÷ 18 = mmol/L